PIVAS成品输液
的安全配置与合理使用

主编 董占军　白万军　安　静

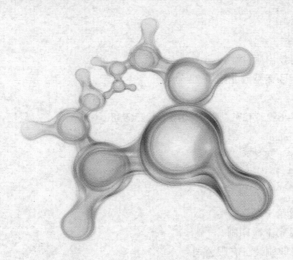

中国医药科技出版社

内容提要

本书是一本静脉药物配置中心（PIVAS）成品输液的安全配置与合理使用手册。围绕 PI-VAS 常用的 256 种成品输液，对每种药物的药理作用、适应证、不良反应、药物相互作用等进行了简单的描述；对药物制剂的成分、给药剂量、给药方式、溶媒等进行了详细描述；针对配液说明、滴速、成品输液的稳定性和配伍禁忌，进行了重点介绍。本书适合从事 PIVAS 审方和配液的药师、临床药师及相关专业技术人员使用。

图书在版编目（CIP）数据

PIVAS 成品输液的安全配置与合理使用/董占军，白万军，安静主编 . —北京：中国医药科技出版社，2018.5
ISBN 978 - 7 - 5214 - 0311 - 4

Ⅰ.①P… Ⅱ.①董… ②白… ③安… Ⅲ.①输液疗法 Ⅳ.①R457.2

中国版本图书馆 CIP 数据核字（2018）第 101123 号

美术编辑 陈君杞
版式设计 张 璐

出版 中国医药科技出版社
地址 北京市海淀区文慧园北路甲 22 号
邮编 100082
电话 发行：010 - 62227427 邮购：010 - 62236938
网址 www.cmstp.com
规格 710 × 1020mm ¹⁄₁₆
印张 22 ½
字数 360 千字
版次 2018 年 5 月第 1 版
印次 2018 年 5 月第 1 次印刷
印刷 三河市双峰印刷装订有限公司
经销 全国各地新华书店
书号 ISBN 978 - 7 - 5214 - 0311 - 4
定价 **89.00 元**

编写人员名单

主　　编	董占军　白万军　安　静
副 主 编	支旭然　薛朝军
参编人员	（按姓氏笔画为序排列）

马银玲	王祁民	支旭然	田冬冬
白万军	任炳楠	刘　钗	刘洪涛
安　静	李　倩	李　宵	李　颖
吴　茵	吴惠珍	邱志宏	宋浩静
尚　清	宠国勋	郭彩会	崔伟曦
董占军	靳会欣	薛朝军	

前　言

　　静脉用药配置中心（pharmacy intravenous admixture service，PIVAS）是美国20世纪60年代开始实施并倡导的。1969年，世界上第一所PIVAS建立于美国俄亥俄州立大学医院。1998年，我国原卫生部调研起草《医疗机构药事管理暂行规定》时提出了集中调配的设想。次年，我国首家PIVAS在上海建立运行。经过不断的实践与论证，2010年4月20日，原卫生部公布《静脉用药集中调配质量管理规范》及附件《静脉用药集中调配操作规程》。至此，我国PIVAS建设有了法规与规范的引导。据统计，截至2015年初我国已有1100所医疗机构建立了PIVAS。

　　与传统护士在病房加药调配的静脉输液调配模式相比，PIVAS的工作模式有着流程顺畅、各工序连接紧密；增加医嘱审核评估及各环节核对；在洁净环境下加药调配防范污染；降低细胞毒性药物的污染及对医务人员的危害等特点，从而保障了成品输液质量。同时，PIVAS模式可使人、财、物各种资源相对集中，提升资源利用率，降低患者药费开支。20年间，我国PIVAS建设发展迅速，各地区PIVAS硬件建设已日趋完善，但在促进静脉输液合理使用、保障用药安全等软件方面略显不足。在保障输药安全方面，成品输液稳定性的研究才刚刚起步，目前药品溶液稳定性资料主要依赖药品生产厂家提供的说明书作为参考。然而国内很多说明书存在严重缺陷，基本没有成品输液稳定性等信息。药学参考书中有关配伍稳定性的内容和理论依据也少有记载。而在临床应用方面，关于输注药物的滴速、配伍反应等参考资料也较零散，难以查询。因此PIVAS需要开展静脉药物成品输液稳定性、配伍相容性等研究，从而建立统一、规范的标准来指导PIVAS的工作，保证临床安全用药。

　　我们联合经验丰富的临床药学专家、从事PIVAS审方的临床药师、配液的药师及相关专业技术人员，编写了《PIVAS成品输液的安全配置与合理使用》一书。本书共分16章，围绕PIVAS常用的256种静脉用药，对每种药物制剂的成分、药物的分子式、分子量、药理作用、适应证、不良反应、禁忌证、药物相互作用、给药剂量、药代动力学参数、给药方式、溶媒进行详细叙述；对配液说明、滴速、成品输液的稳定性、配伍禁忌进行了重点阐述。希望本书对药师、临床医师、护理人员全面了解药物知识、在输液安全调配和临床应用方面有很好的启发或帮助。

　　本书所有编写人员持严谨求实的态度，为编写工作做了大量资料搜集、整理和论证工作，付出了很多的心血。但是限于专业能力和学识水平，难免存在疏漏或者错误，希望细心读者予以批评指正。意见和建议请发至以下电子邮箱：baiwanjun0311@163.com

编　者

2017 年 3 月

目　录

第一章　抗微生物药物 ·· 1

　第一节　青霉素类 ·· 1

　　注射用青霉素钠 ·· 1

　　注射用阿莫西林钠克拉维酸钾 ······················ 3

　　注射用阿莫西林钠氟氯西林钠 ······················ 5

　　注射用氨苄西林钠舒巴坦钠 ························· 6

　　注射用磺苄西林钠 ······························· 8

　　注射用哌拉西林钠他唑巴坦钠 ······················ 9

　　注射用美洛西林钠 ····························· 12

　　注射用美洛西林钠舒巴坦钠 ························· 13

　第二节　头孢菌素类 ······························· 14

　　注射用头孢硫脒 ······························· 14

　　注射用头孢唑林钠 ····························· 15

　　注射用五水头孢唑林钠 ························· 17

　　注射用头孢呋辛钠 ····························· 18

　　注射用头孢孟多酯钠 ····························· 20

　　注射用盐酸头孢甲肟 ····························· 22

　　注射用盐酸头孢替安 ····························· 23

　　注射用头孢曲松钠 ····························· 24

　　注射用头孢曲松钠他唑巴坦钠 ······················ 26

　　注射用头孢他啶 ······························· 27

　　注射用头孢哌酮钠 ····························· 29

　　注射用头孢哌酮钠舒巴坦钠 ························· 30

　　注射用头孢哌酮钠他唑巴坦钠 ······················ 32

　第三节　头霉素类 ······························· 34

　　注射用头孢米诺钠 ····························· 34

注射用头孢西丁钠 ······························· 35

第四节 单环β-内酰胺类 ······················· 36

注射用氨曲南 ································· 36

第五节 碳青霉烯类 ···························· 38

注射用美罗培南 ······························· 38

注射用亚胺培南西司他丁钠 ······················ 39

第六节 氨基糖苷类 ···························· 41

硫酸庆大霉素注射液 ··························· 41

硫酸阿米卡星注射液 ··························· 43

第七节 大环内酯类 ···························· 44

注射用阿奇霉素 ······························· 44

注射用乳糖酸阿奇霉素 ························· 45

第八节 四环素类 ····························· 47

注射用替加环素 ······························· 47

第九节 糖肽类 ······························· 48

注射用替考拉宁 ······························· 48

注射用盐酸万古霉素 ··························· 50

注射用盐酸去甲万古霉素 ······················ 51

第十节 林可霉素类 ···························· 53

克林霉素磷酸酯注射液 ························· 53

第十一节 抗真菌药 ···························· 54

注射用伏立康唑 ······························· 54

注射用两性霉素 B ···························· 56

注射用两性霉素 B 脂质体 ······················ 57

注射用米卡芬净钠 ····························· 59

第十二节 抗病毒药 ···························· 60

更昔洛韦注射液 ······························· 60

利巴韦林注射液 ······························· 62

第十三节 抗结核病药 ·························· 64

异烟肼注射液 ································· 64

第二章 抗肿瘤药物 ····························· 66

第一节 烷化剂 ······························· 66

注射用达卡巴嗪 ······························· 66

注射用环磷酰胺 ······························· 67

注射用异环磷酰胺 ………………………………………………… 68

注射用盐酸尼莫司汀 ……………………………………………… 69

第二节 抗代谢药物 ……………………………………………… 70

注射用阿糖胞苷 …………………………………………………… 70

氟尿嘧啶注射液 …………………………………………………… 72

注射用甲氨蝶呤 …………………………………………………… 73

注射用盐酸吉西他滨 ……………………………………………… 75

注射用培美曲塞二钠 ……………………………………………… 76

注射用磷酸氟达拉滨 ……………………………………………… 77

第三节 抗肿瘤抗生素 …………………………………………… 79

注射用盐酸吡柔比星 ……………………………………………… 79

注射用盐酸表柔比星 ……………………………………………… 80

注射用丝裂霉素 …………………………………………………… 81

盐酸多柔比星脂质体注射液 ……………………………………… 82

注射用盐酸伊达比星 ……………………………………………… 83

第四节 抗肿瘤植物成分药 ……………………………………… 84

紫杉醇注射液 ……………………………………………………… 84

注射用紫杉醇脂质体 ……………………………………………… 86

注射用紫杉醇（白蛋白结合型）………………………………… 86

多西他赛注射液 …………………………………………………… 87

酒石酸长春瑞滨注射液 …………………………………………… 88

注射用硫酸长春地辛 ……………………………………………… 89

注射用硫酸长春新碱 ……………………………………………… 91

高三尖杉酯碱注射液 ……………………………………………… 92

依托泊苷注射液 …………………………………………………… 93

盐酸伊立替康注射液 ……………………………………………… 94

第五节 铂类与酶抑制药 ………………………………………… 95

注射用奥沙利铂 …………………………………………………… 95

卡铂注射液 ………………………………………………………… 97

注射用顺铂 ………………………………………………………… 98

注射用奈达铂 ……………………………………………………… 99

注射用洛铂 ………………………………………………………… 100

注射用门冬酰胺酶 ………………………………………………… 101

第六节 其他抗肿瘤药物及辅助治疗药物 ……………………… 103

利妥昔单抗注射液 ………………………………………………… 103

托珠单抗注射液 ······················· 105

注射用三氧化二砷 ····················· 106

美司钠注射液 ························· 108

斑蝥酸钠维生素 B₆ 注射液 ················ 109

榄香烯注射液 ························· 110

盐酸昂丹司琼注射液 ···················· 111

盐酸托烷司琼注射液 ···················· 112

甲磺酸多拉司琼注射液 ·················· 114

唑来膦酸注射液 ······················ 116

注射用左亚叶酸钙 ····················· 117

伊班膦酸钠注射液 ····················· 119

注射用右丙亚胺 ······················ 120

第三章　心血管系统药物 ················· 122

第一节　钙通道阻滞药 ················· 122

注射用盐酸地尔硫卓 ················· 122

马来酸桂哌齐特注射液 ··············· 123

第二节　抗心律失常药 ················· 124

盐酸胺碘酮注射液 ·················· 124

盐酸普罗帕酮注射液 ················· 126

盐酸艾司洛尔注射液 ················· 127

第三节　抗心绞痛药 ··················· 129

硝酸异山梨酯注射液 ················· 129

单硝酸异山梨酯注射液 ··············· 131

硝酸甘油注射液 ···················· 133

丹参酮ⅡA磺酸钠注射液 ·············· 134

丹参川芎嗪注射液 ·················· 135

注射用盐酸川芎嗪 ·················· 136

注射用尼可地尔 ···················· 137

第四节　降血压药 ···················· 139

注射用硝普钠 ····················· 139

盐酸乌拉地尔注射液 ················· 140

第五节　抗休克血管活性药 ·············· 142

重酒石酸去甲肾上腺素注射液 ············ 142

盐酸多巴胺注射液 ·················· 144

盐酸多巴酚丁胺注射液 ……………………………………………… 145

重酒石酸间羟胺注射液 ……………………………………………… 146

盐酸异丙肾上腺素注射液 …………………………………………… 147

第六节　周围血管扩张药 …………………………………………… 149

前列地尔注射液 ……………………………………………………… 149

盐酸法舒地尔注射液 ………………………………………………… 150

第七节　其他 ………………………………………………………… 151

注射用三磷酸胞苷二钠 ……………………………………………… 151

注射用果糖二磷酸钠 ………………………………………………… 152

肌氨肽苷注射液 ……………………………………………………… 153

注射用七叶皂苷钠 …………………………………………………… 154

银杏达莫注射液 ……………………………………………………… 155

注射用阿魏酸钠 ……………………………………………………… 156

左西孟旦注射液 ……………………………………………………… 157

注射用环磷腺苷葡胺 ………………………………………………… 159

注射用环磷腺苷 ……………………………………………………… 160

注射用磷酸肌酸钠 …………………………………………………… 161

冻干重组人脑利钠肽 ………………………………………………… 162

注射用二丁酰环磷腺苷钙 …………………………………………… 164

第四章　呼吸系统药物 ……………………………………………… 165

第一节　祛痰药 ……………………………………………………… 165

盐酸氨溴索注射液 …………………………………………………… 165

乙酰半胱氨酸注射液 ………………………………………………… 166

第二节　平喘药 ……………………………………………………… 167

多索茶碱注射液 ……………………………………………………… 167

氨茶碱注射液 ………………………………………………………… 168

硫酸特布他林注射液 ………………………………………………… 169

硫酸沙丁胺醇注射液 ………………………………………………… 170

细辛脑注射液 ………………………………………………………… 171

第五章　消化系统药物 ……………………………………………… 173

第一节　抗酸药及抗溃疡药 ………………………………………… 173

碳酸氢钠注射液 ……………………………………………………… 173

西咪替丁注射液 ……………………………………………………… 175

注射用奥美拉唑钠 …………………………………………………… 176

注射用兰索拉唑 ·· 178

注射用埃索美拉唑钠 ··································· 179

注射用泮托拉唑钠 ····································· 181

第二节 胃肠解痉药 ····································· 182

间苯三酚注射液 ······································· 182

第三节 肝胆疾病辅助药 ······························ 183

注射用还原型谷胱甘肽 ······························ 183

注射用复方二氯醋酸二异丙胺 ······················ 185

注射用肝水解肽 ······································· 186

注射用硫普罗宁钠 ····································· 186

注射用复方甘草酸苷 ··································· 188

注射用复方甘草酸单铵 S ···························· 189

注射用门冬氨酸鸟氨酸 ······························ 190

多烯磷脂酰胆碱注射液 ······························ 191

异甘草酸镁注射液 ····································· 192

第四节 其他消化系统药 ······························ 193

注射用乌司他丁 ······································· 193

注射用生长抑素 ······································· 194

注射用甲磺酸加贝酯 ··································· 194

第六章 血液系统药物 ·································· 196

第一节 抗贫血药 ······································· 196

蔗糖铁注射液 ·· 196

第二节 促凝血药 ······································· 197

酚磺乙胺注射液 ······································· 197

氨基己酸注射液 ······································· 198

第三节 抗凝血及抗血栓药 ··························· 199

阿加曲班注射液 ······································· 199

肝素钠注射液 ·· 201

注射用纤溶酶 ·· 202

注射用阿替普酶 ······································· 203

注射用尿激酶 ·· 205

注射用尤瑞克林 ······································· 207

注射用重组人尿激酶原 ······························ 208

第七章 泌尿系统药物 ·································· 210

第一节 利尿药 ··· 210

6

　　　托拉塞米注射液 ··· 210
　　　布美他尼注射液 ··· 211
　　第二节　其他 ··· 213
　　　醋酸去氨加压素注射液 ······································· 213
第八章　生殖系统药物 ··· 215
　　　缩宫素注射液 ··· 215
　　　盐酸利托君注射液 ··· 216
第九章　激素及其有关药物 ··· 218
　　　地塞米松磷酸钠注射液 ······································· 218
　　　注射用氢化可的松琥珀酸钠 ································· 219
　　　注射用甲泼尼龙琥珀酸钠 ··································· 221
　　　氢化泼尼松注射液 ··· 223
第十章　免疫调节药 ··· 226
　　　注射用复合辅酶 ··· 226
　　　注射用甘露聚糖肽 ··· 227
　　　注射用胸腺五肽 ··· 228
　　　脱氧核苷酸钠注射液 ·· 229
　　　薄芝糖肽注射液 ··· 229
　　　注射用香菇多糖 ··· 230
　　　脾多肽注射液 ··· 231
　　　小牛脾提取物注射液 ·· 232
　　　注射用英夫利西单抗 ·· 233
　　　人血白蛋白 ··· 234
　　　静脉注射人免疫球蛋白（pH 4）···························· 235
第十一章　神经系统药物 ··· 237
　　第一节　中枢兴奋药 ··· 237
　　　盐酸多沙普仑注射液 ·· 237
　　第二节　抗癫痫药 ··· 238
　　　注射用丙戊酸钠 ··· 238
　　第三节　治疗精神障碍药 ·· 240
　　　氟哌啶醇注射液 ··· 240
　　　盐酸氯丙嗪注射液 ··· 242
　　　盐酸硫必利注射液 ··· 243
　　第四节　镇痛药 ··· 244
　　　注射用盐酸瑞芬太尼 ·· 244
　　　枸橼酸舒芬太尼注射液 ·· 246

喷他佐辛注射液 ……………………………………………… 247

注射用帕瑞昔布钠 …………………………………………… 248

注射用骨瓜提取物 …………………………………………… 250

天麻素注射液 ………………………………………………… 251

第五节　抗脑血管病药 ……………………………………… 252

奥扎格雷钠注射液 …………………………………………… 252

尼莫地平注射液 ……………………………………………… 253

长春西汀注射液 ……………………………………………… 255

依达拉奉注射液 ……………………………………………… 256

巴曲酶注射液 ………………………………………………… 258

曲克芦丁脑蛋白水解物注射液 ……………………………… 259

谷红注射液 …………………………………………………… 260

第六节　改善脑代谢药与促智药 …………………………… 261

注射用奥拉西坦 ……………………………………………… 261

奥拉西坦注射液 ……………………………………………… 262

胞二磷胆碱注射液 …………………………………………… 262

复方脑肽节苷脂注射液 ……………………………………… 264

脑蛋白水解物注射液 ………………………………………… 264

注射用脑蛋白水解物 ………………………………………… 266

小牛血清去蛋白注射液 ……………………………………… 267

注射用小牛血去蛋白提取物 ………………………………… 268

脑苷肌肽注射液 ……………………………………………… 268

注射用单唾液酸四己糖神经节苷脂钠 ……………………… 269

第七节　其他 ………………………………………………… 270

注射用硫辛酸 ………………………………………………… 270

第十二章　调节水、电解质及酸碱平衡药 ………………… 272

10% 浓氯化钠注射液 ………………………………………… 272

50% 葡萄糖注射液 …………………………………………… 273

氯化钾注射液 ………………………………………………… 274

葡萄糖酸钙注射液 …………………………………………… 275

门冬氨酸钾注射液 …………………………………………… 276

注射用门冬氨酸钾镁 ………………………………………… 277

甘油磷酸钠注射液 …………………………………………… 278

复合磷酸氢钾注射液 ………………………………………… 279

第十三章　营养药 ··· 281

　　盐酸精氨酸注射液 ··· 281

　　小儿复方氨基酸注射液（18AA－Ⅰ） ························· 282

　　注射用丙氨酰谷氨酰胺 ··· 283

第十四章　维生素及微量元素类 ··· 285

　　注射用复方三维 B（Ⅱ） ··· 285

　　注射用脂溶性维生素（Ⅰ） ··· 286

　　注射用脂溶性维生素（Ⅱ） ··· 287

　　维生素 C 注射液 ··· 288

　　注射用水溶性维生素 ··· 289

　　复方维生素注射液（4） ··· 290

　　注射用复方维生素（3） ··· 291

　　注射用 12 种复合维生素 ··· 292

　　多种微量元素注射液（Ⅱ） ··· 293

第十五章　解毒药 ··· 295

　　碘解磷定注射液 ··· 295

　　注射用盐酸纳洛酮 ··· 296

　　氟马西尼注射液 ··· 297

第十六章　中药注射剂 ··· 299

　第一节　解表剂 ··· 299

　　热毒宁注射液 ··· 299

　第二节　清热剂 ··· 300

　　喜炎平注射液 ··· 300

　　舒肝宁注射液 ··· 301

　第三节　温里剂 ··· 302

　　参附注射液 ··· 302

　第四节　扶正剂 ··· 303

　　参麦注射液 ··· 303

　　注射用益气复脉 ··· 305

　　黄芪注射液 ··· 306

　第五节　化痰止咳平喘剂 ··· 307

　　痰热清注射液 ··· 307

　第六节　开窍剂 ··· 308

　　醒脑静注射液 ··· 308

复方麝香注射液 ……………………………………………………… 309

第七节　祛瘀剂 …………………………………………………… 310

注射用血栓通（冻干） …………………………………………… 310

注射用血塞通（冻干） …………………………………………… 311

丹参注射液 ………………………………………………………… 312

丹红注射液 ………………………………………………………… 313

舒血宁注射液 ……………………………………………………… 314

心脉隆注射液 ……………………………………………………… 315

大株红景天注射液 ………………………………………………… 316

注射用丹参多酚酸盐 ……………………………………………… 317

注射用红花黄色素 ………………………………………………… 318

疏血通注射液 ……………………………………………………… 319

注射用丹参（冻干） ……………………………………………… 320

血必净注射液 ……………………………………………………… 321

瓜蒌皮注射液 ……………………………………………………… 322

第八节　祛湿剂 …………………………………………………… 323

肾康注射液 ………………………………………………………… 323

第九节　肿瘤用药 ………………………………………………… 324

鸦胆子油乳注射液 ………………………………………………… 324

艾迪注射液 ………………………………………………………… 324

康艾注射液 ………………………………………………………… 325

复方苦参注射液 …………………………………………………… 326

参考文献 ……………………………………………………………… 328

中英文药名对照索引 ………………………………………………… 333

第一章　抗微生物药物

第一节　青霉素类

注射用青霉素钠
Benzylpenicillin Sodium for Injection

【成分】本品主要成分为青霉素钠。

【分子式】$C_{16}H_{17}N_2NaO_4S$

【分子量】334.39

【药理作用】干扰细菌细胞壁合成，在细菌繁殖期起杀菌作用。青霉素对溶血性链球菌等链球菌属、肺炎链球菌和不产青霉素酶的葡萄球菌具有良好抗菌作用；对肠球菌有中度抗菌作用；淋病奈瑟菌、脑膜炎奈瑟菌、白喉棒状杆菌、钩端螺旋体和梅毒螺旋体对该药敏感。该药对梭状芽孢杆菌属、消化链球菌厌氧菌以及产黑色素拟杆菌等具良好抗菌作用，对脆弱拟杆菌的抗菌作用差。

【适应证】本药为敏感菌或敏感病原体所致以下感染的首选药物：①溶血性链球菌感染。②肺炎链球菌感染。③不产青霉素酶的葡萄球菌感染。④梭状芽孢杆菌感染。⑤与氨基糖苷类药物联合用于治疗草绿色链球菌心内膜炎；也可用于治疗流行性脑脊髓膜炎、放线菌病、淋病、樊尚咽峡炎、莱姆病、鼠咬热、李斯特菌感染和除脆弱拟杆菌外的多种厌氧菌感染，风湿性心脏病或先天性心脏病患者进行口腔、牙科、胃肠道或泌尿生殖道手术或操作前可用本药预防感染性心内膜炎的发生。

【不良反应】可见过敏反应、毒性反应、赫氏反应、二重感染及应用大剂量青霉素钠导致的心力衰竭。

【禁忌证】有青霉素类药物过敏史或青霉素皮肤试验阳性患者禁用。

【药物相互作用】氯霉素、磺胺类等可干扰该药的活性，故该药不宜与这些药物合用；丙磺舒、阿司匹林和磺胺药等减少青霉素的肾小管分泌而延长该药的血清半衰期；青霉素可增强华法林的抗凝作用；该药与重金属有配伍禁忌；青霉素静脉输液中加入头孢噻吩、万古霉素、两性霉素 B、去甲肾上腺素、异丙嗪、维生素 B 族、维生素 C 族等后将出现浑浊；该药与氨基糖苷类抗生素同瓶滴注可导致两者抗菌活性降低，因此不能在同一容器内给药。

【给药剂量】①成人：一日 200 万 ~2000 万单位，分 2 ~4 次给药。②小儿：每日按体重（5 万 ~20 万）单位/千克，分 2 ~4 次给药。③新生儿（足月产）：每次按体重 5 万单位/千克；出生第一周每 12h 一次，一周以上者每 8h 一次，严重感染每 6h 一次。④早产儿：每次按体重 3 万单位/kg，出生第一周每 12h 一次，2 ~4 周者每 8h 一次，以后每 6h 一次。⑤肾功能减退者：轻、中度肾功能损害者使用常规剂量不需减量，严重肾功能损害者应延长给药间隔或调整剂量。当内生肌酐清除率为 10 ~50ml/min 时，给药间期自 8h 延长至 8 ~12h 或给药间期不变剂量减少 25%；内生肌酐清除率小于 10ml/min 时，给药间期延长至 12 ~18h 或每次剂量减至正常剂量的 25% ~50% 而给药间期不变。

【药代动力学参数】该药广泛分布于组织、体液中。胸、腹腔和关节腔液中浓度约为血清浓度的 50%。该药不易透入眼、骨组织、无血供区域和脓腔中，易透入有炎症的组织。青霉素可通过胎盘，难以透过血 - 脑屏障。血浆蛋白结合率为 45% ~65%。半衰期（$t_{1/2\beta}$）约为 30min，肾功能减退者可延长至 2.5 ~10h，老年人和新生儿也可延长。该药约 19% 在肝内代谢。肾功能正常情况下，约 75% 的给药量于 6h 内自肾脏排出。青霉素主要通过肾小管分泌排泄，在健康成年人经肾小球滤过排泄者仅占 10% 左右。

【给药方式】静脉注射、静脉滴注。

【溶媒】0.9% 氯化钠注射液。

【配液说明】应用时最好用注射用水或 0.9% 氯化钠注射液溶解，临用新配。溶于 5% 葡萄糖液中有一定程度的分解。

【滴速】静脉注射：每分钟不宜超过 50 万单位，静脉滴注 2 ~4ml/min；滴注时间不宜超过 1h。

【成品输液稳定性】水溶液在室温下不稳定，应用时须新鲜配制，室温下青霉素水溶液放置勿超过 2h，以免青霉素分解随时间延长而增加，24h 分解可达 50% 以上。以 5% 葡萄糖液配制时更易分解，故应随用随配，并在 2 ~3h 滴完。否则宜选用 0.9% 氯化钠注射液配制。

【配伍禁忌】严禁将碱性药液（碳酸氢钠、氨茶碱等）与其配伍。

注射用阿莫西林钠克拉维酸钾

Amoxicillin Sodium and Clavulanate Potassium for Injection

【成分】本品为复方制剂，其成分为：每0.6g该药含阿莫西林0.5g，克拉维酸0.1g；每1.2g该药含阿莫西林1.0g，克拉维酸0.2g。

【分子式】阿莫西林 $C_{16}H_{19}N_3O_5S \cdot 3H_2O$；克拉维酸钾 $C_8H_8KNO_5$

【分子量】阿莫西林419.46；克拉维酸钾237.25

【药理作用】本品为复方制剂。阿莫西林为广谱青霉素类抗生素，克拉维酸钾本身只有微弱的抗菌活性，但具有强大广谱 β - 内酰胺酶抑制作用，两者合用，可保护阿莫西林免遭 β - 内酰胺酶水解。对产酶金黄色葡萄球菌、表皮葡萄球菌、凝固酶阴性葡萄球菌及肠球菌均具良好作用，对某些产 β - 内酰胺酶的肠肝菌科细菌、流感嗜血杆菌、卡他莫拉菌、脆弱拟杆菌等也有较好抗菌活性。本品对耐甲氧西林葡萄球菌及肠杆菌属等产染色体介导型酶的肠杆菌科细菌和假单胞菌属无作用。

【适应证】用于上呼吸道感染、下呼吸道感染、泌尿系统感染、皮肤和软组织感染及其他感染。

【不良反应】少数患者可见恶心、呕吐、腹泻、软便、食欲不振、胃肠胀气等胃肠道反应，对症治疗后可继续给药。偶见荨麻疹、皮疹、血清氨基转移酶升高、尿素氮升高、一过性阻塞性黄疸、低凝血酶原血症、嗜酸粒细胞增多、白细胞减少及念珠菌或耐药菌引起的二重感染。可见过敏性休克、血管神经性水肿、药物热和哮喘等。

【禁忌证】青霉素皮试阳性反应者、对本品及其他青霉素类药物过敏者及传染性单核细胞增多症患者禁用。

【药物相互作用】与丙磺舒、阿司匹林、吲哚美辛、保泰松等合用可使毒性增加；在亚抑菌浓度时合用氨基糖苷类药可增强本药对粪肠球菌的体外杀菌作用；与别嘌醇合用可增加皮疹的发生率。

【给药剂量】每次1.2g（含阿莫西林1g，克拉维酸0.2g），每日2~3次。克拉维酸钾单次剂量不宜超过0.2g，一日剂量不宜超过0.4g。

【药代动力学参数】静脉给予本品1.2g（含阿莫西林1g与克拉维酸0.2g），阿莫西林和克拉维酸立即达血药峰浓度（C_{max}）。药代动力学均符合二室开放模型，阿莫西林的血消除半衰期（$t_{1/2\beta}$）为（1.03 ± 0.11）h 克拉维酸的血消除半衰期（$t_{1/2\beta}$）为（0.838 ± 0.04）h。两药均有较低的血清蛋白结合率，约70%游离状态的本品存在于血清中，阿莫西林和克拉维酸均以很高的浓度从尿中排出，8h 尿中排泄率阿莫西林约为 60%，克拉维酸约为 50%。

【给药方式】静脉注射、静脉滴注。

【溶媒】注射用水、0.9% 氯化钠注射液。

【配液说明】0.6g 小瓶：用 10ml 注射用水配制成注射液；1.2g 小瓶：用 20ml 注射用水配制成注射液，在调制过程中可能会出现短暂的粉红色，调制成的注射液通常为类白色或淡黄色。溶液在配制好后应立即加至点滴量。将 0.6g 的本品注射液（即 0.6g 小瓶加入注射用水 10ml）稀释到 50ml 的滴注液中（如用小袋或刻度试管），或将 1.2g 的本品注射液（即 1.2g 小瓶加入注射用水 20ml）稀释到 100ml 的滴注液。剩余药液应废弃掉。

【滴速】静脉滴注：浓度 1.2g/100ml，滴速 3.3ml/min。

【成品输液稳定性】静脉注射：该药注射液的稳定性与其浓度有关。配制好的该药注射液应在 20min 内立即使用，用 3 ~ 4min 缓慢注射。静脉滴注：配制好的输注液应在 4h 以内，用 30 ~ 40min 的时间完成滴注。

该药注射液可与下列静脉注射液一起使用。用下述注射用溶液将该药配制成适宜浓度的输注液并于 5℃ 或室温（25℃）下贮藏，该配制好的输注液应在（表 1-1 和表 1-2）所示时间内完成滴注。配制好的输注液不要冷冻。

表 1-1　输注液配制表（25℃）

静脉输注液	在 25℃ 时的稳定时间（h）
注射用水 B. P.	4
0.9%（W/V）氯化钠静脉输注液 B. P.	4
乳酸钠静脉输注液 B. P.（1/6M）	4
复合氯化钠静脉输注液 B. P.（林格注射液）	3
复合乳酸钠静脉输注液 B. P.（林格 - 乳酸液，Hartmann 液）	3
氯化钾和氯化钠静脉输注液 B. P.	3

表 1-2　输注液配制表（5℃）

静脉输注液	5℃ 条件下的稳定时间（h）
注射用水 B. P.	8
氯化钠静脉输液 B. P.（0.9%，W/V）	8

该药在含有葡萄糖、葡聚糖或碳酸氢盐的输注液中较不稳定，所以配制好的该药注射液不应加入此类注射用溶液中，但可以在 3 ~ 4min 内注入点滴管中。将配制好的注射液加到预冷的点滴液袋中，在 5℃ 条件下，可稳定贮藏 8h。当注射液的温度达到室温时应立即用掉。

【配伍禁忌】该药注射液不应与血液制品及其他蛋白液（如蛋白水解液或脂质乳液）相混合。

此外，若该药与氨基糖苷类药物一起使用，两种药物不可在同一注射器或输注容器中混合，以防氨基糖苷类药物失活。

注射用阿莫西林钠氟氯西林钠
Amoxicillin Sodium and Flucloxacillin Sodium for Injection

【成分】本品为复方制剂，其成分为每支含阿莫西林钠与氟氯西林钠（二者标示量之比为1:1）。

【分子式】阿莫西林 $C_{16}H_{19}N_3O_5S \cdot 3H_2O$；氟氯西林钠 $C_{19}H_{16}ClFN_3NaO_5S$

【分子量】阿莫西林 419.46；氟氯西林钠 475.85

【药理作用】本品为复方制剂。主要用于耐青霉素葡萄球菌感染，但革兰阴性菌对氟氯西林耐药。两者的抗菌作用机制与青霉素相同，均是通过与细菌青霉素结合蛋白（PBPs）结合，干扰细菌细胞壁的合成而起抗菌作用。阿莫西林钠和氟氯西林钠联合后，可起到对葡萄球菌产酶菌株和某些革兰阴性菌敏感菌株的抗菌作用。

【适应证】本品适用于敏感菌引起的呼吸道感染、消化道感染、泌尿道感染、皮肤软组织感染、骨和关节感染、口腔及耳鼻喉感染等。

【不良反应】过敏反应较为常见；消化道反应有恶心、呕吐、腹泻等反应；少数患者用药后出现 ALT、AST 增高，也有致急性肝脏胆汁淤积的报道；偶有急性间质性肾炎的报道；大剂量静脉注射氟氯西林可引起头痛、抽搐、惊厥等神经系统反应，此反应尤易见于肾功能减退患者；偶有中性粒细胞减少、嗜酸粒细胞增多、血小板减少或溶血性贫血的报道；长期、大剂量用药可致菌群失调，出现由念珠菌或耐药菌引起的二重感染。

【禁忌证】对本药任一成分或其他青霉素类药过敏者；传染性单核细胞增多症、巨细胞病毒感染、淋巴细胞白血病、淋巴瘤等患者。

【药物相互作用】丙磺舒可延缓本药自肾排泄以升高其血药浓度。本药与伤寒活疫苗同用可降低伤寒活疫苗的免疫效应，其可能的机制是本药对伤寒沙门菌具有抗菌活性。本药与甲氨蝶呤同用可使甲氨蝶呤肾清除率降低，从而增加甲氨蝶呤毒性。本药与避孕药同用时，能刺激雌激素代谢或减少其肠肝循环，降低口服避孕药的药效。别嘌呤类尿酸合成抑制剂可增加本药发生皮肤不良反应的危险性。与庆大霉素或阿米卡星合用时，可增强本药对肠球菌的抗菌作用。

【给药剂量】成人：常规剂量为每日 4~6g，分次静脉滴注。病情严重时可增加剂量，每日最大剂量为 12g。儿童：常规剂量为每日 50~200mg/kg，分次静脉滴注。

【药代动力学参数】静脉注射阿莫西林 500mg 后 1min 的血药浓度为 83~112μg/ml。阿莫西林的蛋白结合率为 17%~20%，24%~33% 的药物在肝内代谢，6h 内 45%~68% 的给药量以原型随尿排出，部分药物经胆排泄，消除半衰期为 1~1.3h。静脉注射氟氯西林 500mg 后，绝对表观分布容积为 16.792L，血清蛋白结合率为 92%~94%，消除半衰期为 0.75~1.5h。药物仅部分在肝内代谢，大部分（50%~65%）以原型经肾随尿液排泄，血透析不能清除氟氯西林。

【给药方式】静脉注射、静脉滴注。

【溶媒】0.9% 氯化钠注射液。

【配液说明】静脉滴注液：可用 10ml 静脉注射用水溶解本药。粉末溶解时，含药溶液会显示出一过性粉红色，但在 5min 内会变成淡黄色，此为正常现象。再用 0.9% 氯化钠注射液稀释，并在 4h 内用完。

【滴速】滴速 1~4ml/min，1h 内静脉滴注。

【成品输液稳定性】注射用阿莫西林钠氟氯西林钠在 10% 葡萄糖注射液中常温放置 4h 含量下降明显；在 0.9% 氯化钠注射液中常温放置 4h 溶液无明显变化。注射用阿莫西林钠在水溶液中易水解，其水解速度因温度升高及溶液的酸性或碱性条件加快。水溶液在 pH 6.8 时其降解最慢，10% 葡萄糖溶液 pH 为 3.2~5.5，而 0.9% 氯化钠溶液 pH 为 4.5~7.0，因此选用 0.9% 氯化钠注射液为溶媒为宜。

【配伍禁忌】氨基糖苷类药（如庆大霉素、卡那霉素）、环丙沙星、培氟沙星等多种药物呈配伍禁忌，联用时不可置于同一容器内。

注射用氨苄西林钠舒巴坦钠
Ampicillin Sodium and Sulbactam Sodium for Injection

【成分】本品为复方制剂，其成分为氨苄西林和舒巴坦（以氨苄西林和舒巴坦计，标示量之比为 2:1）。

【分子式】氨苄西林 $C_{16}H_{19}N_3O_4S \cdot 3H_2O$；舒巴坦钠 $C_8H_{10}NNaO_5S$

【分子量】氨苄西林 403.45；舒巴坦钠 255.22

【药理作用】本品对包括产酶菌株在内的葡萄球菌、链球菌属、肺炎球菌、肠球菌属、流感嗜血杆菌、卡他莫拉菌、大肠埃希菌、克雷伯菌属、奇异变形杆菌、普通变形杆菌、淋病奈瑟菌、梭杆菌属、消化球菌属、消化链球菌属及包括脆弱拟杆菌在内的拟杆菌属均具抗菌活性。

【适应证】本品适用于产酶菌等所致的呼吸道、肝胆系统、泌尿系统、皮肤软组织感染，对需氧菌与厌氧菌混合感染，特别是腹腔感染和盆腔感染尤为适用。对于氨苄西林敏感菌所致的上述感染也同样有效。本品不宜用于铜绿假单胞菌、枸橼酸杆菌、普罗威登菌、肠杆菌属、莫根菌属和沙雷菌属所致的感染。

【不良反应】腹泻、恶心等反应偶有发生，皮疹发生率 1%～6%。偶见血清氨基转移酶一过性增高。极个别病例发生剥脱性皮炎、过敏性休克。

【禁忌证】对青霉素类抗生素过敏者禁用。传染性单核细胞增多症、巨细胞病毒感染、淋巴细胞白血病、淋巴瘤等患者应用本品易发生皮疹，故不宜应用。

【药物相互作用】本品与重金属，特别是铜、锌和汞呈配伍禁忌。在弱酸性葡萄糖注射液中分解较快，宜用中性液体作溶剂。可加强华法林的作用。避免与别嘌醇合用。丙磺舒、阿司匹林、吲哚美辛、保泰松、磺胺药可减少本品自肾脏排泄，增加毒性反应。本品与双硫仑（乙醛脱氢酶抑制药）也不宜合用。本品能刺激雌激素代谢或减少其肝肠循环，因而可降低口服避孕药的效果。

【给药剂量】成人：一次 1.5～3.0g（包括氨苄西林和舒巴坦），每 6h 一次。静脉一日剂量不超过 12g（舒巴坦一日剂量最高不超过 4.0g）。儿童：按体重一日 100～200mg/kg，分次给药。肾功能减退者，根据血浆肌酐清除率调整用药。

【药代动力学参数】静脉注射氨苄西林 2.0g 和舒巴坦 1.0g 后血药峰浓度（C_{max}）分别为 109～150mg/L 和 44～88mg/L。两药的血消除半衰期（$t_{1/2\beta}$）均为 1h 左右。给药后 8h 两者 75%～85% 以原型经尿排出。氨苄西林蛋白结合率为 28%，舒巴坦为 38%。两者在组织体液中分布良好，均可通过有炎症的脑脊髓膜。

【给药方式】静脉注射、静脉滴注。

【溶媒】0.9% 氯化钠注射液、灭菌注射用水、林格乳酸钠溶液等中性液体。

【配液说明】静脉注射，可用表 1-3 所列稀释液。

表 1-3　稀释液配比表

剂量（g）	0.75	1.5	2.25	3.0
最少稀释液量（ml）	1.6	3.2	4.8	6.4

静脉滴注时，将每次药量溶于 50～100ml 的生理盐水、林格乳酸钠溶液等中性稀释液中。

【滴速】静脉滴注：浓度 0.015～0.6mg/ml，滴速 1～3ml/min；滴注时间：15～30min。

【成品输液稳定性】该药在弱酸性葡萄糖注射液中分解较快，宜用中性液体作溶剂。氨苄西林溶液浓度愈高，稳定性愈差，其稳定性亦随温度升高而降低，且溶液放置后致敏物质可增加，故该药配成溶液后须及时使用，不宜久置。

【配伍禁忌】 硫酸阿米卡星、硫酸卡那霉素、硫酸庆大霉素、链霉素、克林霉素磷酸酯、盐酸林可霉素、黏菌素甲磺酸钠、多黏菌素B、琥珀氯霉素、琥乙红霉素和乳糖酸红霉素盐、四环素类注射剂、新生霉素、肾上腺素、间羟胺、多巴胺、阿托品、盐酸肼酞嗪、水解蛋白、氯化钙、葡萄糖酸钙、维生素B族、维生素C、含有氨基酸的营养注射剂、多糖（如右旋糖酐40）和氢化可的松琥珀酸钠，这些药物可使氨苄西林的活性降低。

注射用磺苄西林钠

Sulbenicillin Sodium for Injection

【成分】 本品主要成分为磺苄西林钠。

【分子式】 $C_{16}H_{16}N_2Na_2O_7S_2$

【分子量】 458.42

【药理作用】 本药为半合成的广谱青霉素，属磺基青霉素类。其抗菌谱与羧苄西林相似，但对铜绿假单胞菌的活性比羧苄西林稍强。本药通过与细菌主要是青霉素结合蛋白（PBPs）结合，干扰细菌细胞壁的合成而起抗菌作用。对铜绿假单胞菌、大肠埃希菌、流感嗜血杆菌、变形杆菌属、肠杆菌属、枸橼酸菌属等具有抗菌活性，对消化链球菌、梭状芽孢杆菌等厌氧菌也有一定抗菌作用。

【适应证】 主要用于治疗敏感菌所致的肺炎、尿路感染、复杂性皮肤软组织感染和败血症等。但对本药敏感菌所致的腹腔感染、盆腔感染，宜与抗厌氧菌药联合应用。

【不良反应】 可见尿素氮升高、间质性肾炎、口周围及面部和四肢皮肤发麻、肌颤、抽搐、血清氨基转移酶一过性升高、恶心、呕吐、腹泻、食欲缺乏、上腹部灼热感、白细胞减少、中性粒细胞减少、血小板功能或其他凝血机制异常、过敏反应、二重感染、注射局部疼痛或硬结等。偶见过敏性休克。

【禁忌证】 对本药或其他青霉素类药过敏者。

【药物相互作用】 与丙磺舒合用可使本药的血药浓度升高，作用维持时间延长；与氨基糖苷类药合用对肠球菌属有协同作用。

【给药剂量】 成人：常规剂量中度感染一日8.0g，分4次给药；重症感染、铜绿假单胞菌感染一日20g，分4次给药。儿童：常规剂量一日80～300mg/kg，分4次给药。

【药代动力学参数】静脉注射 2.0g，15min 后血药浓度为 240μg/ml；于 1h 内或 2h 内静脉滴注 5.0g，滴注结束时血药浓度均大于 200μg/ml。药物吸收后可广泛分布于胆汁、腹膜液、痰液、肺、胸壁、子宫、脐带、羊水中，其中在胆汁中药物浓度较高，可达血药浓度的 3 倍。血浆蛋白结合率约为 50%。本药主要经肾脏排泄，静脉给药后 6h 内尿中排泄率约为 50%，尿中浓度为 400～500μg/ml；24h 尿中排泄率约为 80%。此外，部分药物可经胆汁排泄。半衰期为 2.5～3.2h。肾功能不全时，半衰期延长。

【给药方式】静脉注射、静脉滴注。

【溶媒】0.9% 氯化钠注射液，5% 葡萄糖注射液。

【配液说明】①静脉注射液：每 1g 药物以 20ml 注射用水或葡萄糖注射液溶解。②静脉滴注液：每 5g 药物以 5% 葡萄糖注射液或 0.9% 氯化钠注射液 250～500ml 溶解。

【滴速】滴速 2～4ml/min，1～2h 内静脉滴注本品 5g。

【成品输液稳定性】室温 8h 下，注射用磺苄西林钠可以与 5% 葡萄糖注射液、10% 葡萄糖注射液、葡萄糖氯化钠注射液和 0.9% 氯化钠注射液配伍，但应现配现用。

【配伍禁忌】本品需避免与氨茶碱、阿米卡星、奥硝唑、阿奇霉素、12 种复合维生素、奥硝唑、链霉素等药物配伍使用。

注射用哌拉西林钠他唑巴坦钠

Piperacillin Sodium and Tazobactam Sodium for Injection

【成分】本品为复方制剂，其主要活性成分为哌拉西林钠和他唑巴坦钠（以哌拉西林和他唑巴坦计，标示量之比为 8:1）。

【分子式】哌拉西林 $C_{23}H_{27}N_5O_7S \cdot H_2O$；他唑巴坦 $C_{10}H_{12}N_4O_5S$

【分子量】哌拉西林 539.54；他唑巴坦 300.29

【药理作用】哌拉西林为半合成青霉素类抗生素，他唑巴坦为 β - 内酰胺酶抑制药，本品对哌拉西林敏感的细菌和产 β - 内酰胺酶耐哌拉西林的细菌有抗菌作用。

【适应证】本品适用于对哌拉西林耐药，但对哌拉西林他唑巴坦敏感的产 β - 内酰胺酶的细菌引起的中、重度感染。

【不良反应】本品常见不良反应有：皮肤反应、消化道反应、过敏反应、局部反应，其他如血小板减少、胰腺炎、发热、发热伴嗜酸粒细胞增多、血清氨基转移酶升高等；这些反应发生在本品与氨基糖苷类药物联合治疗时。

【禁忌证】对青霉素类、头孢菌素类抗生素或 β – 内酰胺酶抑制剂过敏者禁用。

【药物相互作用】本品与丙磺舒合用，可以使哌拉西林半衰期延长 21%，他唑巴坦半衰期延长 71%。哌拉西林能产生低凝血酶原症、血小板减少症、胃肠道溃疡症，和可能影响血液凝固与血小板功能的药物合用时，将有可能增加凝血机制障碍和出血的危险。

【给药剂量】①肾功能正常的成人和 12 岁及 12 岁以上青少年的常用剂量为每 8h 给予 4.5g 本药。每日的用药总剂量根据感染的严重程度和部位增减，剂量范围可每 6h、8h 或 12h 一次，从一次 2.25g 至 4.5g 本药。②肾功能不全患者（肌酐清除率≤40ml/min）或者血液透析患者，应当根据实际的肾功能损害程度调整静脉用药的剂量和间隔时间。合用氨基糖苷类治疗的医院获得性肺炎患者，应当根据说明书的建议调整氨基糖苷类的剂量。肾功能不全患者使用本品的每日推荐剂量见表 1 – 4。

表 1 – 4　成人肾功能受损时静脉用药剂量表

内生肌酐清除率 （ml/min）	推荐使用剂量
>40	无须调整
20 ~ 40	13.5g/d 分次用药，4.5g/次，q8h
<20	9g/d 分次用药，4.5g/次，q12h

血液透析的患者，除医院获得性肺炎外，其他所有适应证的最大剂量为 2.25g，q12h。医院获得性肺炎的最大剂量为 2.25g，q8h。因为血液透析可以清除给药剂量的 30% 到 40%，所以血液透析当天，每次透析操作以后，需要另外加用本品0.75g。连续非卧床腹膜透析（CAPD）患者不需要另外加用本品。

本品的常规疗程为 7 ~ 10d，但是治疗医院获得性肺炎的推荐疗程为 7 ~ 14d。任何情况下，都应当根据感染的严重程度和患者的临床病情及细菌学进展情况，决定治疗的疗程。

【药代动力学参数】该药静脉滴注结束后，哌拉西林和他唑巴坦迅速达血浆峰浓度。该药滴注结束后 30min 哌拉西林达血浆峰浓度，与单独使用相同剂量的哌拉西林的血浆峰浓度相似，健康受试者单剂量或多剂量使用该药后，哌拉西林和他唑巴坦的血浆消除半衰期范围为 0.7 ~ 1.2h，不受剂量和静脉滴注时间的影响。

哌拉西林被代谢为有微生物学活性的去乙基代谢产物，他唑巴坦则被代谢为一种没有药理学活性和抗菌活性的代谢产物。哌拉西林和他唑巴坦均通过肾小球滤过和肾小管分泌，经肾脏排泄。哌拉西林、他唑巴坦和去乙基哌拉西林亦从胆汁排泄。哌拉西林和他唑巴坦约30%与血浆蛋白结合，哌拉西林和他唑巴坦的蛋白结合率均不受其他化合物的影响，他唑巴坦代谢产物的蛋白结合率可以忽略不计。

【给药方式】静脉注射、静脉滴注。

【溶媒】相容的复溶稀释液：0.9%氯化钠注射液、灭菌注射用水、5%葡萄糖注射液、抑菌盐水/对羟基苯甲酸酯、抑菌水/对羟基苯甲酸酯、抑菌盐水/苯甲醇、抑菌水/苯甲醇。

相容的静脉用药稀释液：0.9%氯化钠注射液、灭菌注射用水、5%葡萄糖注射液、6%右旋糖酐氯化钠注射液、乳酸林格注射液、哈特曼液、醋酸林格液、醋酸/苹果酸林格液。

ADD-Vantage系统混合液：5%葡萄糖注射液（50ml或100ml）、0.9%氯化钠注射液（50ml或100ml）。

推荐每次用药的灭菌注射用水最大体积为50ml。

【配液说明】本品不能与其他药物在注射器或输液瓶中混合。与其他抗生素同用时，必须分开给药。不得与含碳酸氢钠的溶液混合，不得加入血液制品。该药不能加到血制品或白蛋白水解产物中。不应与只含碳酸氢钠的溶液同时使用。该药可以用携带式静脉输液泵给药。

对于普通包装制剂，取适量上文中所列的任何一种相容的复溶稀释液来复溶该药，稀释液用量标准为：每克哌拉西林用5ml稀释液；2.25g和4.5g该药可分别用10ml和20ml相容的复溶稀释液来复溶，打旋直至溶解。

复溶好的该药应当采用相容的静脉用药的稀释液进一步稀释（推荐每次给药的体积为50~150ml）。静脉滴注给药时间至少为30min以上，滴注期间最好停止原来的静脉输液。

【滴速】静脉注射5~10min；静脉滴注滴速1.7~4ml/min，滴注时间0.5~2h。

【成品输液稳定性】复溶后的药物应当立即使用，没有使用的部分在室温下（20~25℃）放置24h后应当丢弃，或在冷藏（2~8℃）保存48h后丢弃。该药经相容性稀释液稀释后在玻璃或塑料容器（塑料注射器、静脉输液袋和输液管）中保持稳定。药物溶解后的药物不能冷冻。室温条件下，便携式静脉输液泵中的该药在12h内保持稳定。

【配伍禁忌】哌拉西林/他唑巴坦与含乳酸盐的林格注射液不相容，在体外混合哌拉西林/他唑巴坦和氨基糖苷类药物会导致后者大量失活，联合应用时必须分开给药；由于化学性质不稳定，哌拉西林/他唑巴坦不得注入含碳酸氢钠的溶液中使用；不得加入西浆制品及蛋白水解产物中应用。

注射用美洛西林钠
Mezlocillin Sodium for Injection

【成分】本品主要成分为美洛西林钠。

【分子式】$C_{21}H_{24}NaN_5O_8S_2$

【分子量】561.57

【药理作用】美洛西林为半合成的广谱青霉素，属酰脲类青霉素。其抗菌作用特点是：对肠杆菌属阴性杆菌具有极强的抗菌活性；对假单胞菌（如铜绿假单胞菌）的抗菌作用较强，但弱于阿洛西林和哌拉西林。本药对 β - 内酰胺酶不稳定，对产 β - 内酰胺酶的金黄色葡萄球菌及产 β - 内酰胺酶的肠杆菌无作用。

【适应证】主要适用于治疗革兰阴性杆菌中敏感菌株所致的呼吸系统、泌尿系统、消化系统、妇科和生殖器官等感染，如败血症、化脓性脑膜炎、腹膜炎、骨髓炎、皮肤和软组织感染以及眼、耳、鼻、喉科感染。

【不良反应】常见有皮疹、荨麻疹、药物热、嗜酸粒细胞增多、中性粒细胞减少。

【禁忌证】对本药或其他青霉素类药过敏者；经胃肠道外给药前必须做皮肤过敏试验。可以用青霉素钠皮试液或用本药配制成 300μg/ml 的皮试液做皮试。皮试阳性反应者禁用本药。

【药物相互作用】丙磺舒、阿司匹林、吲哚美辛、保泰松、磺胺与本药合用可使本药血药浓度升高、排泄时间延长、毒性增加。氨基糖苷类药物（庆大霉素、卡那霉素等）与本药合用对铜绿假单胞菌、沙雷杆菌、克雷白杆菌等有协同抗菌作用；使维库溴铵类肌松药神经阻滞作用延长；增加甲氨蝶呤的毒性反应；合用抗凝药可增加凝血障碍和出血风险；与氯霉素、红霉素、四环素类药合用可干扰本药的杀菌活性。降低伤寒活疫苗的免疫应答。

【给药剂量】每次 2~5g，6~8h 1 次，肾功能不全患者给药间隔为 12h。

【药代动力学参数】本药肌内注射或静脉给药后吸收良好。药物吸收后易透入胆汁、腹腔液、胸腔液、支气管和创面分泌液、骨及其他组织中；较少透过血 - 脑屏障，但脑膜炎时，可进入脑脊液中。本药可透过胎盘屏障，少量药物可随乳汁排泄。蛋白结合率为 16%~42%。本药部分药物可在肝脏代谢为无活性物质，主要以原型随尿液排泄，6h 内 55% ~60% 的给药量随尿液排出。消除半衰期为 0.7 ~1.1h。血液透析可迅速清除大部分药物，腹膜透析也可清除部分药物。

【给药方式】静脉注射、静脉滴注。

【溶媒】5% 葡萄糖氯化钠注射液或 5%/10% 葡萄糖注射液。

【配液说明】注射用美洛西林钠溶液与配伍溶液以 1:10 比例的稀释液推荐用于静脉短时输注（持续时间 20 ~30min），也可用于持续输注。为使血清及组织中的初始浓度更高，部分输注溶液（最多一半单位剂量）可在几分钟内注射，其余部分在 1 ~4h 内以恒速输注，必要时稀释。但应注意，随着输注时间的增加，血清浓度最高值将会降低。静脉注射：2 ~5g 溶于 0.9% 氯化钠或 25% 葡萄糖注射液 20 ~50ml；静脉滴注：1g 溶解于注射用水 4ml，稀释于 5% 葡萄糖或 0.9% 氯化钠注射液 50 ~100ml。

【滴速】低剂量时，注射时间为 2 ~4min；5g 剂量时，注射时间为 15 ~20min。早产儿、新生儿需相应延长注射时间。

【成品输液稳定性】溶解后置于冷处宜于 24h 内用毕。水溶液在 pH 4.5 以下会有沉淀；pH 8 以上效价降低。

【配伍禁忌】已知下列药物与注射用美洛西林钠不能配伍使用，必须单独给药：氨基糖苷类、注射用四环素类、硫喷妥钠、氢化泼尼松、2% 普鲁卡因、氯化琥珀酰胆碱及去甲肾上腺素。注射用美洛西林钠不能混合注射使用或与不常用输液一同使用。注射用美洛西林钠与其他输液或药物的可相容性未经证实前，原则上注射用美洛西林钠溶液必须单独给药。

注射用美洛西林钠舒巴坦钠

Mezlocillin Sodium and Sulbactam Sodium for Injection

【成分】本品主要成分为美洛西林钠、舒巴坦钠。

【分子式】美洛西林钠 $C_{21}H_{24}NaN_5O_8S_2$；舒巴坦钠 $C_8H_{10}NNaO_5S$

【分子量】美洛西林钠 561.57；舒巴坦钠 255.22

【药理作用】本品对多种革兰阳性菌和革兰阴性菌（包括有氧和厌氧株）均有杀菌作用。对不动杆菌属、粪产碱杆菌、黏质沙雷菌、产气杆菌、阴沟杆菌、枸橼酸杆菌、痢疾杆菌、铜绿假单胞菌等的抗菌作用均有不同程度的增强。

【适应证】适用于产酶耐药菌引起的中、重度感染性疾病，包括：呼吸系统感染、泌尿生殖系统感染、腹腔感染、皮肤及软组织感染、盆腔感染、严重系统感染（如脑膜炎、细菌性心内膜炎、腹膜炎、败血症、脓毒症等）。

【不良反应】胃肠道反应：如腹泻、恶心、呕吐等。偶有过敏反应，通常为皮肤反应（例如皮疹、瘙痒）。用高剂量本品时罕见血小板功能紊乱，个别患者出现白细胞减少、粒细胞缺乏症、贫血、血小板减少症。中枢神经系统可能出现焦虑、肌肉痉挛及惊厥等。

【禁忌证】对青霉素类药物或舒巴坦过敏者禁用。

【药物相互作用】本品与高剂量肝素、抗凝血药同时使用时，应监测凝血参数。丙磺舒可抑制本品的肾排泄。使用本品时患者的非酶尿糖反应，尿胆素检测及尿蛋白测定可出现假阳性结果。本品需避免与酸、碱性较强（pH 4.0 以下或 pH 8.0 以上）的药物配伍使用。

【给药剂量】一次 2.5 ~ 5g（美洛西林 2 ~ 4g、舒巴坦钠 0.5 ~ 1g），每 8h 或 12h 一次，疗程 7 ~ 14d。最大日剂量为 15g（美洛西林 12g、舒巴坦钠 3g）。

【药代动力学参数】本药口服不吸收，一般采用肌内注射或静脉给药。美洛西林吸收后在多数组织、体液中分布良好，尤其在胆汁中浓度最高，到达脑脊液的渗透率为 17% ~ 25%，也可透过胎盘屏障。药物主要以原型随尿液排泄，少量随胆汁、乳汁排泄，连续给药无蓄积作用。静脉给药半衰期约为 1h，肌内注射半衰期约为 1.5h。

【给药方式】静脉滴注。

【溶媒】0.9% 氯化钠注射液、5% 葡萄糖注射液或 10% 葡萄糖注射液。

【配液说明】用适量灭菌注射用水或氯化钠注射液溶解后，加入 0.9% 氯化钠注射液、5% 葡萄糖注射液或 10% 葡萄糖注射液 100ml 稀释。

【滴速】浓度 0.025 ~ 0.05g/ml，滴速 2 ~ 3.3ml/min，滴注时间 30 ~ 50min。

【成品输液稳定性】本品临用前用灭菌注射用水或 5% 葡萄糖氯化钠注射液或 10% 葡萄糖注射液溶解。剩余溶液于 4℃ 最多保存 24h。

【配伍禁忌】本品需避免与酸、碱性较强（pH 4.0 以下或 pH 8.0 以上）的药物配伍使用。

第二节　头孢菌素类

注射用头孢硫脒

Cefathiamidine for Injection

【成分】本品主要成分为头孢硫脒。

【分子式】$C_{19}H_{28}N_4O_6S_2$

【分子量】472.59

【药理作用】本药为第一代头孢菌素。抗菌作用机制与其他头孢菌素类药相似,主要通过抑制菌细胞壁的生物合成而起杀菌作用。本药对革兰阳性菌及部分革兰阴性菌有抗菌活性,对革兰阳性菌的抗菌活性尤强。

【适应证】用于治疗敏感菌所致的下列感染:①呼吸系统感染。②肝胆系统感染。③泌尿系统感染。④五官感染。⑤心内膜炎、败血症。

【不良反应】主要不良反应为过敏性休克、过敏样反应、荨麻疹、瘙痒、血管神经性水肿、发热、哮喘、恶心、呕吐、腹痛、心动过速、心悸、意识模糊、嗜睡、血尿、细胞减少等。

【禁忌证】对头孢菌素类抗生素过敏者禁用,有青霉素过敏性休克史者禁用。

【药物相互作用】丙磺酸使本品肾排泄减少,血药浓度上升。

【给药剂量】一次2.0g,一日2~4次。肾功能减退者须适当减量。

【药代动力学参数】静脉滴注1g后,血药峰浓度(C_{max})为(68.93±6.86)mg/L,血药浓度-时间曲线下面积(AUC)为(94.7±9.8)(mg·h)/L,消除半衰期($t_{1/2\beta}$)为(1.19±0.12)h,12h尿中药物累计排泄率为(93.1±3.2)%。本药吸收后以胆汁中浓度最高,其次为肝、肾、脾、肺、胃、肠等;脑组织中浓度较低(不易透过血-脑脊液屏障)。血浆蛋白结合率为23%,药物在体内几乎不代谢。注射后12h,约90%的给药量以原型随尿液排泄。

【给药方式】静脉注射、静脉滴注。

【溶媒】0.9%氯化钠注射液、5%葡萄糖注射液。

【配液说明】临用前加灭菌注射用水或氯化钠注射液适量溶解,再用0.9%氯化钠注射液或5%葡萄糖注射液250ml稀释。药液宜现用现配,配制后不宜久置。

【滴速】滴速2~3ml/min,静脉滴注30~40min。

【成品输液稳定性】头孢硫脒在25℃下与0.9%氯化钠注射液、5%葡萄糖注射液、5%木糖醇注射液、5%转化糖注射液配伍后在8h内稳定。

【配伍禁忌】本品需避免与氨基糖苷类抗生素直接混合,忌与氯丙嗪、头孢拉定、四环素、奥硝唑等药物配伍使用。

注射用头孢唑林钠

Cefazolin Sodium for Injection

【成分】本品主要成分为头孢唑林钠。

【分子式】$C_{14}H_{13}N_8NaO_4S_3$

【分子量】476.50

【药理作用】本药抗菌作用特点是：对金黄色葡萄球菌产生的 β - 内酰胺酶的稳定性优于第二代和第三代头孢菌素，对革兰阳性菌包括对青霉素敏感和耐药的金黄色葡萄球菌（耐甲氧西林金黄色葡萄球菌除外）的抗菌作用强于第二代和第三代头孢菌素。其抗菌作用机制是与细菌细胞膜内膜上的靶位蛋白即青霉素结合蛋白（PBPs）结合（主要作用于 PBP1、PBP3），抑制细菌细胞壁生物合成，从而起抗菌作用。

【适应证】①用于治疗敏感菌所致的中耳炎、支气管炎及肺炎等呼吸道感染、皮肤软组织感染、骨和关节感染、败血症、感染性心内膜炎、肝胆系统感染、尿路感染及眼、耳、鼻、喉部感染等。②作为外科手术前的预防用药。

【不良反应】可见呼吸困难、喉水肿、血尿素氮升高、脑病反应（如意识模糊、癫痫发作）、血清丙氨酸氨基转移酶及碱性磷酸酶升高、恶心、呕吐、食欲减退、腹痛、腹泻、假膜性肠炎、嗜酸粒细胞增多、血液凝固障碍、溶血性贫血、药疹、皮肤瘙痒、Stevens - Johnson 综合征等过敏反应。偶见药物热、白色念珠菌等二重感染、血栓性静脉炎、肌内注射区疼痛。

【禁忌证】①对本药及其他头孢菌素类药过敏者。②有青霉素过敏性休克史者。

【药物相互作用】与丙磺舒合用可使本药血药浓度升高约30%，半衰期延长；与克拉维酸合用可增强本药对某些因产 β - 内酰胺酶而对之耐药的革兰阴性杆菌的抗菌活性；与氨基糖苷类药合用可增加氨基糖苷类药的肾毒性；与庆大霉素、阿米卡星合用可增强体外抗菌作用；与强利尿药（呋塞米、依他尼酸、布美他尼等）、抗肿瘤药（卡莫司汀、链佐星等）合用可增加肾毒性；与华法林合用可增加出血的风险。

【给药剂量】一次 0.5 ~ 1.0g，一日 2 ~ 4 次，病情严重者可酌情剂量增至一日 6.0g，分 2 ~ 4 次。儿童常用剂量：一日 50 ~ 100mg/kg，分 2 ~ 3 次静脉缓慢推注，静脉滴注或肌内注射。肾功能异常者根据肾功能调整用药剂量。

【药代动力学参数】20min 内静脉滴注本品 0.5g，血药峰浓度为 118mg/L，有效浓度维持 8h。药物在全身分布良好，能透入胸腔积液获得有效抗菌浓度，腹腔积液中浓度为血药浓度的 90%；在炎症渗出液中的浓度与血药浓度相近，在胆汁中浓度等于或略超过同期血药浓度，在胆汁中的浓度比头孢噻吩钠维持时间长。本药蛋白结合率为 74% ~ 86%。正常成人的消除半衰期为 1.5 ~ 2.0h，药物在体内不代谢，大部分以原型通过肾小球滤过，部分通过肾小管分泌后随尿液排出，80%～90%的给药量可于24h内随尿液排出，另有少量（0.13%）药物可随胆汁排泄。血液透析清除本药比较缓慢，6h后可使血药浓度减少40%～45%；腹膜透析一般不能清除本药。

【给药方式】静脉注射、静脉滴注。

【溶媒】5%葡萄糖注射液、10%葡萄糖注射液、0.9%氯化钠注射液、林格注射液。

【配液说明】每0.5g或1g头孢唑林溶于10ml灭菌注射用水中，再用100ml稀释液稀释后静脉滴注。本药常温不溶时，可置37℃加温使其溶解后使用。本药静脉滴注时应用灭菌注射用水、生理盐水或葡萄糖注射液溶解后使用，当静脉滴注体积超过100ml时不应用注射用水。

【滴速】滴速1～4ml/min，静脉滴注0.5～1h。

【成品输液稳定性】本品宜新鲜配制，配制后避光保存。室温保存不超过48h。按一般原则，配制后的溶液应立刻使用。

【配伍禁忌】本品与下列药物有配伍禁忌，不可同瓶滴注：硫酸阿米卡星、硫酸卡那霉素、盐酸金霉素、盐酸土霉素、盐酸四环素、葡萄糖酸红霉素、硫酸多黏菌素B、黏菌素甲磺酸钠，葡萄糖酸钙。

注射用五水头孢唑林钠

Cefazolin Sodium Pentahydrate for Injection

【成分】本品主要成分为五水头孢唑林钠。

【分子式】$C_{14}H_{13}N_8NaO_4S_3 \cdot 5H_2O$

【分子量】566.57

【药理作用】除肠球菌属、耐甲氧西林葡萄球菌属外，本品对其他革兰阳性球菌均有良好抗菌活性，肺炎链球菌和溶血性链球菌对本品高度敏感。白喉杆菌、炭疽杆菌、李斯特菌和梭状芽孢杆菌对本品也甚敏感。本品对部分大肠埃希菌、奇异变形杆菌和肺炎克雷伯菌具有良好抗菌活性。伤寒杆菌、志贺菌属和奈瑟菌属对本品敏感，其他肠杆菌科细菌、不动杆菌和铜绿假单胞菌耐药。产酶淋球菌对本品耐药；流感嗜血杆菌仅中度敏感。革兰阳性厌氧菌和某些革兰阴性厌氧菌对本品多敏感。脆弱拟杆菌耐药。

【适应证】适用于治疗敏感细菌所致的支气管炎及肺炎等呼吸道感染、尿路感染、皮肤软组织感染、骨和关节感染、败血症、感染性心内膜炎、肝胆系统感染及眼、耳、鼻、喉科等感染。本品也可作为外科手术前的预防用药。本品不宜用于中枢神经系统感染。对慢性尿路感染，尤其伴有尿路解剖异常者的疗效较差。本品不宜用于治疗淋病和梅毒。

【不良反应】药疹发生率为 1.1%，嗜酸粒细胞增高的发生率为 1.7%，单独以药物热为表现的过敏反应仅偶有报告。个别患者可出现暂时性血清氨基转移酶、碱性磷酸酶升高。肾功能减退患者应用高剂量（每日 12g）的头孢唑林时可出现脑病反应。白色念珠菌二重感染偶见。

【禁忌证】对头孢菌素过敏者及有青霉素过敏性休克或即刻反应史者禁用本品。

【药物相互作用】呋塞米、依他尼酸、布美他尼等强利尿药，卡氮芥、链佐星（streptozocin）等抗肿瘤药以及氨基糖苷类抗生素与本品合用有增加肾毒性的可能。棒酸等 β - 内酰胺酶抑制剂可增强本品对某些因产生 β - 内酰胺酶而对之耐药的革兰阴性杆菌的抗菌活性。

【给药剂量】成人常用剂量：一次 0.5 ~ 1.0g，一日 2 ~ 4 次，严重感染可增加至一日 6.0g，分 2 ~ 4 次静脉给予。儿童常用剂量：一日 50 ~ 100mg/kg，分 2 ~ 3 次静脉缓慢推注，静脉滴注。

【药代动力学参数】参见"注射用头孢唑林钠"。

【给药方式】静脉注射、静脉滴注。

【溶媒】5% 葡萄糖注射液、10% 葡萄糖注射液、0.9% 氯化钠注射液。

【配液说明】静脉滴注：加适量注射用水溶解后，再用 0.9% 氯化钠注射液或葡萄糖注射液 100ml 稀释后静脉滴注。本药常温不溶时，可置 37℃ 加温使其溶解后使用；当静脉滴注体积超过 100ml 时不要用注射用水。

【滴速】滴速 1 ~ 4ml/min，静脉滴注 0.5 ~ 1h。

【成品输液稳定性】本品配制后未及时使用，请避光保存。室温保存不得超过 24 小时。

【配伍禁忌】本品与下列药物有配伍禁忌，不可同瓶滴注：硫酸阿米卡星、硫酸卡那霉素、盐酸金霉素、盐酸土霉素、盐酸四环素、葡萄糖酸红霉素、硫酸多黏菌素 B、黏菌素甲磺酸钠，葡萄糖酸钙等。

注射用头孢呋辛钠

Cefuroxime Sodium for Injection

【成分】本品主要成分为头孢呋辛钠。

【分子式】$C_{16}H_{15}N_4NaO_8S$

【分子量】446.37

【药理作用】本药为第二代头孢菌素，其对革兰阳性菌的抗菌活性与第一代头孢菌素相似或略差，但对许多 β - 内酰胺酶稳定，尤其是对肠杆菌科中常见的质粒介导酶稳定。与青霉素结合蛋白（PBPs）结合，抑制细菌细胞壁的合成，从而起杀菌作用。对需氧革兰阳性菌［金黄色葡萄球菌（包括产 β - 内酰胺酶菌）、肺炎链球菌、化脓性链球菌］、需氧革兰阴性菌［大肠埃希菌、流感杆菌（包括产 β - 内酰胺酶菌）、副流感嗜血杆菌、肺炎克雷伯菌、卡他莫拉菌（包括产 β - 内酰胺酶菌）、淋病奈瑟菌（包括产 β - 内酰胺酶菌）］有抗菌活性。

【适应证】用于治疗敏感菌所致的下列感染：①咽炎、扁桃体炎、中耳炎、鼻窦炎、急慢性支气管炎、支气管扩张合并感染等。②肾盂肾炎、膀胱炎、无症状性菌尿症、单纯性（无并发症）或有并发症的淋病。③骨及关节感染。④皮肤及软组织感染。⑤预防手术感染。⑥其他，如败血症、脑膜炎，也可用于女性单纯性淋病性直肠炎和莱姆病。

【不良反应】静脉给药以皮疹为多见，约5%的患者发生血清氨基转移酶升高。偶见假膜性肠炎、嗜酸粒细胞增多、血胆红素升高、血红蛋白降低、肾功能改变、Coombs 试验（抗人球蛋白试验）阳性等。

【禁忌证】对本药或其他头孢菌素类药过敏、有青霉素过敏性休克或即刻反应史者禁用。

【药物相互作用】①有报道氨基糖苷类抗生素与头孢菌素联合用药可导致肾毒性。②临床应用头孢菌素患者用班氏或费氏或 Clintest Tabets 试纸检查尿糖时会出现假阳性反应，但用酶的方法试验则不会出现假阳性。在查血糖时如用铁氰酸方法可出现假阴性结果，头孢呋辛钠不会干扰用碱性苦味酸方法测定尿和血肌苷值。

【给药剂量】一日 2.25 ~ 4.5g，8h 一次；病情严重者可增加至一日 6.0g，6h 给药 1.5g。

【药代动力学参数】头孢呋辛的蛋白结合率约为50%，广泛分布于细胞体液中，酯基则被代谢为乙醛和醋酸。头孢呋辛以原型由肾小球滤过及肾小管分泌而随尿排泄。本药可在胸膜液、关节液、胆汁、痰液、眼房水、骨及脑膜炎患者的脑脊液中达治疗浓度。静脉注射或肌内注射给药的半衰期约为 80min，约89%的药物在给药后 8h 内经肾排泄。

【给药方式】静脉注射、静脉滴注。

【溶媒】5% 葡萄糖注射液、0.9% 氯化钠注射液或 0.45% 氯化钠注射液。

【配液说明】静脉滴注液：0.25g 至少用 2.0ml 无菌注射用水溶解，0.5g 至少用 4.0ml 无菌注射用水溶解，0.75g 至少用 6.0ml 无菌注射用水溶解，1.0g 至少用 8.0ml 无菌注射用水溶解，1.5g 至少用 12.0ml 无菌注射用水溶解，2.0g 至少用 16.0ml 无菌注射用水溶解，再用 5% 葡萄糖注射液、0.9% 氯化钠注射液或 0.45% 氯化钠注射液稀释。

【滴速】滴速 2~4ml/min 静脉滴注 0.5~1h。

【成品输液稳定性】本药静脉注射液用灭菌注射用水配制时，得到的混悬液在室温下 24h 或 5℃ 下 48h 可保持活性。本品在室温下与以下一些溶液可以 24h 内保持相容性，肝素（10~50μg/ml），氯化钾，碳酸氢钠，0.9% 氯化钠。0.75g 或 1.5g 本品在 ZINACEF ADD-Vanta ge 瓶，用 50ml 或 100ml 5% 葡萄糖注射液，或 0.9% 氯化钠注射液，或 0.45% 氯化钠注射液稀释，可以在室温存放 24h，冰箱存放 7d。

【配伍禁忌】该药与下列药物有配伍禁忌：硫酸阿米卡星、庆大霉素、卡那霉素、妥布霉素、新霉素、盐酸金霉素、盐酸四环素、盐酸土霉素、黏菌素甲磺酸钠、硫酸多黏菌素 B、葡萄糖酸红霉素、乳糖酸红霉素、林可霉素、磺胺异噁唑、氨茶碱、可溶性巴比妥类、氯化钙、葡庚糖酸钙、盐酸苯海拉明和其他抗组胺药、利多卡因、去甲肾上腺素、间羟胺、哌甲酯、琥珀胆碱等。偶亦可能与下列药品发生配伍禁忌：青霉素、甲氧西林、琥珀酸氢化可的松钠、苯妥英钠、丙氯拉嗪、维生素 B 族和维生素 C、水解蛋白。

注射用头孢孟多酯钠
Cefamandole Nafate for Injection

【成分】本品主要成分为头孢孟多酯钠。

【分子式】$C_{19}H_{17}N_6NaO_6S_2$

【分子量】512.49

【药理作用】本药为第二代头孢菌素类抗生素，抗革兰阴性杆菌活性和对革兰阴性杆菌 β-内酰胺酶稳定性优于第一代头孢菌素。对革兰阳性球菌（包括产酶耐药金黄色葡萄球菌）的作用与第一代头孢菌素（如头孢噻吩和头孢唑林）相似或略差，但比第三代头孢菌素强。

【适应证】用于敏感菌所致的下列感染：①下呼吸道感染（包括肺炎）。②泌尿道感染。③腹膜炎。④败血症。⑤皮肤和软组织感染。⑥骨和关节感染。⑦预防术后感染，如胃肠手术、剖宫产术、子宫切除术、高危胆囊切除术等。

【不良反应】可有血栓性静脉炎。过敏反应表现为药疹、嗜酸粒细胞增多、

Coomb's 反应阳性等，药物热偶见。

【禁忌证】对头孢菌素过敏及有青霉素过敏性休克或即刻反应史者禁用。有胃肠道疾病病史，特别是溃疡性结肠炎、克罗恩病或假膜性肠炎，肾功能减退患者及对青霉素过敏者慎用。

【药物相互作用】与卡那霉素、庆大霉素、阿米卡星联合应用对 G⁻ 杆菌有协同作用，但不宜置于同一容器内静脉滴注，以免降低效价；与肝素、双香豆素合用可增加出血倾向。

【给药剂量】每次 0.5 ~ 1.0g，4 ~ 8h 一次。重症感染每次 1g，4 ~ 6h 一次。一日最大剂量不超过 12g。

【药代动力学参数】静脉注射头孢孟多的半衰期为 32min，肌内注射半衰期为 60min。头孢孟多的分布容积（V_d）为 0.16L/kg。动物注射本品后，药物迅速分布于全身各组织器官中，心、肺、肝、脾、胃、肠、生殖器官等脏器中的浓度为血药浓度的 8% ~ 24%，肾、胆汁和尿中的药物浓度分别为血药浓度的 2 倍、4.6 倍和 145 倍。胆汁中浓度为 141 ~ 325μg/ml，腹腔积液、心包液和关节液中为 5.5 ~ 25μg/ml。当脑膜有炎症时，本品可透过血 – 脑屏障，其脑脊液中浓度与蛋白量有关。

【给药方式】静脉注射、静脉滴注。

【溶媒】0.9% 氯化钠注射液、5% 葡萄糖注射液、10% 的葡萄糖注射液、5% 葡萄糖和 0.9% 氯化钠混合注射液、5% 葡萄糖和 0.45% 氯化钠混合注射液、5% 葡萄糖和 0.2% 氯化钠注射液。

【配液说明】每 1g 头孢孟多酯钠应溶解在 10ml 的灭菌水溶液中。并用上述溶媒稀释。

【滴速】滴速 1 ~ 4ml/min，静脉滴注 0.5 ~ 1h。

【成品输液稳定性】调配好的本品注射液，于常温下（25℃）可 24h 维持稳定，如冷藏（5℃）可达 96h。常温储藏配好本品注射液，会产生二氧化碳。此二氧化碳的压力在还未抽取瓶内之内含物以前可能会消散，或把注射瓶倒转于注射筒顶端，二氧化碳可能会连同内含物注于注射筒内。

本品无菌水注射液、5% 葡萄糖注射液或 0.9% 氯化钠注射液调配后立即置入 –20℃下冷冻，可维持稳定达 6 个月。如果加温于注射液（最高温度 37℃），应注意注射剂溶解后，即刻停止加温。注射剂解冻后不能再行冷冻。

【配伍禁忌】本品制剂中含有碳酸钠，因而与含有钙或镁的溶液（包括复方氯化钠注射液或复方乳酸钠注射液）有配伍禁忌。两者不能混合在同一容器中；

如必须合用时，应分开在不同容器中给药。

注射用盐酸头孢甲肟
Cefmenoxime Hydrochloride for Injection

【成分】本品主要成分为盐酸头孢甲肟，辅料为无水碳酸钠。

【分子式】$C_{16}H_{17}N_9O_5S_2 \cdot 1/2HCl$

【分子量】529.78

【药理作用】本药为第三代半合成的头孢菌素类广谱抗生素，通过抑制细菌细胞壁的生物合成而达到杀菌作用。对革兰阳性菌和阴性菌均有作用，其中对肺炎链球菌、消化链球菌属、消化球菌属、大肠埃希菌、柠檬酸杆菌属、克雷伯菌属、肠杆菌属、沙雷菌属、变形菌属、流感嗜血杆菌、拟杆菌属等具有较强抗菌活性。对肠球菌无作用。

【适应证】用于敏感菌引起的下列感染：肺炎、支气管炎、支气管扩张合并感染、慢性呼吸系统疾病的继发感染、肺脓肿、脓胸、肾盂肾炎、膀胱炎、前庭大腺炎、子宫内膜炎、子宫附件炎、盆腔炎等。

【不良反应】有时引起休克、偶有急性肾功能不全等严重肾功能障碍，有时出现粒细胞减少或无粒细胞症。此外，可见发热、咳嗽、呼吸困难、胸部 X 线异常、嗜酸粒细胞增多性间质性肺炎、嗜酸粒细胞增多性肺浸润、蹒跚、头痛、天门冬氨酸氨基转移酶升高、丙氨酸氨基转移酶升高、碱性磷酸酶升高等。偶见过敏性休克、严重性结肠炎、贫血、嗜酸粒细胞增多、血小板减少、粒细胞减少、无粒细胞症、溶血性贫血、血小板增多。

【禁忌证】对本药及其他头孢菌素类药有过敏史者。

【药物相互作用】有呋塞米与其他头孢类抗生素合用引起肾功能障碍加重的报道。与伤寒疫苗合用，可降低机体对伤寒疫苗的免疫应答。呋塞米利尿剂：有报道与其他头孢类抗生素并用可使肾功能障碍加重，故并用时应注意肾功能。由于饮酒可摄取乙醇，有时出现潮红、恶心、心动过速、多汗、头痛等；故在用药期间及用药后至少一周内应避免饮酒。

【给药剂量】成年人：一日 1~2g，分 2 次静脉注射，严重感染可增至一日 4g，分 2~4 次静脉注射。小儿：通常按盐酸头孢甲肟 40~80mg/kg·d，分 3~4 次静脉注射；但应根据年龄及症状可适当增减用量。对难治性或严重感染，可增量至 160mg/（kg·d），分 3~4 次静脉注射；对脑脊髓膜炎可增量至 200mg/（kg·d）。

【药代动力学参数】单次静脉滴注本药 0.5g、1g，血药峰浓度分别为 50.9mg/

L、135.7mg/L；单次静脉注射 0.5g、1g，血药峰浓度分别为 75mg/L、125mg/L。本药在多个组织和体液中分布良好，分布容积为 0.1～0.35L/kg，可透过血-脑屏障。本药蛋白结合率为 77%～84%，在体内几乎不代谢。67%～86% 以原型经肾排泄，11% 随粪便排泄。肾功能正常的成年人，单次静脉注射或静脉滴注本药 0.5g、1g、2g，6h 内随尿液的排泄量为 60%～82%。血清消除半衰期约为 1h。

【给药方式】静脉注射、静脉滴注。

【溶媒】0.9% 氯化钠注射液、葡萄糖注射液。

【配液说明】静脉注射用盐酸头孢甲肟的助溶剂为无水碳酸钠，在溶解时有二氧化碳产生，故本品装于负压瓶内。静脉给予本品 1g 时，注入约 5ml 溶解液于瓶内溶解，溶解后注入不少于 100ml 溶解液中滴注。此外，静脉注射时，将本品 1g 稀释为 20ml 给药。静脉滴注时不可使用注射用水溶解。

【滴速】浓度 ≤1mg/ml；成人滴速 0.83～3.33ml/min，儿童滴速 1.67～3.33ml/min；成人静脉滴注 0.5～2h，儿童 0.5～1h。

【成品输液稳定性】溶解后要尽快使用。若必须保存时也要在 12h 内使用。

【配伍禁忌】氨溴索、奥硝唑、表柔比星、苯妥英、呋塞米、氯化钙、链霉素、硫酸镁、庆大霉素、门冬氨酸钾镁、哌拉西林钠三唑巴坦钠、葡萄糖酸钙、四环素、头孢呋辛、头孢拉定、头孢西丁、维生素 B_2、维生素 B_6、维生素 B_{12}、维生素 B_1、维生素 C、亚胺培南西司他丁钠、鱼精蛋白、复合维生素 B、参麦成方、注射用水等。

注射用盐酸头孢替安

Cefotiam Hydrochloride for Injection

【成分】本品主要成分为盐酸头孢替安。

【分子式】$C_{18}H_{23}N_9O_4S_3 \cdot 2HCl$

【分子量】598.56

【药理作用】本药为第二代头孢菌素类广谱抗生素，对革兰阴性菌和阳性菌都有广泛的抗菌作用、尤其对大肠埃希菌、克雷白杆菌属、奇异变形杆菌、流感杆菌等显示了更强的抗菌活性。对肠道菌属、枸橼酸杆菌属、吲哚阳性的普通变形杆菌属也显示了良好的抗菌活性。本品的抗菌作用为杀菌性的。

【适应证】用于敏感菌引起的下列感染如肺炎、支气管炎、支气管扩张合并感染、慢性呼吸系统疾病的继发感染、肺脓肿、脓胸、肾盂肾炎、膀胱炎、前庭大腺炎、子宫内膜炎、子宫附件炎、盆腔炎、子宫旁组织炎、胆管炎、胆囊炎、腹膜炎、烧伤、手术创伤的继发感染、败血症、脑脊髓膜炎等。

【不良反应】休克：偶有发生休克症状，给药后应注意观察过敏性反应，如皮疹、荨麻疹、红斑等，偶尔出现急性肾功能衰竭与严重肾障碍，有时出现红细胞减少、粒细胞减少，偶有贫血，有时出现 S－GOT，S－GPT，碱性磷酸增高，有时可引起恶心、腹泻，偶有呕吐、食欲不振、腹痛等症，偶有引起头晕、头痛、麻木感等。

【禁忌证】对本药及其他头孢菌素类药有过敏史者。

【药物相互作用】有与呋塞米合用可引起肾功能障碍加重的报道。

【给药剂量】成年人：一日 0.5～2g，分 2～4 次；小儿：一日 40～80mg/kg，分 3～4 次，静脉注射。本品可随年龄和症状的不同适当增减，对成年人败血症一日量可增至 4g，对小儿败血症、脑脊髓膜炎等重症和难治性感染，一日量可增至 160mg/kg。

【给药方式】静脉注射、静脉滴注。

【溶媒】0.9% 氯化钠注射液或葡萄糖注射液，可将本品的一次用量 0.25～2g 添加到葡萄糖注射液、电解质液或氨基酸等输液中。

【配液说明】本品含有缓冲剂无水碳酸钠，溶解时因产生 CO_2，故可酌情减压处理。溶解 1g 时，可向瓶内注入约 5ml 溶解液使其溶解。1g 注射用本品如用作静脉滴注用，可加入 100ml 溶解液使其溶解。静脉滴注时，不可用注射用水稀释，因不能成等渗溶液。

【滴速】浓度 ≤1mg/ml；成人滴速 0.83～3.33ml/min；儿童滴速 1.67～3.33ml/min；成人静脉滴注 0.5～2h，儿童 0.5～1h。

【成品输液稳定性】溶解后的药液应迅速使用，若必须贮存亦应在 8h 内用完，此时微黄色的药液颜色可能随着时间的延长而加深。

【配伍禁忌】氨苄西林、阿米卡星、氨溴索、奥硝唑、表柔比星、苯妥英钠、链霉素、两性霉素 B、哌拉西林钠三唑巴坦钠、庆大霉素、头孢地嗪、头孢呋辛、头孢西丁、维生素 B、维生素 C、亚胺培南西司他丁钠、鱼精蛋白、复合维生素 B、清开灵成方、参麦成方、注射用水等。

注射用头孢曲松钠

Ceftriaxone Sodium for Injection

【成分】本品主要成分为头孢曲松钠，无任何辅料。

【分子式】$C_{18}H_{16}N_8Na_2O_7S_3 \cdot 3\frac{1}{2}H_2O$

【分子量】661.59

【药理作用】头孢曲松通过抑制细菌细胞壁的合成而产生杀菌活性。头孢曲松在体外对许多革兰阳性菌及革兰阴性菌发挥杀菌作用，并对革兰阳性菌及革兰阴性菌的大多数β-内酰胺酶（青霉素酶及头孢菌素酶）具有很高的稳定性。

【适应证】本品适用于敏感菌所致的下列感染：脓毒血症，脑膜炎，播散性莱姆病（早、晚期），腹部感染（腹膜炎、胆道及胃肠道感染），骨、关节、软组织、皮肤及伤口感染，免疫机制低下患者之感染，肾脏及泌尿道感染，呼吸道感染尤其是肺炎、耳鼻喉感染，生殖系统感染（包括淋病），术前预防感染。

【不良反应】胃肠道不适、稀便或腹泻、头痛、眩晕、症状性头孢曲松钙盐之胆囊沉积、肝脏氨基转移酶增高、少尿，血肌酐增加、生殖道霉菌病、发热、寒战、伪膜性肠炎、静脉炎等，罕见凝血障碍。

【禁忌证】本品不能加入哈特曼以及林格等含有钙的溶液中使用。本品与含钙剂或含钙产品合并用药有可能导致致死性结局的不良事件。已知对头孢菌素类抗生素过敏者禁用。

【药物相互作用】应用本品期间饮酒或服用含酒精药物时在个别患者可出现双硫仑样反应，故应用本品期间和以后数天内，应避免饮酒和服用含酒精的药物。本品的清除不受丙磺舒的影响。体外试验发现氯霉素与头孢曲松合用会产生拮抗作用。与呋塞米同用增加肾毒性。与华法林合用增加华法林抗血凝作用。勿用含钙的稀释液如林格液或哈特曼液复溶头孢曲松钠或对复溶液进一步稀释后进行静脉给药，因为这样可能产生沉淀物。注射用头孢曲松钠在同一根输液管中与含钙溶液混合时也可能产生头孢曲松-钙沉淀物。注射用头孢曲松钠不应与含钙的静脉输液包括通过Y形接口连续输注的含钙营养液同时给药。但是，除了新生儿，其他患者可进行注射用头孢曲松钠和含钙输液的序贯给药，在两次输液之间必须用相容液体充分冲洗输液管。

【给药剂量】成人：通常剂量是1~2g，每日一次（每24h）。危重病例或由中度敏感菌引起之感染，剂量可增至4g，每日一次。

【药代动力学参数】静脉滴注本品1g后5h和14h胆汁中浓度分别为1600mg/L和13.5mg/L。蛋白结合率为95%。头孢曲松在人体内不被代谢，约40%的药物以原型自胆道和肠道排出，60%自尿中排出。丙磺舒不能增高本品血药浓度或延长其半衰期。

【给药方式】肌内注射、静脉注射、静脉滴注。

【溶媒】0.9%氯化钠注射液，5%葡萄糖注射液，10%葡萄糖注射液，6%~

10%羟乙基淀粉静脉注射液，灭菌注射用水。

【配液说明】本品 2g 溶于 40ml 0.9% 氯化钠或 5% 葡萄糖注射液中，溶解后稀释于 100~250ml 与溶解液相同（灭菌注射用水除外）的注射液中，由于可能会产生药物之间的不相容性，故不能将本品混合或加入含有其他药物之溶液中，亦不能将其稀释于以上列出的溶液之外的其他液体中。

【滴速】浓度 0.8~2mg/ml，静脉滴注时间至少 30min。

【成品输液稳定性】新配制的溶液能在室温下保持其物理及化学稳定性达 6h 或在 2~8℃ 环境下保持 24h，但按一般原则，配制后的溶液应立刻使用。

【配伍禁忌】头孢菌素类静脉输液中加入红霉素、四环素、两性霉素 B、血管活性药（间羟胺、去甲肾上腺素等）、苯妥英钠、氯丙嗪、异丙嗪、维生素 B 族、维生素 C 等将出现浑浊。由于本品的配伍禁忌药物甚多，所以应单独给药。

注射用头孢曲松钠他唑巴坦钠
Ceftriaxone Sodium and Tazobactam Sodium for Injection

【成分】本品为复方制剂，其组分为头孢曲松钠和他唑巴坦钠。

【分子式】头孢曲松钠 $C_{18}H_{16}N_8Na_2O_7S_3 \cdot 3\frac{1}{2}H_2O$；他唑巴坦钠 $C_{20}H_{19}N_4NaO_5S$

【分子量】头孢曲松钠 661.59；他唑巴坦钠 450.44

【药理作用】头孢曲松与他唑巴坦合用时，由于他唑巴坦能有效抑制 β - 内酰胺酶的活性，保护了头孢曲松在人体内不被酶水解和破坏，使因产酶而对头孢曲松耐药的感染菌的 MIC 降到敏感范围之内。

【适应证】本品用于治疗由对头孢曲松单方耐药、对本复方敏感的产 β - 内酰胺酶细菌引起的中、重度感染。包括：下呼吸道感染、急性细菌性中耳炎、皮肤和皮肤软组织感染、尿路感染、单纯性淋病、盆腔炎、细菌性败血症、骨和关节感染、腹腔内感染，由产 β - 内酰胺酶的奈瑟菌属、流感嗜血杆菌等敏感菌导致的脑膜炎，以及外科手术预防感染等。

【不良反应】使用本品后不良反应多为轻度，停药后会消失。包括：胃肠道反应、皮肤反应、血液学检查异常、实验室检查异常，偶有头痛、胸闷、药物热、静脉炎等不良反应。

【禁忌证】对头孢菌素过敏者禁用。

【药物相互作用】与细胞毒类药、利尿药合用有发生低钾血症的风险，合用时应谨慎。

【给药剂量】成年人及 12 岁以上儿童，体重 50kg 以上儿童使用成人剂量，通常剂量每日 2.0 ~ 4.0g，分 1 ~ 2 次给药。疗程取决于病程，通常 4 ~ 14 天，严重复杂感染可适当延长。与一般抗菌药物治疗方案一样，在发热消退或得到细菌被消除的证据之后，应继续使用本品至少 48 ~ 72h。

【药代动力学参数】健康受试者分别静脉滴注本品 1.0g 和 2.0g 后，两种剂量的他唑巴坦钠的消除相半衰期（$t_{1/2\beta}$）分别为（0.91 ± 0.42）h 和（0.95 ± 0.55）h，平均 0.93h，比文献报道的略有延长，且头孢曲松钠的血药峰值浓度时间与他唑巴坦钠基本相同，分布相半衰期（$t_{1/2\alpha}$）均较短。头孢曲松钠的血浆蛋白结合率为 95%，他唑巴坦钠的血浆蛋白结合率为 20% ~ 30%，静脉滴注本品后，能较好地分布在各组织和体液中。

【给药方式】静脉注射、静脉滴注。

【溶媒】5% 葡萄糖注射液、0.9% 氯化钠注射液或 5% 葡萄糖氯化钠注射液。

【配液说明】用灭菌注射用水或 0.9% 氯化钠注射液溶解本品后，加到 5% 葡萄糖注射液、0.9% 氯化钠注射液或 5% 葡萄糖氯化钠注射液 250ml 中静脉滴注。

【滴速】滴速 1 ~ 4ml/min 静脉滴注时间为 1h 以上。

【成品输液稳定性】新配制的溶液能在室温下保持其物理及化学稳定性达 6h 或在 2 ~ 8℃ 环境下保持 24h，但按一般原则，配制后的溶液应立刻使用。

【配伍禁忌】由于本品的配伍禁忌药物甚多，所以应单独给药。①头孢菌素类静脉输液中加入红霉素、四环素、两性霉素 B、血管活性药（间羟胺、去甲肾上腺素等）、苯妥英钠、氯丙嗪、异丙嗪、维生素 B 族、维生素 C 等时将出现浑浊。②应用本品期间饮酒或服含酒精药物时在个别患者可出现双硫仑样反应，故在应用本品期间和以后数天内，应避免饮酒和服含酒精的药物。③本品不能加入哈特曼以及林格等含有钙的溶液中使用。

注射用头孢他啶
Ceftazidime for Injection

【成分】本品主要成分为头孢他啶；辅料为碳酸钠。

【分子式】$C_{22}H_{22}N_6O_7S_2 \cdot 5H_2O$

【分子量】636.65

【药理作用】本品为第三代头孢菌素类抗生素。对大肠埃希菌、肺炎杆菌等肠杆菌科细菌和流感嗜血杆菌、铜绿假单胞菌等有高度抗菌活性。对硝酸盐阴性杆菌、产碱杆菌等亦有良好抗菌作用，对上述革兰阴性杆菌中多重耐药菌株仍可具抗菌活性。肺炎球菌、溶血性链球菌等革兰阳性球菌对本品高度敏感。

【适应证】①用于敏感菌所致的败血症、下呼吸道感染、腹腔和胆道感染、复杂性尿路感染和严重皮肤软组织感染等。②尤其适用于由多种耐药革兰阴性杆菌引起的免疫缺陷者感染、医院内感染以及革兰阴性杆菌或铜绿假单胞菌所致的中枢神经系统感染。

【不良反应】本药不良反应轻微而少见，对肾脏基本无毒性。偶见血尿素氮轻度升高、肌酸酐轻度升高、头痛、感觉异常、癫痫发作、一过性血清氨基转移酶升高、恶心、腹泻、食欲减退、呕吐、血小板减少、嗜酸粒细胞增多、淋巴细胞增多等、皮肤瘙痒、过敏反应、药物热、注射部位轻度静脉炎、注射部位硬结、疼痛或发炎、二重感染、维生素 K、维生素 B 缺乏等。

【禁忌证】对本药或头孢菌素类抗生素过敏或有过敏史者。

【药物相互作用】与氨基糖苷类药合用对部分铜绿假单胞菌和大肠埃希菌有加效应，但也可加重肾损害；与强利尿药（如呋塞米、依他尼酸、布美他尼等）、抗肿瘤药（如卡莫司汀、链佐星等）合用可加重肾毒性；与美洛西林、哌拉西林合用对大肠埃希菌、铜绿假单胞菌有协同作用；与氯霉素合用有拮抗作用。

【给药剂量】①败血症、下呼吸道感染、胆道感染等，一日 4.0~6.0g，分 2~3 次静脉滴注或静脉注射，疗程 10~14d。②泌尿系统感染和重度皮肤软组织感染等，一日 2.0~4.0g，分 2 次静脉滴注或静脉注射，疗程 7~14 日。③对于某些危及生命的感染、严重铜绿假单胞菌感染和中枢神经系统感染，可酌情增量至一日 0.15~0.2g/kg，分 3 次静脉滴注或静脉注射。④婴幼儿常用剂量为一日 30~100mg/kg，分 2~3 次静脉滴注。

【药代动力学参数】药物吸收后广泛分布于骨、心、胆汁、痰、眼房水、滑膜液、胸膜液及腹膜液等多种组织和体液中；本药可透过胎盘屏障，也可随乳汁排泄；难以通过正常的血-脑屏障，但当脑膜有炎症时，脑脊液内药物浓度可达同期血药浓度的 17%~30%。本药血浆蛋白结合率为 5%~23%，消除半衰期为 1.5~2.3h。静脉给药后 24h 内 84%~87% 的给药量随尿液排泄，另有少于 1% 的剂量可通过胆汁排泄。血液透析可有效清除药物。

【给药方式】静脉注射、静脉滴注。

【溶媒】5% 葡萄糖注射液、0.9% 氯化钠注射液或右旋糖酐注射液。

【配液说明】本药含碳酸钠，溶解时可形成二氧化碳使瓶内产生压力，此时应排气。静脉用溶液，5ml 注射用水加入 0.5g 装瓶中（或 10ml 注射用水加入 1.0g 或 2.0g 装瓶中），使完全溶解后，静脉注射；或将上述溶解后的药液（含本药 1.0~2.0g）用 5% 葡萄糖注射液或生理盐水 100~250ml 稀释后静脉滴注。

【滴速】快速静脉滴注 20~30min，不宜做快速静脉注射。

【成品输液稳定性】以 5% 葡萄糖或 0.9% 氯化钠或 1/6mol/L 乳酸钠稀释而成的静脉注射液（含本药 20mg/ml），在室温下存放不宜超过 24h。

【配伍禁忌】①本品与下列药物有配伍禁忌：硫酸阿米卡星、庆大霉素、卡那霉素、妥布霉素、新霉素、盐酸金霉素、盐酸四环素、盐酸土霉素、黏菌素甲磺酸钠、硫酸多黏菌素 B、葡萄糖酸红霉素、乳糖酸红霉素、林可霉素、磺胺异噁唑、氨茶碱、可溶性巴比妥类、氯化钙、葡萄糖酸钙、盐酸苯海拉明和其他抗组胺药、利多卡因、去甲肾上腺素、间羟胺、哌甲酯、琥珀胆碱等。偶亦可能与下列药物发生配伍禁忌：青霉素、甲氧西林、琥珀酸氢化可的松、苯妥英钠、丙氯拉嗪、维生素 B 族和维生素 C、水解蛋白。②在碳酸氢钠溶液中的稳定性较在其他溶液中差。③本品不可与氨基糖苷类抗生素在同一容器中给药。与万古霉素混合可发生沉淀。

注射用头孢哌酮钠

Cefoperazone Sodium for Injection

【成分】本品主要成分为头孢哌酮钠。

【分子式】$C_{25}H_{26}N_9NaO_8S_2$

【分子量】667.66

【药理作用】本药为半合成的注射用第三代头孢菌素。对 G^+ 菌的作用较弱，仅溶血性链球菌和肺炎链球菌较为敏感。对大多数的 G^- 菌，本品的作用略次于头孢噻肟，对铜绿假单胞菌的作用较强。头孢哌酮对多数 β-内酰胺酶的稳定性较差。临床用于敏感菌引起的呼吸道、泌尿道、腹膜、皮肤和软组织、骨和关节、五官等部位的感染，还可用于败血症和脑膜炎等。

【适应证】用于治疗敏感菌所致的下列感染：①下呼吸道感染（如肺炎）。②泌尿道感染。③胆道感染（胆囊炎、胆管炎）。④腹膜炎和其他腹腔内感染。⑤皮肤和软组织感染。⑥盆腔感染。⑦败血症。

【不良反应】可出现血清肌酸酐和血尿素氮一过性升高、碱性磷酸酶及丙氨酸氨基转移酶和天门冬氨酸氨基转移酶一过性升高、稀便、腹泻、腹痛、恶心、呕吐、假膜性肠炎、胃肠道出血、中性粒细胞减少、血红蛋白及血细胞比容降低、血小板减少、凝血酶原时间延长、凝血酶原活力降低、出血、皮疹、过敏反应、二重感染、维生素 K 缺乏、注射部位疼痛或炎症、静脉炎等。

【禁忌证】①对本药或其他头孢菌素类药过敏者。②有青霉素过敏性休克或即刻反应史者。

【药物相互作用】与氨基糖苷类药合用对肠杆菌属细菌和铜绿假单胞菌的某些敏感菌株有协同抗菌作用；与非甾体抗炎镇痛药或其他水杨酸制剂、血小板聚集抑制药、磺吡酮等合用可增加出血的风险；与产生低凝血酶原血症、血小板减少、胃肠道溃疡出血的药物合用可增加出血的风险；与抗凝药、溶栓药合用可致低凝血酶原血症；与伤寒活疫苗合用可降低伤寒活疫苗的免疫应答。

【给药剂量】一般感染，每次 1~2g，12h 一次；严重感染，每次 2~3g，8h 一次，接受血液透析者，透析后应补给一次剂量。一日剂量不超过 9g，但在免疫缺陷患者有严重感染时，剂量可加大至一日 12g。

【药代动力学参数】静脉注射和静脉滴注本品 1.0g 后，即刻血药峰浓度分别为 178.2mg/L 和 106.0mg/L；12h 后尚有 1.2mg/L 和 1.5mg/L。可在腹腔积液、尿、胆汁、胆囊壁、痰液、肺、鼻黏膜、中耳、肾、输尿管、前列腺、睾丸、子宫、输卵管、骨、脐带血和羊水中达治疗浓度，其中尤以胆汁和尿中浓度较高。本品的结合率高，为 70%~93.5%。不同途径给药后的血消除半衰期（$t_{1/2}$）约 2h，肾功能严重减退时内生肌酐清除率 <7ml/min，或严重肝病伴肝功能减退时 $t_{1/2}$ 将延长。血液透析可清除本品。

【给药方式】静脉注射、静脉滴注。

【溶媒】5% 葡萄糖注射液、10% 葡萄糖注射液、0.9% 氯化钠注射液。

【配液说明】静脉滴注液：每 1~2g 药物以 5% 葡萄糖注射液、0.9% 氯化钠注射液或其他注射液 100~200ml 溶解稀释至最终浓度 5~25mg/ml。

【滴速】滴速约 4ml/min，静脉滴注 0.5~1h。

【成品输液稳定性】本品宜新鲜配制，溶解后置于冷处可保存 24h。

【配伍禁忌】静脉注射液不可加入利多卡因。本品与下列药物注射剂有配伍禁忌：阿米卡星、庆大霉素、多西环素、苯海拉明、氨茶碱等。

注射用头孢哌酮钠舒巴坦钠

Cefoperazone Sodium and Sulbactam Sodium for Injection

【成分】本品为复方制剂，其组分为每瓶含头孢哌酮:舒巴坦 = 1:1 或 2:1。

【分子式】头孢哌酮钠 $C_{25}H_{26}N_9NaO_8S_2$，舒巴坦钠 $C_8H_{10}NNaO_5S$

【分子量】头孢哌酮钠 667.66；舒巴坦钠 255.22

【药理作用】本药对所有对头孢哌酮敏感的细菌均具有抗菌活性。另外它对多种细菌，特别是下列细菌均表现出协同抗菌作用：流感嗜血杆菌、拟杆菌属、葡萄球菌属、醋酸钙不动杆菌、产气肠杆菌、大肠埃希菌、奇异变形杆菌、肺炎克雷伯菌、摩氏摩根菌、弗劳地枸橼酸菌、阴沟肠杆菌、异形枸橼酸杆菌等。

【适应证】用于治疗上、下呼吸道感染；上、下泌尿道感染；腹膜炎、胆囊炎、胆管炎和其他腹腔内感染；败血症；脑膜炎；皮肤和软组织感染；骨骼和关节感染；盆腔炎、子宫内膜炎、淋病和其他生殖道感染。

【不良反应】主要为胃肠道反应、过敏反应、血液系统中性粒细胞减少症等，丙氨酸氨基转移酶、门冬氨酸氨基转移酶、碱性磷酸酶和血胆红素增高，尿素氮或肌酐升高，多呈一过性，其他反应如头痛、发热、寒战、注射部位疼痛及静脉炎、菌落失调等。

【禁忌证】已知对青霉素类、舒巴坦、头孢哌酮及其他头孢菌素类抗生素过敏者禁用。

【药物相互作用】与氨基糖苷类抗生素（庆大霉素和妥布霉素）联合应用对肠杆菌科细菌和铜绿假单胞菌的某些敏感菌株有协同作用。与抗凝药物同时应用时，可能引起出血。

【给药剂量】常用量一日 2～4g，严重或难治性感染可增至一日 8g。分等量每 12h 静脉滴注 1 次。舒巴坦每日最高剂量不超过 4g。

【药代动力学参数】静脉注射本品 5min 后，头孢哌酮和舒巴坦的平均血药峰浓度（C_{max}）分别为 236.8mg/L 和 130.2mg/L，蛋白结合率分别为 70%～93% 和 38%，血消除半衰期（$t_{1/2\beta}$）分别为 1.7h 和 1h。广泛分布于体内各组织体液中，包括胆汁、皮肤、阑尾、输卵管、卵巢、子宫等。该药主要经肾排泄，所给剂量的约 25% 头孢哌酮和 84% 舒巴坦随尿排泄，余下的大部分头孢哌酮经胆汁排泄。多次给药后两种成分的药动学参数无明显变化，每 8～12h 给药 1 次未发现药物蓄积作用。

【给药方式】静脉注射、静脉滴注。

【溶媒】5% 葡萄糖注射液、0.9% 氯化钠注射液、乳酸钠林格注射液。

【配液说明】先用 5% 葡萄糖注射液或 0.9% 氯化钠注射液适量溶解，然后再用同一溶液稀释至 50～100ml 供静脉滴注。乳酸钠林格注射液配制的方法：头孢哌酮/舒巴坦应使用灭菌注射用水进行溶解。采用两步稀释法，先用灭菌注射用水溶解，再用乳酸钠林格注射液稀释至舒巴坦的浓度为 5mg/ml 的溶液（用 2ml

初配液稀释至 50ml 乳酸钠林格注射液中或 4ml 初配液稀释至 100ml 乳酸钠林格注射液中)。

【滴速】以头孢哌酮钠计最高浓度 250mg/ml，滴速 1～4ml/min，静脉滴注 0.5～1h。

【成品输液稳定性】本品宜新鲜配制，溶解后置于冷处可保存 24h。

【配伍禁忌】①本品与氨基糖苷类抗生素之间存在物理性配伍禁忌，因此两种药液不能直接混合。如需联合使用，可按顺序分别静脉注射这两种药物。注射时应使用不同的静脉输液管，或在注射间期，用另一种已获批准的稀释液充分冲洗先前使用过的静脉输液管。此外，应尽可能延长两种药物给药的间隔时间。②与下列药物同时应用时，可能引起出血：抗凝药肝素、香豆素或茚满二酮衍生物、溶栓药、非甾体抗炎镇痛药（尤其阿司匹林、二氟尼柳或其他水杨酸制剂）及磺吡酮等。③本品与复方乳酸钠注射液或盐酸利多卡因注射液混合后出现配伍禁忌。因此应避免在初步溶解时使用该溶液，但可采用两步稀释法。即先用灭菌注射用水进行初步溶解，然后再用复方乳酸钠注射液或盐酸利多卡因注射液作进一步稀释，从而得到能够相互配伍的混合药液。④与下列药物注射剂也有配伍禁忌：多西环素、甲氯芬酯、阿马林、盐酸羟嗪、普鲁卡因胺、氨茶碱、丙氯拉嗪、细胞色素 C、喷他佐辛、抑肽酶。

注射用头孢哌酮钠他唑巴坦钠

Cefoperazone Sodium and Tazobactam Sodium for Injection

【成分】本品为复方制剂，其组分为每瓶含头孢哌酮:他唑巴坦为 4:1 或 8:1。

【分子式】头孢哌酮钠 $C_{25}H_{26}N_9NaO_8S_2$；他唑巴坦 $C_{10}H_{12}N_4O_5S$

【分子量】头孢哌酮钠 667.66；他唑巴坦 300.29

【药理作用】本复方的抗菌成分为头孢哌酮和他唑巴坦。头孢哌酮为第三代头孢菌素类抗生素，通过抑制敏感细菌细胞壁的生物合成而达到杀菌作用。他唑巴坦除对奈瑟菌科和不动杆菌外，对其他细菌无抗菌活性，但是他唑巴坦对由 β-内酰胺类抗生素耐药菌株产生的多数重要的 β-内酰胺酶具有不可逆性的抑制作用。他唑巴坦可防止耐药菌对青霉素类和头孢菌素类抗生素的破坏，并且他唑巴坦与青霉素类和头孢菌素类抗生素具有明显的协同作用。由于他唑巴坦可与某些青霉素结合蛋白相结合，因此敏感菌株可能对本复方制剂的敏感性较单用头孢哌酮时更强。

【适应证】仅用于治疗由对头孢哌酮单药耐药、对本品敏感的产 β-内酰胺酶细菌引起的中、重度感染。在用于治疗由对头孢哌酮单药敏感菌与对头孢哌酮单药耐药、对本品敏感的产β–内酰胺酶菌引起的混合感染时，不需要加用其他抗生素。

【不良反应】通常患者对本品的耐受性良好，大多数不良反应为轻度，停药后，不良反应会消失。胃肠道反应，皮肤反应，血液系统反应如长期使用本品有导致可逆性中性粒细胞减少症、血小板减少、凝血酶原时间延长、凝血酶原活力降低，出血现象罕见，可用维生素K预防和控制；少数病例有天门冬氨酸氨基转移酶、丙氨酸氨基转移酶、血胆红素一过性增高。

【禁忌证】对本品任何成分或其他β–内酰胺类抗生素过敏者禁用。

【药物相互作用】与氨基糖苷类抗生素（庆大霉素和妥布霉素）联合应用对肠杆菌科细菌和铜绿假单胞菌的某些敏感菌株有协同作用。与抗凝药物同时应用时，可能引起出血。

【给药剂量】每次2.5g（含头孢哌酮2.0g与他唑巴坦0.5g），每12h静脉滴注一次。严重肾功能不全的患者（肌酐消除率<30ml/min），每12h他唑巴坦的剂量应不超过0.5g。

【药代动力学参数】本品人体药代动力学研究结果显示，健康志愿者单次静脉注射给予头孢哌酮钠2000mg/他唑巴坦钠500mg，头孢哌酮的峰浓度C_{max}为（193.57±40.15）$\mu g/ml$，药–时曲线下面积$AUC_{0-12.5}$为（401.57±67.58）$\mu g/(ml \cdot h)$，AUC_{0-inf}为（408.86±70.78）$\mu g/(ml \cdot h)$，消除半衰期$t_{1/2ke}$为（2.28±0.40）h，消除速率常数K_e为（0.31±0.05）/h，表观分布容积V_d为（7.47±1.83）L，总清除率CL_s为（5.29±1.01）L/h，与文献报道接近。他唑巴坦峰浓度C_{max}为（25.58±4.14）$\mu g/ml$，药–时曲线下面积$AUC_{0-4.5}$为（24.21±4.05）$\mu g/(ml \cdot h)$，AUC_{0-inf}为（25.68±5.38）$\mu g/(ml \cdot h)$，$t_{1/2k_e}$为（1.04±0.81）h，表观分布容积V_d为（11.28±4.65）L，总清除率CL_s为（20.95±5.09）L/h，消除速率常数K_e为（0.92±0.38）/h。

【给药方式】静脉注射、静脉滴注。

【溶媒】5%葡萄糖注射液、0.9%氯化钠注射液。

【配液说明】先用0.9%氯化钠注射液或灭菌注射用水适量5～10ml溶解，然后再加5%葡萄糖注射液或0.9%氯化钠注射液150～250ml稀释供静脉滴注。

【滴速】浓度1～4ml/min，滴注时间滴注时间0.5～1h，每次滴注时间不得少于30min。

【成品输液稳定性】本品宜新鲜配制，溶解后置于冷处可保存24h。

【配伍禁忌】参见注射用头孢哌酮钠舒巴坦钠。

第三节 头霉素类

注射用头孢米诺钠

Cefminox Sodium for Injection

【成分】本品主要成分为头孢米诺钠。

【分子式】$C_{16}H_{20}N_7NaO_7S_3 \cdot 7H_2O$

【分子量】667.67

【药理作用】本品对革兰阳性菌和革兰阴性菌有广谱抗菌活性，特别对大肠埃希菌、克雷伯杆菌属、流感嗜血杆菌、变形杆菌属及脆弱拟杆菌有很强的抗菌作用。其作用机制是对 β – 内酰胺类抗生素通常作用点的青霉素结合蛋白显示很强的亲和性，可抑制细胞壁合成，并与肽聚糖结合，抵制肽聚糖与脂蛋白结合以促进溶菌，在短时间内显示很强杀菌力。本品对细菌增殖期及稳定期初期均显示抗菌作用，低于 MIC 浓度也有杀菌作用，短时间内溶菌。体内抗菌力比 MIC 的预测更强。

【适应证】适用于治疗敏感菌所致的下列感染：①呼吸系统感染，如扁桃体炎、扁桃体周围脓肿、支气管炎、细支气管炎、支气管扩张伴感染、慢性呼吸道疾患继发感染、肺炎、肺脓肿。②腹腔感染，如胆囊炎、胆管炎、腹膜炎。③泌尿生殖系统感染，如肾盂肾炎、膀胱炎、腹膜炎、子宫附件炎、子宫内感染、盆腔炎、子宫旁组织炎。④其他严重感染，如败血症。

【不良反应】偶可致过敏、皮疹、发热等，也可致休克。

【禁忌证】对头孢菌素类过敏及有青霉素过敏性休克和即刻反应史者禁用本品。

【药物相互作用】与利尿剂（呋塞米等）合用有可能增加肾毒性，应谨慎使用。动物实验证实本品影响乙醇代谢，使血中乙醛浓度上升，显示双硫仑样作用，故用药期间或用药后应禁酒。

【给药剂量】成人每次 1g，一日 2 次，可随年龄及症状适宜增减，对于败血症、难治性或重症感染症，一日可增至 6g，分 3~4 次给药；儿童按体重计每次 20mg/kg，一日 3~4 次。

【药代动力学参数】本品对肾功能正常成人显示剂量依赖性，其平均血浆消除半衰期为 2.5h。头孢米诺钠在人体内未见有抗菌活性代谢物。主要从肾排泄，12h 内尿中排泄率约为 90%。不同程度的肾功能不全的患者其消除半衰期延长，肾功能重度损害者（$C_{cr} < 10$）24h 内尿中排泄率约 10%，中度损害者（$C_{cr} \approx 48$）12h 内尿中排泄率约为 60%。

【给药方式】静脉注射、静脉滴注。

【溶媒】5% 或 10% 葡萄糖注射液、0.9% 氯化钠注射液。

【配液说明】静脉滴注液：每 1g 药物溶于 5% 或 10% 葡萄糖或 0.9% 氯化钠注射液 100～500ml 中。静脉滴注时，应溶于葡萄糖液或电解质溶液，不得仅溶于注射用水（因溶液不等张）。

【滴速】浓度 1mg/ml，滴速 1～4ml/min 静脉滴注 1～2h。

【成品输液稳定性】本品应临用时配制，溶解后尽快使用。有文献报道，本品与 0.9% 氯化钠注射液和 5% 葡萄糖注射液配伍在 4h 内稳定。

【配伍禁忌】与氨茶碱水合物、磷酸吡哆醛水合物配伍，会降低效价或着色，故不得配伍。另外，与呋喃硫胺、硫辛酸、氢化可的松琥珀酸钠及腺苷钴胺配伍，随时间延长颜色会发生改变，故配伍后应尽快使用。

注射用头孢西丁钠

Cefoxitin Sodium for Injection

【成分】本品主要成分为头孢西丁钠。

【分子式】$C_{16}H_{16}N_3NaO_7S_2$

【分子量】449.43

【药理作用】本品对革兰阴性杆菌产生的 β - 内酰胺酶稳定，对大多数革兰阳性球菌和革兰阴性杆菌具有抗菌活性。通过与细菌细胞一个或多个青霉素结合蛋白（PBPs）结合，抑制细菌分裂活跃细胞的胞壁合成，从而起抗菌作用。对甲氧西林敏感葡萄球菌、溶血性链球菌等革兰阳性球菌，大肠埃希菌、肺炎克雷伯杆菌、流感嗜血杆菌、淋球菌（包括产酶株）等革兰阴性杆菌及消化球菌、消化链球菌、梭菌属、脆弱拟杆菌等厌氧菌均有良好抗菌活性。对耐甲氧西林葡萄球菌、肠球菌属、铜绿假单胞菌及多数肠杆菌属无抗菌活性。

【适应证】用于治疗敏感菌引起的上下呼吸道感染（如肺炎）、泌尿道感染（包括无并发症的淋病）、妇科感染、腹腔及盆腔内感染（如腹膜炎）、骨及关节软组织感染、心内膜炎、败血症（包括伤寒）、皮肤感染、围术期预防感染。

【不良反应】可见高血压、重症肌无力症状加重、血尿素氮一过性升高、肌酸酐一过性升高、头昏、眩晕、丙氨酸氨基转移酶一过性升高、天门冬氨酸氨基转移酶一过性升高、碱性磷酸酶一过性升高、乳酸脱氢酶一过性升高、胆红素一过性升高、腹泻、肠炎、恶心、呕吐、血细胞减少、贫血、骨髓抑制、过敏反应、肌内注射部位硬结或疼痛、血栓性静脉炎等。

【禁忌证】对本品及其他头孢菌素类过敏、有青霉素过敏性休克史者禁用。3 个月以内婴儿不宜使用。青霉素过敏、过敏性体质、肝肾功能不全、有胃肠道疾病史患者及孕妇慎用。肾功能损害者慎用。

【药物相互作用】与丙磺舒合用可使本药的血药浓度升高及半衰期延长；与氨基糖苷类药合用可增加肾毒性；与对 β - 内酰胺酶不稳定的 β - 内酰胺类抗生素（如羧苄西林）合用可能发生拮抗。

【给药剂量】成人常用量为 1~2g/次，每 6~8h 一次。

【药代动力学参数】本品表观分布容积为 0.13L/kg。本药在体内分布广泛，给药后可迅速进入各种体液，包括胸腔积液、腹腔积液、胆汁，但脑脊液中浓度较低。药物在胸腔液、关节液和胆汁中均可达有效抗菌浓度。本药蛋白结合率为 80.7%，静脉注射本品半衰期为 41~59min。给药 6h 后，85% 药物以原型随尿液排泄，血液透析可清除 85% 的给药量。

【给药方式】静脉注射、静脉滴注。

【溶媒】0.9% 氯化钠注射液、5% 或 10% 葡萄糖注射液。

【配液说明】本品 1~2g 溶于 0.9% 氯化钠注射液、5% 或 10% 葡萄糖注射液 50ml 或 100ml 中，静脉滴注。

【滴速】浓度 20mg/ml，滴速 1~4ml/min，静脉滴注 0.5~1h。

【成品输液稳定性】有文献表明注射用头孢西丁与 0.9% 氯化钠注射液、5% 葡萄糖注射液、10% 葡萄糖注射液、氯化钠葡萄糖注射液、复方氯化钠注射液等 5 种输液配伍放置 4h 含量下降在 10% 以内，放置的时间愈长含量下降愈明显、温度愈高含量下降愈多，37℃环境中 24h 相对含量下降较明显。因此，在配制好输液后应立刻使用。

【配伍禁忌】本品不应与阿米卡星、氨曲南、甲硝唑、去甲肾上腺素等相混合配伍。

第四节　单环 β - 内酰胺类

注射用氨曲南

Aztreonam for Injection

【成分】本品主要成分为氨曲南；辅料为 L - 精氨酸。

【分子式】$C_{13}H_{17}N_5O_8S_2$

【分子量】435.43

【药理作用】本品属单环 β – 内酰胺类抗生素，是一种杀菌药。其抗菌作用特点是抗菌谱较窄，仅对需氧革兰阴性菌具抗菌作用，对铜绿假单胞菌的抗菌活性与头孢他啶相似，对部分细菌产生的 β – 内酰胺酶高度稳定。对大肠埃希菌、克雷伯杆菌、沙雷杆菌、奇异变形杆菌、吲哚阳性变形杆菌、枸橼酸杆菌、流感嗜血杆菌、铜绿假单胞菌及其他假单胞菌、某些肠杆菌属、淋球菌等有较强抗菌活性。对葡萄球菌属、链球菌属等需氧革兰阳性菌以及厌氧菌无抗菌活性。

【适应证】用于尿路感染、下呼吸道感染、败血症、腹腔内感染、妇科感染、术后伤口及烧伤、溃疡等皮肤软组织感染等。

【不良反应】可见面色潮红、呼吸困难、胸痛、阴道念珠菌病和阴道炎、头痛、倦怠、眩晕、癫痫、意识错乱、感觉异常、黄疸、肝炎、恶心、呕吐、腹泻、口腔溃疡、口腔异味、暂时性嗜酸粒细胞增多、部分凝血活酶时间及凝血酶原时间延长、瘙痒、瘀斑、多汗、过敏反应、注射部位肿胀或疼痛、耳毒性、二重感染等。罕见低血压、一过性心电图变化、肌肉疼痛、胆道系统损害、胃肠出血、剥脱性皮炎。

【禁忌证】对氨曲南有过敏史者禁用。

【药物相互作用】本品与头孢西丁在体外与体内有拮抗作用；与萘夫西林、氯唑西林、红霉素、万古霉素等，在药效方面不起相互干扰作用。

【给药剂量】①中重度系统性感染，一次1g或2g，每8或12h一次。最大剂量为一日8g。②严重系统性感染、危及生命的感染及任何由铜绿假单胞菌引起的感染，一次2g，每6或8h一次。最大剂量为一日8g。

【药代动力学参数】药物吸收后体内分布广泛，在胆汁、乳汁、水疱液、支气管分泌物、羊水、心包液、胸腔液、腹腔液中均可达较高浓度。脑膜有炎症时，也有一定量药物可透过血 – 脑屏障到达脑脊液中。本品还可广泛分布至子宫内膜、输卵管、卵巢、前列腺、脂肪、胆囊、肾脏、大肠、肝、肺、心肌、骨骼肌、皮肤等组织中，并可透过胎盘进入胎儿血循环。本品血浆蛋白结合率为56%～60%。半衰期为1.4～2.2h。

【给药方式】静脉注射、静脉滴注。

【溶媒】0.9%氯化钠注射液、5%或10%葡萄糖注射液或林格注射液。

【配液说明】静脉滴注液：每1g药物，先加入至少3ml灭菌注射用水，再用适当溶液（0.9%氯化钠注射液、5%或10%葡萄糖注射液或林格注射液）稀释，浓度不得超过 2% 。

【滴速】浓度 <20mg/ml，滴速 1 ~ 3ml/min，静脉滴注 20 ~ 60min。

【成品输液稳定性】2% 及其以下浓度的本品可在室温下保存 48h。高浓度的本品应立即使用。用灭菌注射用水或 0.9% 氯化钠注射液溶液稀释后在室温下保存 48h。

【配伍禁忌】本品可与氯霉素磷酸酯、硫酸庆大霉素、硫酸妥布霉素、头孢唑林钠、氨苄西林钠联合使用，但和萘夫西林、头孢拉定、甲硝唑有配伍禁忌。

第五节　碳青霉烯类

注射用美罗培南
Meropenem for Injection

【成分】本品主要成分为美罗培南；辅料为无水碳酸钠。

【分子式】$C_{16}H_{17}N_2NaO_4S$

【分子量】356.38

【药理作用】美罗培南为人工合成的广谱碳青霉烯类抗生素，对大多数 β - 内酰胺酶（包括由革兰阳性菌及革兰阴性菌所产生的青霉素酶和头孢菌素酶）的水解作用具有较强的稳定性。美罗培南不宜用于治疗对甲氧西林耐药的葡萄球菌感染，有时对其他碳青霉烯类的耐药菌株亦表现出交叉耐药性。体外试验显示，对一些铜绿假单胞菌的分离菌株，美罗培南与氨基糖苷类抗生素合用可产生协同作用。

【适应证】用于肺炎（包括院内获得性肺炎）、尿路感染、妇科感染（如子宫内膜炎、盆腔炎）、皮肤软组织感染、脑膜炎、败血症、粒细胞减少伴发热、多重感染。

【不良反应】可见心力衰竭、心脏停搏、高血压、低血压、心肌梗死、晕厥、周围血管病、低钾血症、鼻出血、肺栓塞、缺氧、呼吸障碍、哮喘、咳嗽增加、肺水肿、严重肾功能障碍、排尿困难、尿失禁、血尿、阴道念珠菌病、头痛、倦怠感、痉挛、意识障碍、胃肠出血、黑粪症、腹腔积血、红细胞减少、溶血性贫血、皮疹、中毒性表皮坏死松解症、Stevens - Johnson 综合征、多汗、皮肤溃疡、多形性红斑、血管神经性水肿、过敏性休克、维生素 K 缺乏症状、维生素 B 族缺乏症状等。

【禁忌证】①对本品成分及其他碳青霉烯类抗生素过敏者禁用。②使用丙戊酸的患者禁用。

【药物相互作用】与丙磺舒合用可致本品的消除半衰期延长，血药浓度增加；与丙戊酸合用可致丙戊酸的血药浓度降低，引起癫痫再发作。

【给药剂量】常规剂量一日 0.5~1.0g，分为 2~3 次，稀释后静脉滴注每次 30min。重症一日剂量可增至 2.0g。连续应用不超过 2 周。

【药代动力学参数】本品血浆蛋白结合率约为 2%，可极好地穿透进入大部分体液和组织（包括细菌性脑膜炎患者的脑脊液），并达到有效浓度。静脉注射本药 12h 后，约 70% 以原型随尿液排泄，12h 后尿中几乎不能检出。静脉注射本药 0.5g，尿中的药物浓度为 10μg/ml，并保持 5h 以上。肾功能正常的志愿者静脉注射本品后，半衰期（$t_{1/2}$）约为 1h，间隔 3h 给予不同剂量的本品，未见蓄积作用。

【给药方式】静脉注射、静脉滴注。

【溶媒】0.9% 氯化钠注射液、5% 或 10% 葡萄糖注射液、葡萄糖氯化钠注射液。

【配液说明】配制好静脉滴注注射液后应立即使用，建议在 15~30min 之内完成给药。使用前，先将溶液振荡摇匀。如有特殊情况需放置，仅能用生理盐水溶解，室温下应于 6h 内使用（本品不可冷冻）。

【滴速】滴速 1~4ml/min，静脉滴注 15~30min。

【成品输液稳定性】用 0.9% 氯化钠溶液制备浓度为 2.5~50mg/ml 的溶液，在室温下 2h 内保持稳定，在冷藏条件下 18h 内保持稳定。用 5% 葡萄糖溶液制备浓度为 2.5~50mg/ml 的溶液，在室温下 1h 内保持稳定，在冷藏条件下 8h 内保持稳定。

【配伍禁忌】美罗培南不能与戊酸甘油酯等同时应用。美罗培南不应与其他药物混合使用。

注射用亚胺培南西司他丁钠
Imipenem and Cilastatin Sodium for Injection

【成分】本品为复方制剂，其组分为亚胺培南和西司他丁钠；辅料为碳酸氢钠。

【分子式】亚胺培南 $C_{12}H_{17}N_3O_4S \cdot H_2O$；西司他丁钠 $C_6H_{25}N_2O_5N_a$

【分子量】亚胺培南 317.4；西司他丁钠 380.4

【药理作用】亚胺培南为 β – 内酰胺抗生素，具有较强的抑制细菌细胞壁合成的能力。西司他丁钠为肾脏中脱氢肽酶 – 1 的特异性抑制药，其可通过阻断亚胺培南经肾脏的代谢，使亚胺培南在尿液和血浆中均达到抗菌浓度。本品为广谱抗生素，对大多数革兰阳性、革兰阴性的需氧菌和厌氧菌有抗菌作用。

【适应证】败血症、感染性心内膜炎、下呼吸道感染、腹腔感染、妇科感染、皮肤软组织感染、骨关节感染、泌尿生殖道感染、混合感染、潜在污染或术后感染。

【不良反应】有局部反应、过敏反应、肠道反应、血液系统反应、精神/神经系统反应，对肾功能有影响。

【禁忌证】禁用于对本品任何成分过敏的患者。

【药物相互作用】与氨基糖苷类抗生素合用对铜绿假单胞菌有协同抗菌作用；与丙磺舒合用可稍微增加亚胺培南的血药浓度及延长亚胺培南的半衰期；与更昔洛韦合用可引起癫痫发作；与丙戊酸、双丙戊酸钠合用可降低丙戊酸的血药浓度，使癫痫发作的风险增加。

【给药剂量】对大多数感染的推荐治疗剂量为一日 1 ~ 2g，分 3 ~ 4 次。对不敏感病原菌引起的感染，本品静脉滴注的剂量最多可以增至一日 4g，或一日 50mg/kg，两者中择较低剂量使用。

【药代动力学参数】本品在体内分布广泛，其中以细胞间液、肾脏、上颌窦、子宫颈、卵巢、盆腔、肺等部位浓度最高，在胆汁、前列腺、扁桃体、痰中浓度也较高。本品可透过胎盘，但较难透过血 – 脑屏障。亚胺培南的蛋白结合率约为 20%，西司他丁的蛋白结合率约为 40%。使用本药后 10h 内，尿液中亚胺培南、西司他丁原型药物分别占给药量的 70%、70% ~ 80%；10h 后尿液中不能测出本药。亚胺培南在肾脏中经脱氢肽酶 – 1 代谢。约 10% 给药量的西司他丁可形成 N – 乙酰基代谢物（与母体活性相当）。亚胺培南和西司他丁的半衰期均为 1h。

【给药方式】静脉滴注。

【溶媒】0.9% 氯化钠溶液、5% 葡萄糖溶液、10% 葡萄糖溶液、5% 葡萄糖和 0.9%（或 0.45%、0.225%）氯化钠溶液、5% 葡萄糖和 0.15% 氯化钾溶液、5% 和 10% 甘露醇。

【配液说明】将 0.5g 本药（以亚胺培南计）溶于 100ml 稀释液中，以碳酸氢钠作为缓冲剂，使溶液的 pH 范围为 6.5 ~ 8.5，本品静脉滴注液的终浓度为 5mg/ml。

【滴速】单次剂量小于或等于 0.5g 时，滴注时间为 20~30min，滴速为 3.3~5ml/min；单次剂量大于 0.5g 时，滴注时间为 40~60min，滴速为 1.6~2.5ml/min。

【成品输液稳定性】见表 1-5。

表 1-5 成品输液稳定性表

稀释液	稳定期限（h）	
	室温（25℃）	冷藏（4℃）
等渗氯化钠溶液	4	24
5% 葡萄糖溶液	4	24
10% 葡萄糖溶液	4	24
5% 葡萄糖和 0.9% 氯化钠溶液	4	24
5% 葡萄糖和 0.45% 氯化钠溶液	4	24
5% 葡萄糖和 0.225% 氯化钠溶液	4	24
5% 葡萄糖和 0.15% 氯化钾溶液	4	24
5% 和 10% 甘露醇	4	24

【配伍禁忌】本品静脉滴注不能与其他抗生素混合或直接加入其他抗生素中使用。可经正在进行乳酸盐滴注的静脉输液系统中给药。

第六节 氨基糖苷类

硫酸庆大霉素注射液
Gentamycin Sulfate Injection

【成分】本品主要成分为硫酸庆大霉素，为一种多组分抗生素，含 C_1、C_{1a}、C_{2a}、C_2 等组分；辅料为亚硫酸氢钠、无水碳酸钠、注射用水。

【分子式】$C_{60}H_{127}N_{15}O_{26}S$

【分子量】1506.8

【药理作用】本品是一种氨基糖苷类药，作用于细菌体内的核糖体，抑制细菌蛋白质合成，并破坏细菌细胞膜的完整性。本品对铜绿假单胞菌、变形杆菌（吲哚阳性和阴性）属、大肠埃希菌、克雷伯菌属、肠杆菌属、奈瑟菌、金黄色葡萄球菌（不包括耐甲氧西林菌株）等有较强的抗菌活性。本药对链球菌（包括化脓性链球菌、肺炎球菌、粪链球菌等）、厌氧菌（拟杆菌属）、结核杆菌、立克次体、病毒和真菌无效。

【适应证】下呼吸道感染、肠道感染、盆腔感染、皮肤软组织感染、复杂性尿路感染、中枢神经系统感染、细菌性痢疾或其他细菌性肠道感染、幽门螺杆菌所致消化性溃疡、结肠术前准备、结膜炎等。

【不良反应】耳肾毒性，神经肌肉阻滞作用，偶见皮肤瘙痒、荨麻疹等。本品注射液中含亚硫酸钠，在某些敏感人群中可能引起过敏性休克或其他严重过敏反应。

【禁忌证】对本品或其他氨基糖苷类药过敏、有抗生素耳聋家族史的患者禁用。肾衰、脑神经损害、重症肌无力、震颤麻痹等患者慎用。

【药物相互作用】与环孢素合用，增加肾毒性；与顺铂合用，增加肾毒性和可能的耳毒性；与新斯的明、吡斯的明呈拮抗作用；与万古霉素在体外可配伍，但合用可增加肾毒性及耳毒性。其他肾毒性和耳毒性药均不宜与本药合用或先后连续应用，以免加重肾毒性或耳毒性。

【给药剂量】成人：一次 80mg（8 万单位），或按体重一次 1~1.7mg/kg，每 8h 一次；或一次 5mg/kg，每 24h 一次。小儿：一次 2.5mg/kg，每 12h 一次；或一次 1.7mg/kg，每 8h 一次。

【药代动力学参数】本品静脉滴注后，30~60min 血药浓度达峰值。本品蛋白结合率低，表观分布容积为 0.2~0.25L/kg。药物吸收后主要分布于细胞外液，其中 5%~15% 再分布到组织中，在肾皮质细胞中积蓄。尿液中药物浓度较高，支气管分泌物、脑脊液、蛛网膜下隙、眼组织以及房水中浓度较低。药物可透过胎盘屏障。药物在体内不代谢，主要经肾小球滤过随尿液排出。24h 内约排出给药量的 50%~93%，尿中浓度可超过 100μg/ml。成人半衰期为 2~3h，血液透析或腹膜透析可从血液中清除相当量的药物。

【给药方式】静脉滴注。

【溶媒】5% 葡萄糖注射液、0.9% 氯化钠注射液。

【配液说明】将一次剂量加入 0.9% 氯化钠注射液或 5% 葡萄糖注射液 50~200ml 中，使药物浓度不超过 1mg/ml（相当于 0.1% 的溶液）。

【滴速】浓度≤0.1%，滴速 1~4ml/min，静脉滴注 30~60min。

【成品输液稳定性】用 5% 葡萄糖溶液或 0.9% 氯化钠溶液稀释后的注射液，在室温下至少 24h 内保持稳定。可使用过滤器或 PVC 器具。

【配伍禁忌】美国药典不推荐在临时配制本品时加入其他药物。

硫酸阿米卡星注射液

Amikacin Sulfate Injection

【成分】本品主要成分为硫酸阿米卡星。

【分子式】$C_{22}H_{43}N_5O_{13} \cdot nH_2SO_4$

【药理作用】本品为半合成的氨基糖苷类药，是将氨基羟丁酰链引入卡那霉素 A 分子的链霉胺部分而得。作用于细菌核糖体的 30S 亚单位，抑制细菌合成蛋白质。对大肠埃希菌、铜绿假单胞菌及其他假单胞菌、变形杆菌（吲哚阴性和阳性）、克雷伯杆菌、不动杆菌、枸橼酸杆菌、普罗威登斯菌属、沙雷杆菌和肠杆菌的部分菌株有较强的抗菌活性。

【适应证】下呼吸道感染、腹腔感染、胆道感染，骨、关节、皮肤及软组织感染（包括烧伤、术后感染等），复杂性和迁延性尿路感染、中枢神经系统感染（包括脑膜炎）、细菌性心内膜炎、菌血症或败血症。

【不良反应】可有听力减退、耳鸣、耳部饱满感、眩晕、步履不稳、耳聋、血尿，排尿次数减少或尿量减少、血尿素氮、血肌酐值增高、头痛、麻木、针刺感染、震颤、抽搐、关节痛、药物热、嗜酸粒细胞增多、肝功能异常、视物模糊等。

【禁忌证】对阿米卡星或其他氨基糖苷类过敏的患者禁用。

【药物相互作用】与其他氨基糖苷类合用或先后连续局部或全身应用，可增加耳毒性、肾毒性及神经肌肉阻滞作用；与神经肌肉阻断药合用可加重神经肌肉阻滞作用，导致肌肉软弱、呼吸抑制等症状；与卷曲霉素、顺铂、呋塞米或万古霉素（或去甲万古霉素）等合用，或先后连续局部或全身应用，可能增加耳毒性与肾毒性；与多黏菌素类注射剂合用或先后连续局部或全身应用，可增加肾毒性和神经肌肉阻滞作用。

【给药剂量】单纯性尿路感染对常用抗菌药耐药者 12h 用 0.2g；其他全身感染 12h 用 7.5mg/kg，或 24h 用 15mg/kg。一日不超过 1.5g，1 个疗程不超过 10d。

【药代动力学参数】本品静脉滴注 15～30min 后达血药峰浓度，一次静脉滴注 500mg，30min 滴完时的血药峰浓度为 38μg/ml。表观分布容积为（0.21±0.08）L/kg。药物吸收后主要分布于细胞外液。药物可在肾脏皮质细胞和内耳液中积蓄。正常婴儿脑脊液中浓度可达同期血药浓度的 10%～20%，当脑膜有炎症时，可达同期血药浓度的 50%。本品蛋白结合率较低，约为 4%。药物在体内不代谢，主要经肾小球滤过随尿液排出。成人半衰期为 2～2.5h。血液透析与腹膜透析可从血液中清除相当量的药物。

【给药方式】静脉注射、静脉滴注。

【溶媒】0.9% 氯化钠注射液或 5% 葡萄糖注射液。

【配液说明】配制静脉用药时，每 500mg 加入 0.9% 氯化钠注射液或 5% 葡萄糖注射液 100~200ml。

【滴速】滴速 1~4ml/min，成人应在 30~60min 内将上述溶液缓慢滴入，婴儿患者稀释的液体量相应减少。

【成品输液稳定性】硫酸阿米卡星注射液在含氯化钠的甲硝唑输液中 36℃、24h 内含量几乎无变化，而在含葡萄糖的甲硝唑输液中和 5% 葡萄糖输液中含量降低约 10%。

【配伍禁忌】氨基糖苷类与 β-内酰胺类（头孢菌素类与青霉素类）混合时可导致相互失活。本品与上述抗生素联合应用时必须分瓶滴注。阿米卡星亦不宜与其他药物同瓶滴注。本品不宜与两性霉素 B、头孢噻吩、磺胺嘧啶和四环素等注射剂配伍，不在同一瓶中滴注。其他肾毒性药物及耳毒性药物均不宜与本品合用或先后应用，以免加重肾毒性或耳毒性。

第七节 大环内酯类

注射用阿奇霉素
Azithromycin for Injection

【成分】本品主要成分为阿奇霉素。

【分子式】$C_{38}H_{72}N_2O_{12} \cdot 2H_2O$

【分子量】785.0

【药理作用】本品属氮杂内酯类抗生素，它在红霉素 A 内酯环上插入了一个氮原子。本药对革兰阴性菌的抗菌活性较红霉素强（其中对流感嗜血杆菌、淋病奈瑟球菌的抗菌作用较红霉素强 4~8 倍；对卡他莫拉菌的抗菌作用较红霉素强 2~4 倍），但对葡萄球菌属、链球菌属等革兰阳性球菌的抗菌作用较红霉素略差。对肺炎支原体的作用是大环内酯类中最强者，对包柔螺旋体作用也较红霉素强。本品通过与敏感微生物的 50S 核糖体的亚基结合，从而干扰其蛋白质的合成（不影响核酸的合成）。

【适应证】用于急性咽炎、急性扁桃体炎、鼻窦炎、中耳炎、急性支气管炎、慢性支气管炎急性发作、肺炎、尿道炎、宫颈炎、盆腔炎、皮肤软组织感染等。

【不良反应】以胃肠道反应多见。偶有肝损害、过敏、心律失常、血栓性静脉炎。

【禁忌证】已知对阿奇霉素、红霉素、其他大环内酯类或酮内酯类药物过敏的患者禁用。以前使用阿奇霉素后有胆汁淤积性黄疸/肝功能不全病史的患者禁用。

【药物相互作用】那非那韦稳态时，联合使用单剂阿奇霉素口服，可使阿奇霉素血清浓度升高。虽然与那非那韦合用时无需调整阿奇霉素的剂量，但必须密切监测阿奇霉素已知的副作用如肝酶异常和听力损害。

【给药剂量】重症可注射给药，一日 1 次，每次 0.5g，约 2d 症状控制后改成口服巩固疗效。

【药代动力学参数】本品口服后吸收迅速，生物利用度为 37%。单剂口服 500mg 后，2.5～2.6h 达血药峰浓度（C_{max}）0.4～0.45mg/L。药物吸收后可广泛分布于人体各组织，在组织内浓度可达同期血药浓度的 10～100 倍，在巨噬细胞及成纤维细胞内浓度高。分布容积为 23～31.1L/kg。50% 以上的给药量以原型经胆道排出，另有约 4.5% 的给药量在给药后 72h 内以原型随尿液排出。单剂给药后的血浆消除半衰期为 35～48h。

【给药方式】静脉滴注。

【溶媒】0.9% 氯化钠注射液、5% 葡萄糖注射液。

【配液说明】将本品用适量注射用水充分溶解，配制成 100mg/ml 溶液，再加入 250ml 或 500ml 的 0.9% 氯化钠注射液或 5% 葡萄糖注射液中，最终配制成 1～2mg/ml 的静脉滴注液。

【滴速】浓度为 1.0mg/ml，滴注时间为 3h，滴速 2.7ml/min；浓度为 2.0mg/ml，滴注时间为 1h，滴速约为 4ml/min。

【成品输液稳定性】文献报道在室温下阿奇霉素与临床上常用的 0.9% 氯化钠注射液和 5% 葡萄糖注射液配伍，在 6h 内含量均超过 95% 是基本稳定的。

【配伍禁忌】不可与含铝或含镁的制酸剂、红霉素、麦角新碱、尼莫地平同时配伍。

注射用乳糖酸阿奇霉素
Azithromycin Lactobionate for Injection

【成分】本品主要成分为乳糖酸阿奇霉素；辅料为注射用水。

【分子式】$C_{38}H_{72}N_2O_{12} \cdot 2C_{12}H_{22}O_{12}$

【分子量】1465.59

【药理作用】作用机制与红霉素相同，主要与细菌核糖体的50S亚单位结合，抑制依赖于 RNA 的蛋白合成。革兰阳性需氧菌：金黄色葡萄球菌、酿脓链球菌（A 组 β 溶血性链球菌）、肺炎（链）球菌等。本品对于耐红霉素的革兰阳性细菌，包括粪链球菌（肠球菌）以及耐甲氧西林的多种葡萄球菌菌株呈现交叉耐药性。革兰阴性需氧菌：流感嗜血杆菌、副流感嗜血杆菌、卡他摩拉菌、不动杆菌属等。厌氧菌：脆弱类杆菌、类杆菌属等。性传播疾病微生物：梅毒螺旋体、淋病奈瑟菌等。其他微生物：包括特南包柔螺旋体（Lyme 病原体）、肺炎支原体等。

【适应证】①由肺炎衣原体、流感嗜血杆菌、嗜肺军团菌、卡他摩拉菌、肺炎支原体、金黄色葡萄球菌或肺炎链球菌引起的需要首先采取静脉滴注治疗的社区获得性肺炎。②由沙眼衣原体、淋病双球菌、人型支原体引起的需要首先采取静脉滴注治疗的盆腔炎。若怀疑合并厌氧菌感染，应合用抗厌氧菌的抗生素。

【不良反应】【禁忌证】参见注射用阿奇霉素。

【药物相互作用】那非那韦稳态时，联合使用单剂阿奇霉素口服，可使阿奇霉素血清浓度升高。特非那定、环孢霉素、海索比妥和苯妥英浓度升高。

【给药剂量】治疗社区获得性肺炎：成人用量为每次0.5g（2 瓶），每天一次，至少连续用药2 天。继之换用口服阿奇霉素口服制剂0.5g/d，治疗 7～10d 为一个疗程。转为口服治疗的时间应由医师根据临床反应确定。治疗盆腔炎：成人用量为每次0.5g（2 瓶），每天一次，用药1d 或 2d 后，改用阿奇霉素口服制剂1d 0.25g，以 7d 为一个疗程。若怀疑合并厌氧菌感染，则应合用抗厌氧菌药物。

【药代动力学参数】阿奇霉素在体内分布广泛，在各组织内浓度可达同期血浓度的10～100 倍，在巨噬细胞及成纤维细胞内浓度高，前者能将阿奇霉素转运至炎症部位。阿奇霉素的血清蛋白结合率随血药浓度的增加而减低，当血药浓度为0.02mg/ml 时，血清蛋白结合率为15%；当血药浓度为 2mg/ml 时，血清蛋白结合率为7%。

【给药方式】【溶媒】【配液说明】【滴速】【成品输液稳定性】参见注射用阿奇霉素。

【配伍禁忌】不可与红霉素（乳糖酸盐）、麦角新碱、尼莫地平配伍。

第八节 四环素类

注射用替加环素
Tigecycline for Injection

【成分】本品主要成分为替加环素。

【分子式】$C_{29}H_{39}N_5O_8$

【分子量】585.65

【药理作用】本品为四环素类抑菌药,既不受四环素类两大耐药机制(核糖体保护和外排机制)的影响,也不受 β - 内酰胺酶(包括超广谱 β - 内酰胺酶)、靶位修饰、大环内酯类外排泵或酶靶位改变(如旋转酶或拓扑异构酶)等耐药机制的影响。通过与核糖体 30S 亚单位结合,阻止氨酰化 tRNA 分子进入核糖体 A 位而抑制细菌蛋白质合成,从而阻止肽链因合并氨基酸残基而延长。

【适应证】用于治疗复杂性腹腔内感染、复杂性皮肤及皮下软组织感染、社区获得性肺炎。

【不良反应】恶心、呕吐较常见(1% ~ 1.3%),60min 内静脉滴注 >300mg 时更为常见。口干、厌食、异味、便秘也可发生;可见肌酐及氨基转移酶上升,血钙、血糖、血钠下降,凝血时间延长、念珠菌感染。

【禁忌证】已知对本品任何成分过敏的患者禁用。

【药物相互作用】使华法林的血药浓度上升、抗凝增强;使避孕药代谢灭活所需的肝肠循环减弱而致避孕失败。

【给药剂量】成人量首剂量 100mg,以后 12h 滴注 50mg,5 ~ 14d 1 个疗程。严重肾功能不全者剂量减半。不满 18 岁者不推荐使用,因其安全性与有效性尚未明确。

【药代动力学参数】本品单剂量(100mg)和多剂量(首剂量 100mg,随后 50mg,每 12h 1 次)静脉给药后,输注 30min,C_{max} 分别为 1.45mg/ml、0.87mg/ml;输注 60min,C_{max} 分别为 0.90mg/ml、0.63mg/ml;单剂量静脉给药后,AUC 为 5.19(μg·h)/ml;多剂量静脉给药后,AUC_{0-24h} 为 4.70(μg·h)/ml,C_{min} 为 0.13μg/ml;半衰期($t_{1/2}$)分别为 27.1h、42.4h;CL 分别为 21.8L/h、23.8L/h;CL_r 分别为 38.0ml/min、51.0ml/min;稳态分布容积(V_{ss})分别为 568L、639L。本品组织分布广泛,血药浓度为 0.1 ~ 1.0μg/ml 时,体外血浆蛋白

结合率为 71% ~ 89%。平均稳态分布容积为 500 ~ 700L（7 ~ 9L/kg），超过其血浆容积。本品的主要排泄途径为原型药物及其代谢产物的胆道排泄，次要排泄途径为葡萄苷酸化及原型药物的肾脏排泄。

【给药方式】静脉滴注。

【溶媒】0.9%氯化钠注射液、5%葡萄糖注射液。

【配液说明】50mg 的本品粉针剂应以 0.9%氯化钠注射液、5%葡萄糖注射液或乳酸林格注射液 5.3ml 复溶，复溶后的溶液浓度为 10mg/ml，随后每 5ml 的复溶液再以 100ml 稀释液稀释，终浓度最高为 1mg/ml。配制的溶液颜色应呈黄色至橙色，若不是，应将此溶液丢弃。

【滴速】浓度 1 ~ 3ml/min，静脉滴注 30 ~ 60min。

【成品输液稳定性】本品复溶后可在室温下贮藏达 24h（包括在本品小瓶包装中贮藏达 6h 后在静脉输液袋中贮藏可达 18h）。相应地，若以 0.9%氯化钠注射液或 5%葡萄糖注射液复溶后应立即转移至静脉输液袋，在 2 ~ 8℃冷藏条件下可贮藏 48h。

【配伍禁忌】不应通过同一 Y 型管与替加环素同时给药：两性霉素 B、两性霉素 B 脂质体复合物、地西泮、艾美拉唑和奥美拉唑。

第九节　糖　肽　类

注射用替考拉宁
Teicoplanin for Injection

【成分】本品主要成分为替考拉宁；辅料为氯化钠、注射用水。

【分子式】$C_{72-89}H_{68-99}C_{12}N_{8-9}O_{28-33}$

【分子量】TA2 - 1：1877.66；TA2 - 2：1879.68；TA2 - 3：1879.68；TA2 - 4：1893.70；TA2 - 5：1893.70

【药理作用】本品是由放线菌发酵产生的糖肽类杀菌性抗生素。由于本品独特的作用机制，较少出现耐药的菌株，故本品对青霉素类及头孢菌素类、大环内酯类、四环素类、氯霉素类、氨基糖苷类、利福平耐药的革兰阳性菌仍有抗菌活性。本药对金黄色葡萄球菌和凝固酶阴性葡萄球菌（包括对甲氧西林敏感及耐药菌）、链球菌、肠球菌、单核细胞增多性李斯特菌、棒状杆菌、艰难梭菌、消化链球菌等有抗菌活性。

【适应证】用于治疗多种严重的革兰阳性菌感染，如严重葡萄球菌感染、耐药的葡萄球菌感染。已证明对下列感染有效：皮肤和软组织感染、泌尿道感染、呼吸道感染、骨和关节感染、败血症、心内膜炎及腹膜炎；预防性用于革兰阳性菌感染风险高的骨科手术。

【不良反应】本品耐受性良好，不良反应一般轻微且短暂，罕见严重不良反应。已报道的主要不良反应有：一过性血肌酸酐升高、肾衰竭，嗜睡、头痛、头晕，血清氨基转移酶和（或）血清碱性磷酸酶升高，嗜酸粒细胞增多、血小板减少、血小板增多、粒细胞减少等。

【禁忌证】对本品过敏或有过敏史者。

【药物相互作用】本品与环丙沙星合用可增加发生癫痫的风险。与氨基糖苷类药、两性霉素 B、杆菌肽（注射）、卷曲霉素、巴龙霉素、多黏菌素类药、利尿药（依他尼酸、呋塞米等）、环孢素、抗组胺药、布克力嗪、赛克力嗪、吩噻嗪类、噻吨类、曲美苄胺、阿司匹林及其他水杨酸盐合用或先后应用可能增加耳毒性和（或）肾毒性。

【给药剂量】可以快速静脉注射，注射时间为 3 ~ 5min，或缓慢静脉滴注，滴注时间不少于 30min。一般每日给药一次，但第一天可以给药两次。对敏感菌所致感染的大多数患者，给药后 48 ~ 72h 会出现疗效反应，疗程长短则依据感染的类型、严重程度和患者的临床反应而定。心内膜炎和骨髓炎的疗程则推荐为 3 周或更长时间。

【药代动力学参数】本品静脉注射后其血药浓度显示出两相分布，一相快速的分布紧接着是一相较慢的分布，其分布半衰期分别为 0.3h 和 3h。本药注射给药后，药物可广泛渗透入各组织中。其中在皮肤、骨组织、肾、支气管、肺和肾上腺中浓度较高，但不能透入红细胞、脑脊液和脂肪。血清蛋白结合率为 90% ~ 95%。药物在体内较少代谢，80% 以上的给药量在 16d 内以原型经肾脏排出。肾功能正常者消除半衰期为 70 ~ 100h，肾功能不全者半衰期延长。血液透析不能有效清除本药。

【给药方式】静脉滴注。

【溶媒】0.9% 氯化钠注射液、5% 葡萄糖注射液、5% 葡萄糖与 0.9% 氯化钠复方注射液、腹膜透析液、复方乳酸钠溶液（林格 – 乳酸溶液、哈特曼溶液）、0.18% 氯化钠和 4% 葡萄糖注射液。

【配液说明】配制注射液时缓慢将适量注射用水注入小瓶中，用双手轻轻滚动小瓶直至药粉完全溶解。注意避免产生泡沫，如有泡沫形成将瓶放置 15min，直到泡沫消失。配制好的溶液为 pH 7.5 的等渗液。

【滴速】浓度 1~3ml/min，静脉滴注时间不少于 30min。

【成品输液稳定性】本品静脉滴注液需现配现用，配制好的静脉滴注液可于 4℃保存，贮藏时间不超过 24h。

【配伍禁忌】阿米卡星、环丙沙星、卡那霉素、链霉素、庆大霉素、哌拉西林三唑巴坦、头孢呋辛、头孢拉定、头孢地嗪、参麦注射液、新霉素、小诺米星、乙酰半胱氨酸、亚胺培南西司他丁钠等。

注射用盐酸万古霉素
Vancomycin Hydrochloride for Injection

【成分】本品主要成分为盐酸万古霉素。

【分子式】$C_{66}H_{75}Cl_2N_9O_{24} \cdot HCl$

【分子量】1486

【药理作用】本品是一种糖肽类抗生素。其作用机制是以高亲和力结合到敏感细菌细胞壁前体肽聚末端的丙氨酰丙氨酸，阻断构成细菌细胞壁的高分子肽聚糖合成，导致细胞壁缺损而杀灭细菌。此外，它也可能改变细菌细胞膜渗透性，并选择性地抑制 RNA 的合成。对革兰阳性菌有较强的杀菌作用。对革兰阴性菌、分枝杆菌属、拟杆菌属、立克次体属、衣原体属或真菌均无效。

【适应证】①治疗耐甲氧西林葡萄球菌所致感染，亦用于不能使用其他抗生素的葡萄球菌、肠球菌、棒状杆菌、类白喉杆菌属等所致感染。②防治血液透析患者由葡萄球菌属所致的动、静脉血分流感染。

【不良反应】快速静脉滴注时或之后，可能出现类过敏反应，包括低血压、喘息、呼吸困难、荨麻疹、瘙痒及身体上部潮红或疼痛。

【禁忌证】①对本品过敏者。②严重肝功能不全者。

【药物相互作用】本品与碱性溶液有配伍禁忌，遇重金属可发生沉淀；与环孢素合用增加肾毒性；与顺铂或庆大霉素合用，增加肾毒性和耳毒性；与氯胺酮同时注射，可发生超敏反应。

【给药剂量】一日 2000mg，分次给药，每 6h 500mg 或每 12h 1000mg，推荐给药浓度为 5mg/ml；对于需要限制液体者，给药浓度应不超过 10mg/ml。

【药代动力学参数】静脉给药可广泛分布于全身大多数组织和体液中，分布容积为 0.43~1.25L/kg。药物可透过胎盘，但不易迅速穿过正常血-脑屏障，在脑膜发炎时则可渗入脑脊液。蛋白结合率约为 55%。本药消除半衰期在成人平均为 6h（4～11h），肾功能不全者可延长，小儿为 2～3h。血液透析或腹膜透析不能有效清除本药；但血液灌注或血液过滤可提高清除率。

【给药方式】静脉滴注。

【溶媒】5% 葡萄糖注射液、0.9% 氯化钠注射液、乳酸钠林格注射液、醋酸钠林格注射液。

【配液说明】①间歇性静脉滴注时，可先用 10ml 无菌注射用水溶解本药 500mg，或用 20ml 无菌注射用水溶解本药 1g，配制成 50mg/ml 的溶液后冷藏保存。静脉滴注临用前，需将上述溶液用稀释液稀释。含本药 500mg 的溶液至少需用 100ml 稀释液稀释，含本药 1g 的溶液至少需用 200ml 稀释液稀释。②持续静脉滴注时，将 1～2g 的本药加入足量的 5% 葡萄糖注射液或 0.9% 氯化钠注射液中。

【滴速】静脉滴注不少于 60min。液体量 100ml 时，滴速 1～1.5ml/min；250ml 时，滴速 1～4ml/min。

【成品输液稳定性】室温（1～30℃）下保存，配制后的溶液应尽早使用，若必须保存，则可保存于室温、冰箱内，在 24h 内使用。

【配伍禁忌】与氨茶碱、5－氟尿嘧啶混合后可引起药物外观改变，时间延长药物效价可显著降低，不能混注。

注射用盐酸去甲万古霉素
Norvancomycin Hydrochloride for Injection

【成分】本品主要成分为盐酸去甲万古霉素。

【分子式】$C_{65}H_{73}ClN_9O_{24} \cdot HCl$

【分子量】1471.71

【药理作用】去甲万古霉素是由东方链真菌培养液中所得的一种无定形糖肽类抗生素。对化脓性链球菌、肺炎链球菌、金黄色葡萄球菌、表皮葡萄球菌（包括耐甲氧西林的金黄色葡萄球菌及表皮葡萄球菌）等有较强的抗菌活性。对多数革兰阴性菌、分枝杆菌属、立克次体属、衣原体属或真菌均无效。对大多数金黄色葡萄球菌的作用强于万古霉素，对表皮葡萄球菌的作用与万古霉素相似；对肠球菌的杀菌作用强于替考拉宁。

【适应证】①用于对青霉素过敏的肠球菌心内膜炎、棒状杆菌属（类白喉杆菌属）心内膜炎患者的治疗。②用于对青霉素类或头孢菌素类药过敏，或经上述抗生素治疗无效的严重葡萄球菌（包括甲氧西林耐药菌株和多重耐药菌株）所致心内膜炎、骨髓炎、肺炎、败血症或软组织感染患者的治疗。③用于治疗血液透析患者发生葡萄球菌属所致动静脉分流感染。

【不良反应】一过性白细胞减少、肾毒性、耳毒性。快速大剂量静脉给药，少数患者可出现红颈综合征，表现为食欲不佳、寒战或发热、晕厥、瘙痒、恶心或呕吐、心动过速、皮疹或颜面潮红，颈根、上身、背、臂等处发红或麻刺感（释放组胺），偶有低血压和休克样症状。药液外漏可导致剧痛、组织坏死、血栓性静脉炎。

【禁忌证】对本品或万古霉素过敏者。

【药物相互作用】①与氨基糖苷类药（如庆大霉素、链霉素）合用对肠球菌有协同抗菌作用；与氨基糖苷类药合用或先后应用，也可增加耳毒性（如可能发生听力减退，此反应呈可逆性或永久性）和（或）肾毒性的可能。②与两性霉素 B、杆菌肽（注射）、卷曲霉素、环孢素、巴龙霉素、多黏菌素类药、阿司匹林或其他水杨酸盐、依他尼酸、呋塞米、布美他尼、卡莫司汀、顺铂、链佐星合用或先后应用，可增加耳毒性（如可能发生听力减退，此反应呈可逆性或永久性）和（或）肾毒性的潜在可能。③与抗组胺药、布克力嗪、赛克力嗪、吩噻嗪类、噻吨类、曲美苄胺合用可能掩盖耳鸣、头晕、眩晕等耳毒性症状。④与考来烯胺合用可使本药药效灭活。⑤与麻醉药合用可增加与输液有关的过敏反应的发生率。

【给药剂量】一日 800 ~ 1600mg，分 2 ~ 3 次给药。有肾功能减退史者如需用药，应调整剂量。老年患者随年龄增长肾功能减退，因此确有指征使用时须调整剂量。

【药代动力学参数】单剂静脉滴注 400mg，滴注完毕即达到血药峰浓度（C_{max}）25.18mg/L，8h 血浆浓度平均为 1.9mg/L，有效血药浓度可维持 6 ~ 8h。单次静脉滴注 800mg，高峰血浓度平均为 50.07mg/L。本品可广泛分布于全身大多数组织体液内，但不易进入脑组织中，在胆汁中的量亦甚微。静脉滴注后主要经肾脏排泄，单次静脉滴注 400mg，24h 尿中平均总排泄量为 81.1%；单次静脉滴注 800mg，24h 尿中平均总排泄量为 85.9%。

【给药方式】静脉滴注。

【溶媒】5% 葡萄糖注射液、0.9% 氯化钠注射液。

【配液说明】临用前加注射用水适量使溶解，每次剂量（0.4 ~ 0.8g）应至少用 200ml 5% 葡萄糖注射液或氯化钠注射液溶解。

【滴速】液体量 100ml，滴速 1 ~ 1.5ml/min；液体量 250ml，滴速 1 ~ 4ml/min；滴注时间宜在 1h 以上。

【成品输液稳定性】室温（1 ~ 30℃）下保存，配制后的溶液应尽早使用，若必须保存，则可保存于室温、冰箱内，在 24h 内使用。

【配伍禁忌】氨基糖苷类、两性霉素 B 注射剂、阿司匹林，其他水杨酸盐、杆菌肽、布美他尼注射剂等药物与去甲万古霉素合用或先后应用，可增加耳毒性及（或）肾毒性的潜在可能；抗组胺药、布克利嗪、塞克利嗪、吩噻嗪类、噻吨类、曲美苄胺等与去甲万古霉素合用时，可能掩盖耳鸣、头昏、眩晕等耳毒性症状；与碱性溶液有配伍禁忌，遇重金属可发生沉淀。

第十节　林可霉素类

克林霉素磷酸酯注射液
Clindamycin Phosphate Injection

【成分】本品主要成分为克林霉素磷酸酯。

【分子式】$C_{18}H_{34}ClN_2O_8PS$

【分子量】504.97

【药理作用】本药属林可霉素类抗生素，为林可霉素的衍生物，抗菌活性较林可霉素强 4 ~ 8 倍。本药对革兰阴性和革兰阳性厌氧菌均有较好的抗菌作用。本药通过作用于敏感菌核糖体的 50S 亚基，阻止肽链的延长，抑制细菌细胞的蛋白质合成而起抗菌作用。

【适应证】用于革兰阳性菌和厌氧菌引起的下列感染：如急性支气管炎、肺炎、肺脓肿、厌氧菌性肺病、支气管扩张合并感染、脓胸、急性尿道炎、子宫内膜炎、非淋球菌性输卵管及卵巢脓肿、盆腔蜂窝组织炎及妇科手术后感染、寻常性痤疮、骨髓炎、败血症、化脓性中耳炎和口腔感染等。

【不良反应】常见的有恶心、呕吐、腹痛、腹泻。此外有皮疹、皮肤瘙痒，偶有剥脱性皮炎及呼吸抑制。实验室检查可有肝肾功能异常、一过性中性粒细胞减少等。

【禁忌证】本品与林可霉素、克林霉素有交叉耐药性，对克林霉素或林可霉素有过敏史者禁用。

【药物相互作用】可增强神经肌肉阻滞药、氨基糖苷类抗生素的神经肌肉阻滞作用，应避免合用。阿片类加剧本品的呼吸抑制。与氨苄西林、苯妥英钠、巴比妥盐酸盐、氨茶碱、葡萄糖酸钙及硫酸镁可产生配伍禁忌。

【给药剂量】①轻中度感染：成人一日 0.6 ~ 1.2g，分 2 ~ 4 次给药。②重度感染：成人一日 1.2 ~ 2.4g，分 2 ~ 4 次给药。

【药代动力学参数】克林霉素磷酸酯进入机体后在血液中碱性磷酸酯酶作用下很快水解为克林霉素。单次静脉滴注 0.6g 克林霉素磷酸酯，血液中克林霉素立即达高峰，浓度为（11.09±2.02）mg/L，8h 血药浓度为（1.69±0.35）mg/L；单次肌内注射 0.6g，血液中克林霉素 1~2h 达高峰，浓度为（5.92±1.45）mg/L，8h 血药浓度为（2.51±0.91）mg/L；有效血药浓度可维持 8h 以上。克林霉素磷酸酯给药后，主要在肝内代谢，并经胆汁和粪便排泄。每 6h 静脉滴注和肌内注射 0.6g，胆汁中浓度可达 48~55mg/L，部分经尿排泄。静脉滴注 0.6g，8h 排泄率分别为（11.72±1.33）% 和（10.51±2.68）%。

【给药方式】静脉滴注。

【溶媒】5% 葡萄糖注射液、0.9% 氯化钠注射液。

【配液说明】每 0.3g 需用 50~100ml 生理盐水或 5% 葡萄糖溶液稀释成小于 6mg/ml 浓度的药液。

【滴速】浓度 <6mg/ml，滴速 1~3ml/min，不超过 20mg/min。

【成品输液稳定性】临床用药采用 0.9% 氯化钠注射液和 5% 葡萄糖注射液稀释后，克林霉素磷酸酯在 6h 内稳定。

【配伍禁忌】本品与新生霉素、卡那霉素、氨苄西林、苯妥英钠、巴比妥盐酸盐、氨茶碱、葡萄糖酸钙及硫酸镁可产生配伍禁忌。

第十一节　抗真菌药

注射用伏立康唑
Voriconazole for Injection

【成分】本品主要成分为伏立康唑；辅料为硫代丁基醚 β - 环糊精钠（SBECD）。

【分子式】$C_{16}H_{14}F_3N_5O$

【分子量】349.31

【药理作用】抑制真菌中由细胞色素 P450 介导的 14α - 甾醇去甲基化，从而抑制麦角甾醇的生物合成。体外试验表明伏立康唑具有广谱抗真菌作用。对念珠菌属（包括耐氟康唑的克柔念珠菌、光滑念珠菌和白念珠菌耐药株）具有抗菌作用，对所有检测的曲菌属真菌有杀菌作用。此外，伏立康唑在体外对其他致病性真菌也有杀菌作用，包括对现有抗真菌药敏感性较低的菌属，例如足放线病菌属和镰刀菌属。

【适应证】本药主要用于治疗可能威胁免疫缺陷患者生命的进行性感染：如侵袭性曲霉病；对氟康唑耐药的念珠菌（包括克柔念珠菌）引起的严重侵袭性感染；由足放线病菌属和镰刀菌属引起的严重感染。

【不良反应】视觉障碍、发热、恶心、皮疹、呕吐、寒战、头痛、肝功能检查值升高、心动过速、幻觉等。

【禁忌证】本品禁用于对其活性成分或对赋形剂过敏者。

【药物相互作用】本品可使 CYP3A4 底物、特非那定、阿司咪唑、西沙必利、匹莫齐特或奎尼丁的血药浓度增高，可使利福平、卡马西平和苯巴比胺的血药浓度降低，可显著增加西罗莫司的血药浓度，故本品禁止与这些药物合用。

【给药剂量】①第 1 个 24h 给予负荷剂量：一次 6mg/kg，每 12h 一次。②开始用药 24h 后给予维持剂量：一次 4mg/kg，一日 2 次。如患者不耐受维持剂量，可减至一次 3mg/kg，一日 2 次。

【药代动力学参数】本品在组织中分布广泛，稳态浓度下分布容积为 4.6L/kg，血浆蛋白结合率约为 58%。当多剂量给药或与高脂肪餐同时服用时，本品的 C_{max} 和给药间期的浓度 – 时间 AUC 分别减少 34% 和 24%。胃液 pH 改变不影响本药吸收。主要通过肝脏代谢，主要代谢产物为 N – 氧化物，在血浆中约占 72%。该代谢产物抗菌活性微弱，对本品的药理作用无显著影响。仅有少于 2% 的药物以原型随尿排出。本品的消除半衰期与剂量有关。

【给药方式】静脉滴注。

【溶媒】0.9% 氯化钠注射液、5% 葡萄糖注射液。

【配液说明】伏立康唑粉针剂使用时先用 19ml 注射用水溶解成 20ml 的澄清溶液，溶解后的浓度为 10mg/ml。推荐使用标准 20ml 注射器（非自动化注射器），以保证在稀释时量取准确剂量（19ml）的注射用水。如果瓶内真空无法将稀释剂吸进粉针剂瓶，则弃去此瓶。稀释后摇动药瓶直至药物粉末溶解。用药时，已溶解好的浓缩液按所需量加到推荐的、相容的稀释液中，最终配成含量为 0.5～5mg/ml 的伏立康唑溶液。伏立康唑必须以不高于 5mg/ml 的浓度滴注。

【滴速】静脉滴注速度最快不超过每小时 3mg/kg，常用滴速 1～4ml/min，每瓶滴注时间需 1～2h。

【成品输液稳定性】①配制好的混悬液应于 30℃ 以下保存，勿冷藏或冻结，保存期为 14d，且不可再次用水或其他溶剂稀释。②本药无菌冻干粉剂稀释后须立即使用，且仅供单次使用，未用完的溶液应当弃去。只有清澈的、无颗粒的溶液方可使用。③从微生物学的角度来看，稀释后必须立即使用。如果不立即静脉滴注，除非是在无菌环境下稀释，否则需保存在 2~8℃的温度下，保存时间不超过 24h。④2~8℃时，24h 内本品的化学和物理性质保持稳定。

【配伍禁忌】禁止和其他静脉药物在同一输液通路中同时滴注。即使是各自使用不同的输液通路，本品禁止和血制品或短期输注的电解质浓缩液同时滴注。使用本品时不需要停用全肠外营养，但需要分不同的静脉通路滴注。伏立康唑应当避免与低剂量利托那韦合用。禁止伏立康唑与麦角生物碱合用。

注射用两性霉素 B
Amphotericin B for Injection

【成分】本品主要成分为两性霉素 B；辅料为去氧胆酸钠、氢氧化钠、磷酸二氢钠。

【分子式】$C_{47}H_{73}NO_{17}$

【分子量】924.09

【药理作用】本药从链霉菌的培养液中提炼制得，是一种多烯类抗真菌抗生素。可与敏感真菌细胞膜上的固醇结合，损伤细胞膜的通透性，导致细胞内重要物质如钾离子、核苷酸和氨基酸等外漏，从而破坏细胞的正常代谢而抑制其生长。几乎对所有真菌均有抗菌活性，主要对念珠菌、隐球菌、组织胞浆菌、酵母菌、皮炎芽生菌、球孢子菌属等有效。

【适应证】①用于敏感真菌所致的深部感染且病情呈进行性发展，如败血症、心内膜炎、脑膜炎（隐球菌及其他真菌所致）、腹腔感染（包括与透析相关者）、肺部感染、尿路感染和眼内炎等。②本药阴道泡腾片可用于阴道真菌感染。

【不良反应】血压下降、心室颤动或心脏停搏、心律失常、癫痫样发作、严重头痛、寒战、眩晕、肝细胞坏死、急性肝功能衰竭、正红细胞性贫血、视物模糊或复视、过敏反应、血栓性静脉炎、发热、下肢疼痛等。

【禁忌证】对本药过敏者。严重肝病患者。

【药物相互作用】与氟胞嘧啶合用可增强两者药效，但也可加强氟胞嘧啶的毒性反应；与肾上腺皮质激素合用可能加重本药诱发的低钾血症；与洋地黄毒苷合用可加强潜在的洋地黄毒性反应；与其他肾毒性药物（如氨基糖苷类、抗肿瘤药、卷曲霉素、多黏菌素类、万古霉素）合用可加重肾毒性；与骨髓抑制药合用可加重贫血；与神经肌肉阻断药合用由本药诱发的低钾血症可加强神经肌肉阻断药的作用；与尿液碱化药合用可增加本药的排泄，并防止或减少肾小管酸中毒发生的可能；与咪康唑合用有相互拮抗作用。

【给药剂量】开始静脉滴注时先试以 1～5mg 或按体重一次 0.02～0.1mg/kg 给药，以后根据患者耐受情况每日或隔日增加 5mg，当增至一次 0.6～0.7mg/kg 时即可暂停增加剂量，此为一般治疗。成人最高一日剂量不超过 1mg/kg，每日或隔 1～2 d 给药 1 次，累计总量 1.5～3.0g，疗程 1～3 个月，也可长至 6 个月，视病情及疾病种类而定，对敏感真菌感染宜采用小剂量，即成人一次 20～30mg，疗程仍宜长。

【药代动力学参数】本品口服后自胃肠道吸收少而不稳定。本药静脉滴注起始剂量为 1～5mg，以后逐步增加至一日 0.65mg/kg，血药峰浓度为 2～4mg/L。本药在胸腔积液、腹腔积液和滑膜液中药物浓度通常低于同期血药浓度的 1/2，支气管分泌物中药物浓度亦低。在肾组织中浓度最高，其余依次递减为肝、脾、肾上腺、肺、甲状腺、心、骨骼肌、胰腺等。蛋白结合率为 91%～95%。药物在体内经肾缓慢排出，每日有给药量的 2%～5% 以原型排除，7d 内有给药量的 40% 随尿液排泄，停药后药物随尿液排泄至少持续 7 周，在碱性尿中药物排泄增多。消除半衰期约 24h。本药不易被透析清除。

【给药方式】静脉注射，静脉滴注。

【溶媒】5% 葡萄糖注射液。

【配液说明】先以灭菌注射用水 10ml 配制本品 50mg，或 5ml 配制 25mg，然后用 5% 葡萄糖注射液（pH＞4.2）稀释（不可用氯化钠注射液，因可产生沉淀），滴注液的药物浓度不超过 10mg/100ml，避光缓慢静脉滴注，稀释用葡萄糖注射液 pH 应在 4.2 以上。

【滴速】本品宜缓慢避光滴注，滴速 1～2.5ml/min，每剂滴注时间至少 6h。

【成品输液稳定性】在用 5% 葡萄糖注射液进一步稀释后，药液须存于 2～8℃，并于 24h 内使用，禁止冷冻，未用完的药液必须丢弃。

【配伍禁忌】不可将输注液与其他药物混合。忌与氨苄西林、阿洛西林、氨氯西林、阿洛西林钠、阿米卡星、阿莫西林、氨曲南、奥沙利铂、阿糖胞苷、氨溴索、依托泊苷、拉氧头孢、去甲万古霉素、青霉素、去乙酰毛花苷、头孢呋辛酯、头孢甲肟、头孢硫脒、头孢孟多酯钠、头孢米诺、头孢美唑、头孢尼西钠、头孢哌酮钠、头孢曲松钠、维生素 B_1、维生素 C、维生素 K_1、西咪替丁、亚胺培南西司他丁钠等配伍使用。

注射用两性霉素 B 脂质体

Amphotericin B Liposome for Injection

【成分】本品主要成分为两性霉素 B；辅料为氢氧化钠、去氧胆酸钠、磷酸二氢钠、卵磷脂、蔗糖、无水乙醇、注射用水。

【分子式】【分子量】【药理作用】【适应证】【不良反应】【禁忌证】【药物相互作用】参见注射用两性霉素 B。

【给药剂量】对于成年人和儿童，根据要求可按 3.0~4.0mg/（kg·d）的剂量使用。若无改善或真菌感染恶化，剂量可增至 6mg/（kg·d）。

【药代动力学参数】本品未在中国人体内进行人体药代动力学研究。动物药代试验中，本品静脉给药后，药物进入体内迅速分布至各组织，符合三室开放模型。两性霉素 B 脂质体易被网状内皮系统的巨噬细胞所吞噬而较多地分布在肝、脾、肺，在各脏器内的浓度分布依次为肝、脾、肺、肾、心、脑、甲状腺，在各脏器的分布与普通两性霉素 B 不同，尤其在肾组织内浓度低，呈现非线性消除。尚未进行转化和排泄研究。

【给药方式】静脉注射，静脉滴注。

【溶媒】5% 葡萄糖注射液。

【配液说明】本品必须用无菌注射用水溶解，用无菌注射器和 20 号针头按每瓶 50mg 加 10ml 无菌注射用水，100mg 每瓶加 20ml 无菌注射用水，使每 1ml 溶液含 5mg 两性霉素 B，进一步稀释上述溶解好的液体至终浓度约为 0.6mg/ml（0.16~0.83mg/ml）。表 1-6 是稀释的建议（稀释只能用 5% 葡萄糖注射液）。

表 1-6　稀释的建议表

剂量（mg）	重建体积（ml）	5% 注射用葡萄糖输注袋体积（ml）
10~35	2~7	50
35~70	7~14	100
70~175	14~35	250
175~300	35~70	500
350~1000	70~200	1000

不要使用生理盐水或葡萄糖溶液来溶解冻干粉，也不要将溶解好的溶液与生理盐水或电解质混合。使用除上述建议溶液以外的其他溶液或是有杀菌剂（即苯甲醇）存在时，药液中的本品可能导致出现沉淀。不要过滤或使用有内置过滤器的输液器。不要将输注液与其他药物混合。如通过正在使用的输液管，在给药前用 5% 葡萄糖冲洗输液管，或使用单独的输液管。

【滴速】滴速不得超过每分钟 30 滴，每剂滴注时间至少 6h。

【成品输液稳定性】在用 5% 葡萄糖注射液进一步稀释后，药液须存于 2~8℃ 并于 24h 内使用，禁止冷冻，未用完的药液必须丢弃。

【配伍禁忌】不可将输注液与其他药物混合。忌配氯化钠、头孢呋辛钠、乙酰半胱氨酸、哌拉西林钠三唑巴坦钠、头孢地嗪、头孢拉定、亚胺培南西司他丁钠、乙酰半胱氨酸等。

注射用米卡芬净钠

Micafungin Sodium for Injection

【成分】本品主要成分为米卡芬净钠；辅料为乳糖、无水枸橼酸、氢氧化钠。

【分子式】$C_{56}H_{70}N_9NaO_{23}S$

【分子量】1292.26

【药理作用】米卡芬净是一种半合成脂肽类化合物，能竞争性抑制真菌细胞壁的必需成分 1，3 - β - D 葡聚糖的合成。米卡芬净对深部真菌感染的主要致病真菌曲霉菌属和念珠菌属有广谱抗真菌活性。在体外试验中，对耐氟康唑或伊曲康唑的念珠菌属有强效。米卡芬净对念珠菌属有杀真菌作用，而对曲霉菌属可抑制孢子发芽和菌丝生长。米卡芬净对小鼠播散性念珠菌病、口腔和食管念珠菌病、播散性曲霉菌病和肺部曲霉菌病具有有效的保护和治疗作用。

【适应证】由曲霉菌和念珠菌引起的下列感染：真菌血症、呼吸道真菌病、胃肠道真菌病。

【不良反应】可能发生中性粒细胞减少症，休克，过敏样反应，肝功能异常或黄疸，急性肾衰；以及 AST（GOT）上升，ALT、ALP 上升，呕吐，白细胞减少，低镁血症等。

【禁忌证】禁用于对本产品任何成分有过敏史者；肝肾功能不全患者慎用。

【给药剂量】曲霉病：成人一般每日单次剂量为 50~150mg，每日一次静脉输注。对于严重或者难治性曲霉病患者，根据患者情况剂量可增加至每天 300mg。念珠菌病：成人一般每日单次剂量为 50mg，每日一次静脉滴注。对于严重或者难治性念珠菌病患者，根据患者情况剂量可增加至每天 300mg。

【药代动力学参数】本品单剂量给药消除半衰期为 13.9h。重复剂量给药：6 例健康成人志愿者经 30min 静脉输注米卡芬净钠 75mg，每日一次，共 7d，在第 4d 时血浆原型药物浓度达稳态。最后一次给药时的 C_{max} 和消除半衰期分别为 10.87μg/ml 和 14.0h。血浆蛋白结合率为 99.8% 或以上。米卡芬净被认为主要经肝脏代谢，主要经粪便排泄。

【给药方式】静脉滴注。

【溶媒】0.9% 氯化钠注射液、5% 葡萄糖注射液。

【配液说明】静脉输注本品时，应将其溶于 0.9% 氯化钠注射液、5% 葡萄糖注射液，切勿使用注射用水溶解本品（该溶液为非等渗性）。溶解本品时切勿用力摇晃输液袋，因本品容易起泡且泡沫不易消失。

【滴速】滴速 1~3ml/min，剂量为 75mg 或以下时滴注时间不少于 30min，剂量为 75mg 以上时滴注时间不少于 1h。

【成品输液稳定性】因本品在光线下可慢慢分解，应避免阳光直射。如果从配制到输液结束需超过 6h，应将输液袋遮光（不必将输液管遮光）。

溶解后的光稳定性见表 1-7。

表 1-7　光稳定性表　　　　　　　　　　　　　　　　（%）

浓度	测试项目	溶解后即刻	6h 后	24h 后
50mg/100ml 0.9% 氯化钠注射液	光降解产物	<0.05	2.61	6.58
	残留效价比率	100.0	96.6	88.8
300mg/100ml 0.9% 氯化钠注射液	光降解产物	<0.05	0.70	2.52
	残留效价比率	100.0	98.7	96.7
50mg/100ml 葡萄糖注射液（5%）	光降解产物	<0.05	1.14	4.46
	残留效价比率	100.0	98.0	93.6

【配伍禁忌】当本品与其他药物一起溶解时可能产生沉淀。而且本品在碱性溶液中不稳定，效价会降低。下列药物与本品混合后会立即产生沉淀：盐酸万古霉素、硫酸阿贝卡星、硫酸庆大霉素、妥布霉素、甲磺酸加贝酯、硫胺素（维生素 B_1）、盐酸吡哆醇（维生素 B_6）、醋酸羟钴胺、四烯甲萘醌（维生素 K_2）、盐酸阿霉素等。下列药物与本品混合后会立即降低本品的效价：氨苄西林、磺胺甲基异噁唑、甲氧苄氨嘧啶、阿昔洛韦、更昔洛韦、乙酰唑胺。其他忌配的药物：氨苄西林、多柔比星、注射用水等。

第十二节　抗病毒药

更昔洛韦注射液
Ganciclovir Injection

【成分】本品主要成分为更昔洛韦；辅料为氢氧化钠、注射用水。

【分子式】$C_9H_{13}N_5O_4$

【分子量】255.23

【药理作用】本品为一种 2 - 脱氧鸟嘌呤核苷酸的类似物，可抑制疱疹病毒的复制。更昔洛韦首先被巨细胞病毒（CMV）编码（UL97 基因）的蛋白激酶同系物磷酸化成单磷酸盐，再通过细胞激酶进一步磷酸化成二磷酸盐和三磷酸盐。在 CMV 感染的细胞内，三磷酸盐的量比非感染细胞中的量高 100 倍，提示本品在感染的细胞中可优先磷酸化。更昔洛韦一旦形成三磷酸盐，能在 CMV 感染的细胞内持续数天。更昔洛韦的三磷酸盐能通过竞争性地抑制病毒 DNA 聚合酶；掺入病毒及宿主细胞的 DNA 内，从而导致病毒 DNA 延长的终止。更昔洛韦对病毒 DNA 聚合酶作用较对宿主聚合酶强。临床已证实，本品对巨细胞病毒（CMV）和单纯疱疹病毒（HSV）所致的感染有效。

【适应证】①预防可能发生于有巨细胞病毒感染风险的器官移植受者的巨细胞病毒病。②治疗免疫功能缺陷患者（包括艾滋病患者）发生的巨细胞病毒性视网膜炎。

【不良反应】腹部增大、衰弱、胸痛、水肿、注射部位炎症、肝功能异常、溃疡性胃炎、便秘、消化不良、打嗝、味觉倒错、耳鸣、玻璃体病变、肌酐增加、ALT 增加、AST 增加、体重减轻、高血压、静脉炎、血管张力下降、肾功能异常、尿频、关节痛、腿抽筋、肌痛、肌无力等。

【禁忌证】对更昔洛韦或阿昔洛韦过敏者禁用。

【药物相互作用】与影响造血系统的药物、骨髓抑制剂及放射治疗药等同用时，可增加对骨髓的抑制作用；与去羟肌苷合用，稳态时去羟肌苷 AUC_{0-12} 增加 111% ±114%，更昔洛韦 AUC 减少 21% ±17%，但 AUC 不受去羟肌苷的影响；与齐多夫定合用时，稳态时齐多夫定 AUC_{0-4h} 增加 19% ±27%，更昔洛韦 AUC_{0-8h} 下降 17% ±25%，两者均有潜在的神经毒性和引起贫血的可能，合用时不宜全量给予；与丙磺舒合用时，其消除率下降；与亚胺培南 - 西司他丁合用有引起癫痫发作的可能，避免同时使用；与抑制高分裂相细胞（骨髓、精原细胞、皮肤和胃肠道黏膜生发层）复制的药物（胺苯砜、喷他脒、氟胞嘧啶、长春新碱、长春花碱、阿霉素、两性霉素 B、甲氧苄啶/磺胺噁唑或其他核苷类）合用时毒性增加，合用时应权衡利弊；有文献报道更昔洛韦注射液与已知有神经毒性药物环孢菌素或两性霉素 B 使用时，血清肌酐增加。

【给药剂量】对于肾功能正常者：①治疗 CMV 视网膜炎的标准剂量，初始剂量，5mg/kg，每 12h 一次，连用 14 ~ 21d；维持剂量：5mg/kg，每天 1 次，7 天/周；或者 6mg/kg，每天 1 次，5 天/周。②预防器官移植受者的巨细胞病毒病，初始剂量，5mg/kg，每 12h 一次，连用 7 ~ 14d；维持剂量：5mg/kg，每天 1

次，7 天/周；或者 6mg/kg，每天 1 次，5 天/周。

【药代动力学参数】静脉注射更昔洛韦后其稳态分布容积为（0.74±0.15）L/kg。脑脊液中浓度为同期血药浓度的 7%～67%。在 0.5～51μg/ml 血药浓度范围内，血浆蛋白结合率为 1%～2%。本品几乎体内不代谢。更昔洛韦静脉滴注，在 1.6～5.0mg/kg 剂量范围内呈线性关系。91.3%±5.0% 的药物以原型经肾小球滤过和肾小管主动分泌排出，肌酐清除率（C_{Cr}）为（3.20±0.80）ml/（min·kg）时，该品清除率（3.52±0.80）ml/min·kg。半衰期为（3.5±0.9）h。

【给药方式】静脉滴注。

【溶媒】0.9% 氯化钠注射液或 5% 葡萄糖注射液、复方氯化钠注射液、复方乳酸钠注射液。

【配液说明】首先根据体重确定使用剂量，用适量注射用水或 0.9% 氯化钠注射液将之溶解，浓度达 50mg/ml，再加入到 0.9% 氯化钠注射液或 5% 葡萄糖注射液、复方氯化钠注射液、复方乳酸钠注射液 100ml 静脉滴注，滴注浓度不能超过 10mg/ml。

【滴速】滴速 2～4ml/min，输液浓度≤2.5mg/ml，恒定速率静脉滴注，每次滴注时间 1h 以上。

【成品输液稳定性】在 25℃下，更昔洛韦与临床常用的 5% 葡萄糖氯化钠注射液、10% 葡萄糖注射液、乳酸钠林格注射液配伍后 6h 内稳定。

【配伍禁忌】布比卡因、昂丹司琼、多黏菌素 B、多柔比星、大蒜素、丁溴东莨菪碱、氟达拉滨、磺胺嘧啶、多黏菌素 B、黏菌素、异帕米星、米卡芬净、莫拉司亭、哌拉西林、替卡西林、齐多夫定、去氧肾上腺素、头孢吡肟、头孢噻肟、亚胺培南等。

利巴韦林注射液

Ribavirin Injection

【成分】本品主要成分为利巴韦林；辅料为甘露醇。

【分子式】$C_8H_{12}N_4O_5$

【分子量】244.21

【药理作用】体外具有抑制呼吸道合胞病毒、流感病毒、甲肝病毒、腺病毒等多种病毒生长的作用，其机制尚不明确。本品并不改变病毒吸附、侵入和脱壳，也不诱导干扰素的产生。药物进入被病毒感染的细胞后迅速磷酸化，其产物作为病毒合成酶的竞争性抑制剂，抑制肌苷单磷酸脱氢酶、流感病毒 RNA 多聚酶和 mRNA 鸟苷转移酶，从而引起细胞内鸟苷三磷酸的减少，损害病毒 RNA 和蛋白合成，使病毒的复制与传播受抑。对呼吸道合胞病毒也可能具免疫作用及中和抗体作用。

【适应证】用于呼吸道合胞病毒引起的病毒性肺炎与支气管炎。

【不良反应】常见的不良反应有贫血、乏力等，停药后即消失。较少见的不良反应有疲倦、头痛、失眠、食欲减退、恶心、呕吐等，并可致红细胞、白细胞及血红蛋白下降。

【禁忌证】对本品过敏者、孕妇禁用；有严重贫血、肝功能异常者慎用。

【药物相互作用】本品与齐多夫定同用时有拮抗作用，因本品可抑制齐多夫定转变成活性型的磷酸齐多夫定。

【给药剂量】成人一次 0.5g，一日 2 次；小儿按体重一日 10～15mg/kg，分 2 次给药。疗程 3～7 日。

【药代动力学参数】静脉滴注本品 0.8g，5min 后血浆浓度为（17.8±5.5）μmol，30min 后血浆浓度为（42.3±10.4）μmol。进入体内迅速分布到身体各部分，并可通过血 - 脑屏障。药物在呼吸道分泌物中的浓度大多高于血药浓度。药物能进入红细胞内，且蓄积量大。长期用药后脑脊液内药物浓度可达同时期血药浓度的 67%。本品可透过胎盘，也能进入乳汁。与血浆蛋白几乎不结合。在肝内代谢。血消除半衰期（$t_{1/2\beta}$）为 0.5～2h。主要经肾排泄，48h 内从尿液中可检出 16.7%±10.3% 的药物以原型排出，6.2%±1.7% 的药物以代谢物排泄。药物在红细胞内可蓄积数周。

【给药方式】静脉滴注。

【溶媒】0.9% 氯化钠注射液或 5% 葡萄糖注射液。

【配液说明】用 0.9% 氯化钠注射液或 5% 葡萄糖注射液稀释成每 1ml 含 1mg 的溶液后静脉缓慢滴注。

【滴速】浓度 1～4ml/min，每次滴注 20min 以上。

【成品输液稳定性】本品与 5% 葡萄糖注射液、0.9% 氯化钠注射液和复方葡萄糖氯化钠注射液配伍 6h 内，外观、pH、含量均无明显变化，有关物质也未见明显增加，故本品与以上稀释液配伍 6h 内稳定。

【配伍禁忌】氨苄西林、苄星青霉素、二氮嗪、呋布西林、阿米卡星、大观霉素、妥布霉素、庆大霉素、丝裂霉素、地西泮、头孢呋辛、头孢噻肟、替硝唑、血管紧张素胺、血浆、依他尼酸、异戊巴比妥、硝普钠等。此外，利巴韦林与头孢替唑需先稀释后再配伍。

第十三节　抗结核病药

异烟肼注射液
Isoniazid Injection

【成分】本品主要成分为异烟肼。

【分子式】$C_6H_7N_3O$

【分子量】137.14

【药理作用】本品为抗结核药。异烟肼对各型结核分枝杆菌都有高度选择性抗菌作用，是目前抗结核药物中具有最强杀菌作用的合成抗菌药，对其他细菌几乎无作用。对生长繁殖期结核分枝杆菌作用强，对静止期作用较弱且慢。其作用机制可能是抑制敏感细菌分枝菌酸的合成而使细胞壁破裂。

【适应证】与其他抗结核药联合用于各种类型结核病及部分非结核分枝杆菌病的治疗。

【不良反应】主要为周围神经炎、肝脏毒性、变态反应、粒细胞减少、嗜酸粒细胞增多、血小板减少、高铁血红蛋白血症、口干、维生素 B_6 缺乏症、高血糖症、代谢性酸中毒、内分泌功能障碍等。

【禁忌证】对本品过敏的患者禁用。

【药物相互作用】饮酒易引起本品诱发的肝脏毒性反应。肾上腺皮质激素（尤其泼尼松龙）可增加本品在肝内的代谢及排泄。本品抑制了抗凝药的酶代谢，使抗凝作用增强。异烟肼为维生素 B_6 的拮抗剂。本品不宜与其他神经毒药物合用。与乙硫异烟胺、吡嗪酰胺、利福平等其他有肝毒性的抗结核药合用时，可增加本品的肝毒性。本品可抑制卡马西平的代谢，增加对乙酰氨基酚的肝毒性及肾毒性，可延长阿芬太尼的作用，与双硫仑合用可增强其中枢神经系统作用。本品不宜与酮康唑或咪康唑合用，因可使后两者的血药浓度降低等。

【给药剂量】①成人一日 0.3 ~ 0.4g 或 5 ~ 10mg/kg；儿童每日按体重 10 ~ 15mg/kg，一日不超过 0.3g。②急性粟粒型肺结核或结核性脑膜炎患者，成人一日 10 ~ 15mg/kg，每日不超过 0.9g。③采用间歇疗法时，成人每次 0.6 ~ 0.8g，每周 2 ~ 3 次。肾功能减退但血肌酐值低于 6mg/100ml 者，异烟肼的用量不需减少。

【药代动力学参数】本品可快速进入胎儿循环，乳汁中的浓度几乎与血药浓度相等。在肝脏及皮肤中浓度也高，也易进入胸腔积液、腹腔积液、唾液、胆汁中。蛋白结合率为 0 ~ 10% 。本品主要在肝脏中乙酰化而成无活性代谢产物，其中部分具肝毒性。70% 的给药量在 24h 内经肾脏排泄，大部分为无活性代谢产物。快乙酰化者 93% 以乙酰化型从尿中排出，慢乙酰化者为 63% 。也可从乳汁、唾液、痰液和粪便中排出。相当量的本品可经血液透析和腹膜透析清除。

【给药方式】静脉滴注。

【溶媒】0.9% 氯化钠注射液、5% 葡萄糖注射液。

【配液说明】用 0.9% 氯化钠注射液或 5% 葡萄糖注射液稀释后使用。

【滴速】静脉注射，5 ~ 10min；滴速 2 ~ 4ml/min，静脉滴注 1 ~ 2h。

【成品输液稳定性】在室温条件下，8h 内异烟肼注射液在 0.9% 氯化钠注射液和 5% 葡萄糖注射液中配伍稳定。

【配伍禁忌】氨苄西林、氨茶碱、苯丙胺、促皮质素、地高辛、丁卡因、谷氨酸、磺胺嘧啶、磺胺异噁唑可待因、氯胺酮、吗啡、美沙酮、丝裂霉素、噻替派、硝普钠、洋地黄毒苷、阿托品、苄星青霉素、长春新碱、精氨酸、精氨酸七叶皂苷、垂体后叶素、多巴酚丁胺、地西泮、1，6 - 二磷酸果糖、复方氨基酸（17AA）、氟哌啶醇、呋塞米、肼屈嗪、四环素、抗坏血酸、卡那霉素、硫喷妥钠、庆大霉素、万古霉素、鱼精蛋白、氯筒箭毒碱、乙酰丙嗪、美沙酮中间体、普萘洛尔、哌替啶、舒他西林、头孢呋辛、头孢哌酮、头孢噻肟、头孢他啶、替硝唑、维拉帕米、维生素 C、维生素 K_1、新斯的明、新生霉素、乙胺硫脲、胰岛素、烟酸、依他尼酸、烟酰胺等。此外，异烟肼与碳酸氢钠、血管紧张素胺是否可配尚不明确。

（马银玲　李　颖）

第二章 抗肿瘤药物

第一节 烷 化 剂

注射用达卡巴嗪
Docetaxel for Injection

【成分】本品主要成分为达卡巴嗪；辅料为枸橼酸。

【分子式】$C_6H_{10}N_6O$

【分子量】182.1

【药理作用】本品为嘌呤生物合成的前体，能干扰嘌呤的生物合成；进入体内后由肝微粒体去甲基形成单甲基化合物，具有直接细胞毒作用。主要作用于 G_2 期。抑制嘌呤、RNA 和蛋白质的合成，也影响 DNA 的合成。

【适应证】本品用于治疗恶性黑色素瘤，也用于软组织肿瘤和恶性淋巴瘤等。

【不良反应】食欲不振、恶心呕吐、腹泻等，以及骨髓抑制。流感样症状，如全身不适、发热、肌肉疼痛，也可有面部麻木、脱发。注射部位可有血管刺激反应。偶见肝肾功能损害。

【禁忌证】水痘或带状疱疹患者禁用。严重过敏史者禁用。妊娠期妇女禁用。

【给药剂量】静脉滴注：取 2.5~6mg/kg 或 200~400mg/m^2，用 0.9% 氯化钠注射液 10~15ml 溶解后，用 5% 葡萄糖注射液 250~500ml 稀释后滴注。连用 5~10d 为 1 疗程，一般间隔 3~6 周重复给药。单次大剂量：650~1450mg/m^2，每 4~6 周 1 次。

【药代动力学参数】由于口服吸收不完全，个体差异很大。静脉内给药，其先在肝中通过 N-去甲基形式，然后代谢成为氨基咪唑羧基酰胺和重氮甲烷。本品具有双相的血浆衰降；半衰期（$t_{1/2}$）为 19min 及 5h。本品很快由肾小管分泌而排泄。在 6h 内大约 40% 以原型的形式排出。

【给药方式】静脉滴注、静脉推注、动脉推注。

【溶媒】5% 葡萄糖注射液。

【滴速】滴速 2~4ml/min，静脉滴注 30min 以上。

【成品输液稳定性】对光和热极不稳定、遇光或热易变红，在水中不稳定，放置后溶液变浅红色。需临时配制，溶解后立即注射，并尽量避光。

【配伍禁忌】单独输注，不宜与其他药物配伍。

注射用环磷酰胺
Cyclophosphamide for Injection

【成分】本品主要成分为环磷酰胺。

【分子式】$C_7H_{15}Cl_2N_2O_2P \cdot H_2O$

【分子量】279.10

【药理作用】环磷酰胺进入体内被肝脏或肿瘤内存在的过量的磷酰胺酶或磷酸酶水解，变为活化作用型的磷酰胺氮芥而起作用。其作用机制与氮芥相似，与 DNA 发生交叉联结，抑制 DNA 的合成，也可干扰 RNA 的功能，属细胞周期非特异性药物。

【适应证】对恶性淋巴瘤、急性或慢性淋巴细胞白血病、多发性骨髓瘤有较好的疗效，对乳腺癌、睾丸肿瘤、卵巢癌、肺癌、头颈部鳞癌、鼻咽癌、神经母细胞瘤、横纹肌肉瘤及骨肉瘤均有一定的疗效。

【不良反应】骨髓抑制、出血性膀胱炎、脱发、口腔炎、中毒性肝炎、皮肤色素沉着、月经紊乱、无精子或精子减少及肺纤维化等。

【禁忌证】有骨髓抑制、感染、肝肾功能损害者禁用或慎用。对本品过敏者禁用。妊娠及哺乳期妇女禁用。

【药物相互作用】本品可使血清中假胆碱酯酶减少，使血清尿酸水平增高，因此，与抗痛风药如别嘌呤醇、秋水仙碱、丙磺舒等同用时，应调整抗痛风药物的剂量。此外也加强了琥珀胆碱的神经肌肉阻滞作用，可使呼吸暂停延长。环磷酰胺可抑制胆碱酯酶活性，因而延长可卡因的作用并增加毒性。大剂量巴比妥类、皮质激素类药物可影响环磷酰胺的代谢，同时应用可增加环磷酰胺的急性毒性。

【给药剂量】$500 \sim 1000 mg/m^2$。

【药代动力学参数】静脉注射后血浆半衰期 4~7h，48h 内经肾脏排出 50%~70%，其中 68% 为代谢产物，32% 为原型排泄。成人静脉注射环磷酰胺药物后，24h 内环磷酰胺及其代谢产物的血浆浓度大幅下降。但在 72h 内仍可在血浆内检测到。环磷酰胺在体外无活性。环磷酰胺及其代谢产物主要经肾脏排出。环磷酰胺与大多数蛋白不结合，而其代谢产物有 50% 与血浆蛋白结合。环磷酰胺在脑脊液和乳汁中也可检测到。环磷酰胺及其代谢产物可通过胎盘屏障。

【给药方式】静脉注射、静脉滴注、肌内注射。

【溶媒】0.9% 氯化钠注射液。

【配液说明】成人常用量：单药静脉注射按体表面积每次 $500 \sim 1000 \mathrm{mg/m^2}$，加 0.9% 氯化钠注射液 $20 \sim 30 \mathrm{ml}$，静脉注射。

【滴速】静脉注射：5min；静脉滴注：$2 \sim 3 \mathrm{ml/min}$。

【成品输液稳定性】环磷酰胺水溶液仅能稳定 $2 \sim 3 \mathrm{h}$，最好现配现用。

【配伍禁忌】氨苄西林、昂丹司琼、阿糖胞苷、表柔比星、丁卡因、甲硝唑、卡那霉素、兰索拉唑、庆大霉素、奈达铂、水解蛋白、丝裂霉素、新斯的明、盐酸表柔比星、盐酸米托蒽醌、甲硫酸新斯的明。

注射用异环磷酰胺

Ifosfamide for Injection

【成分】本品主要成分为异环磷酰胺；辅料为甘露醇、甘氨酸。

【分子式】$C_7H_{15}Cl_2N_2O_2P$

【分子量】261.09

【药理作用】本品在体外无抗癌活性，进入体内被肝脏或肿瘤内存在的磷酰胺酶或磷酸酶水解，变为有活性的磷酰胺氮芥而起作用。其作用机制可能为与 DNA 发生交叉联结，抑制 DNA 的合成，也可干扰 RNA 的功能，属细胞周期非特异性药物。本品抗瘤谱广，对多种肿瘤有抑制作用。

【适应证】适用于睾丸癌、卵巢癌、乳腺癌、肉瘤、恶性淋巴瘤和肺癌等。

【不良反应】本品的剂量限制性毒性是骨髓抑制和尿毒性。其他显著的副作用有脱发、恶心、呕吐和中枢神经系统毒性。

【禁忌证】严重骨髓抑制患者、对本品过敏者、双侧输尿管阻塞者、妊娠及哺乳期妇女禁用。

【药物相互作用】先前应用顺铂患者，可加重异环磷酰胺的骨髓抑制、神经毒性和肾毒性。同时使用抗凝血药物，可能导致出血危险。同时使用降血糖药，可增强降血糖作用。与其他细胞毒药物联合应用时，应酌情减量。用药时接种活疫苗（如轮状病毒疫苗），将增加活疫苗感染的风险，接受免疫抑制化疗的患者不能接种活疫苗。同时进行放疗，可使放疗引起的皮肤反应加重。

【给药剂量】$1.2 \sim 2.5 g/m^2$。

【药代动力学参数】本品进入体内后被广泛代谢，主要通过肝脏激活，产生活性代谢产物，不同个体代谢物可能不同。活性代谢产物仅少量通过血 - 脑屏障，脑脊液中药物浓度为血药浓度的 20%。高剂量时存在代谢饱和现象。按体表面积一次静脉注射 $3.8 \sim 5.0 g/m^2$，血药浓度呈双相衰减，终末消除半衰期约为 15h；按体表面积一次静脉注射 $1.6 \sim 2.4 g/m^2$，血药浓度呈单相衰减，终末消除半衰期约为 7h。经肾脏排出 $70\% \sim 80\%$；按体表面积一次静脉注射 $5.0 g/m^2$ 时，61% 以原型排出；按体表面积一次静脉注射 $1.2 \sim 2.4 g/m^2$ 时，仅 12% ~ 18% 以原型排出。本品血浆蛋白结合率不足 20%。

【给药方式】静脉滴注。

【溶媒】5% 葡萄糖注射液，0.9% 氯化钠注射液。

【配液说明】用灭菌注射用水溶解后再用 5% 葡萄糖注射液或 0.9% 氯化钠注射液 $500 \sim 1000 ml$ 进一步稀释后缓慢静脉滴注。

【滴速】滴速 $2 \sim 4 ml/min$，静脉滴注 $3 \sim 4h$。

【成品输液稳定性】异环磷酰胺与 5% 葡萄糖注射液或 0.9% 氯化钠注射液物理可配。室温下 7 天，药物损失 <5%；冷藏下 6 周，药物没有损失。

【配伍禁忌】化疗药物建议单独输注。

注射用盐酸尼莫司汀

Nimustine Hydrochloride for Injection

【成分】本品主要成分为盐酸尼莫司汀。

【分子式】$C_9H_{13}N_6O_2Cl_2 \cdot HCl$

【分子量】309.15

【药理作用】尼莫司汀的主要作用机制可能是使细胞内 DNA 烷化，引起 DNA 低分子化，抑制 DNA 合成。

【适应证】脑肿瘤、消化道癌（胃癌、肝癌、结肠、直肠癌）、肺癌、恶性淋巴瘤、慢性白血病等。

【不良反应】骨髓抑制，间质性肺炎及肺纤维症，皮疹，AST、ALT 等上升，BUN 上升、蛋白尿、食欲不振、恶心、欲吐、呕吐、口内炎、腹泻等，以及全身乏力感、发热、头痛、眩晕、痉挛、脱发、低蛋白血症。

【禁忌证】对尼莫司汀有严重过敏症既往史患者禁用。动物实验有致畸作用，因此孕妇或可能妊娠的妇女不宜用药。

【药物相互作用】其他抗恶性肿瘤剂、放射线照射会增强骨髓功能抑制等作用，因此充分观察患者状态，若发现异常应减量或停药等适当处理。

【给药剂量】2～3mg/kg。

【药代动力学参数】给药 5min 后开始向脑脊液（脑室）分布，给药后 30min 脑脊液中浓度达高峰（平均 $0.59\mu g/ml$）半衰期为 0.49h。给药 5min 后血中浓度平均值为 $3.86\mu g/ml$，其后急速下降，但 60min 后依然保持 $1.0\mu g/ml$ 浓度（$t_{1/2}\alpha = 1.3min$，$t_{1/2\beta} = 35min$）。另外，从分布容量的探讨，表明高浓度分布于组织内。

【给药方式】静脉或动脉给药。

【溶媒】5% 葡萄糖注射液，0.9% 氯化钠注射液。

【配液说明】按每 5mg 溶于 1ml 注射用蒸馏水的比例溶解后进行稀释。

【滴速】静脉滴注 2～3ml/min。

【成品输液稳定性】因遇光易分解，水溶液不稳定，临床应用时应现配现用，且配伍后溶液冷藏、避光贮存不超过 8h。

【配伍禁忌】不宜与其他药物配伍，宜单独输注。

第二节　抗代谢药物

注射用阿糖胞苷
Cytarabine for Injection

【成分】本品主要成分为阿糖胞苷；辅料为盐酸、氢氧化钠。

【分子式】$C_9H_{13}N_3O_5$

【分子量】243.22

【药理作用】阿糖胞苷是一种抗代谢类的细胞生长抑制剂。其抗肿瘤作用源自选择性抑制 DNA 合成，尤其作用于 S 期。阿糖胞苷作为嘧啶拮抗剂在细胞内转变成阿糖胞苷三磷酸盐（Ara – CTP）。Ara – CTP 竞争性地抑制 DNA 聚合酶。此外，由于阿糖胞苷的掺入使 DNA 合成受到抑制。阿糖胞苷的细胞生长抑制作用无论直接在 S 期还是 DNA 合成的持久抑制期，都具有剂量依赖性。阿糖胞苷在胃肠道内迅速发生脱氨作用，口服无效，不到 20% 的剂量被吸收。

【适应证】用于治疗白血病和淋巴瘤。

【不良反应】可见骨髓抑制、恶心、呕吐、口腔和肛门发炎、腹泻、钾盐流失、结节状皮疹、红皮病或红斑、水疱、脱皮、皮肤灼烧痛、大脑和小脑功能失调、头痛、胡思乱想、嗜睡、结膜溃疡等。

【禁忌证】对本品有过敏反应、严重骨髓抑制者及孕妇和哺乳期妇女禁用。

【药物相互作用】当阿糖胞苷与其他骨髓抑制性药物合用时，血液学毒性的发生率和严重程度均会加强。对既往经 L－门冬酰氨酶治疗的患者，应用阿糖胞苷应谨慎。氟胞嘧啶不能与阿糖胞苷合用。有报道提出阿糖胞苷可竞争性地抑制氟胞嘧啶的抗真菌作用。

【给药剂量】急性白血病的诱导缓解：$100mg/m^2$ 每天 2 次，或 $100mg/m^2$ 每天 1 次，通常使用 5 ~ 10d，取决于疗效和毒性。维持治疗：1 ~ 1.5mg/kg，静脉滴注或皮下注射。治疗难治性疾病使用高剂量：每 12h 剂量 $3g/m^2$，连续使用 6d，静脉滴注至少 1h。鞘内注射治疗淋巴瘤性脑膜炎：5 ~ 75mg/m^2，每 2 ~ 4d 1 次；脂质体鞘内注射每次 50mg，每 2 周一次，共 5 次，然后每 4 周一次，共 5 次。

【药代动力学参数】静脉给药后迅速从血浆中清除，初始半衰期 10min，终末半衰期 1 ~ 3h。阿糖胞苷通过磷酸化转化为活性形式，后者在肝肾中迅速脱氨，变为无活性的 $1-\beta-D-$ 阿拉伯呋喃糖氟尿嘧啶。静脉注射后大部分以无活性代谢物的形式 24h 内从尿中排泄。

【给药方式】阿糖胞苷可静脉滴注、静脉推注、皮下注射或鞘内注射。与缓慢的静脉滴注相比，给予快速静脉推注时患者能耐受更高的剂量。这个现象可能与快速注射后，药物迅速失活及短时间内高浓度的药物作用于可疑正常细胞和肿瘤细胞有关。正常和肿瘤细胞对这些不同的给药方法的反应是类似的，没有证据表明两种给药方式中的哪一种更具临床优势。

【溶媒】0.9% 氯化钠注射液、5% 葡萄糖注射液、葡萄糖氯化钠注射液。

【配液说明】本品可做预制溶液使用。可以用等渗氯化钠溶液或 5% 葡萄糖溶液配制本品滴注溶液。如果灌注给药，可以使用未稀释溶液。在配制和给药期间应采取对危害物质的安全措施。配制期间，必须遵守有关细胞生长抑制剂安全处理的一般原则。根据临床诊断，由医生决定使用时间。一瓶阿糖胞苷注射液应该一次使用。

【滴速】滴速 2 ~ 3ml/min，静脉滴注 1 ~ 3h。

【成品输液稳定性】阿糖胞苷化学和物理稳定性研究的结果显示，本品在静脉滴注玻璃瓶和静脉滴注塑料袋内与注射用水、5% 葡萄糖注射液或 0.9% 氯化钠注射液配置成浓度为 0.5mg/ml 的输注液时，其在室温下可保持稳定 7d。

室温下，阿糖胞苷在含 50mg/500ml 氯化钾的 5% 葡萄糖水溶液或 0.9% 氯化钠溶液中，浓度为 2mg/ml 时，可保持稳定达 8d。

室温或冷藏温度（8℃）下，阿糖胞苷在含 50mg/L 碳酸氢钠的 5% 葡萄糖水溶液或 5% 葡萄糖 0.2% 氯化钠溶液中，浓度为 0.2 ~ 1.0mg/ml 时，在 Travenol 玻璃瓶或 Viaflex 软袋内也可保持稳定 7d。

阿糖胞苷注射液以及用此注射液配制的静脉输注液中均不含抗菌药物。因此建议使用前再进一步稀释，且输注液配制好后应尽快开始滴注。滴注应在溶液配制好后的 24h 内完成并将残液丢弃。

【配伍禁忌】氨力农、表柔比星、苄星青霉素、甲泼尼龙琥珀酸钠、卡铂、两性霉素 B、柔红霉素、枸橼酸柔红霉素、美罗培南、奈达铂等。

氟尿嘧啶注射液

Paclitaxel Injection

【成分】本品主要成分为氟尿嘧啶；辅料为氢氧化钠、依地酸二钠。

【分子式】$C_4H_3FN_2O_2$

【分子量】130.08

【药理作用】氟尿嘧啶为尿嘧啶类似物，属于抗代谢类抗肿瘤药物。氟尿嘧啶在体内转化为活性脱氧核苷酸，抑制胸腺嘧啶脱氧核苷酸，阻断脱氧氟尿嘧啶核苷酸转变为胸腺嘧啶脱氧核苷酸，从而抑制 DNA 的合成，还可以影响 RNA 的合成。

【适应证】用于胃肠肿瘤、乳腺癌、头颈肿瘤、肝脏肿瘤、胰腺肿瘤、皮肤恶性肿瘤或癌前病变、毛囊角化病、脑弓形体病、生殖器疣等。

【不良反应】可见骨髓抑制、胃肠道反应、手足综合征、皮疹、脱发、眼部刺激、中枢神经毒性、心肌缺血等。

【禁忌证】妇女妊娠初期 3 个月内禁用本品。由于本品潜在的致突变、致畸及致癌性和可能在婴儿中出现的毒副反应，因此在应用本品期间不允许哺乳。当伴发水痘或带状疱疹时禁用。氟尿嘧啶禁用于衰弱患者。

【药物相互作用】多种药物可在生物化学上影响氟尿嘧啶的抗癌作用或毒性，常见的药物包括甲氨蝶呤、甲硝唑及四氢叶酸。与甲氨蝶呤合用，应先给甲氨蝶呤 4 ~ 6h 后再给予氟尿嘧啶，否则会减效。先给予四氢叶酸，再用氟尿嘧啶可增加其疗效。本品能生成神经毒性代谢产物——氟代柠檬酸而致脑瘫，故不能作鞘内注射。别嘌呤醇可以减低氟尿嘧啶所引起的骨髓抑制。

【给药剂量】氟尿嘧啶作静脉滴注，通常按体表面积一日 300 ~ 500mg/m²，连用 3~5d，每次静脉滴注时间不得少于 6~8h；静脉滴注时可用输液泵连续给药维持 24h。用于原发性或转移性肝癌，多采用动脉插管注药。

【药代动力学参数】静脉应用氟尿嘧啶后，迅速从血浆中清除，平均 $t_{1/2}$ 为 16min，分布遍及身体各个组织和体液，包括通过血-脑屏障出现于脑脊液中，从血浆中清除大约需要 3h。在靶细胞内氟尿嘧啶转化为 5-氟尿苷单磷酸盐和氟苷单磷酸盐，前者转化后成为三磷酸盐嵌入 RNA，后者抑制胸苷酸合成酶。有 15%~20% 6min 内以原型药物的形式由尿排泄。剩余部分主要在肝中灭活，经二氢嘧啶脱氢酶分解代谢，类似于内源性氟尿嘧啶。大部分转化成二氧化碳经呼吸排泄，还产生尿素及其他代谢物。

【给药方式】静脉滴注，静脉注射，腹腔灌注。

【溶媒】0.9% 氯化钠注射液、5% 葡萄糖注射液。

【配液说明】按照细胞毒药物做好防护。

【滴速】滴速 1~3ml/min，根据化疗方案选择常规静脉滴注或者持续泵入。若为静脉滴注，每次静脉滴注时间不得少于 6~8h；静脉滴注时可用输液泵连续给药维持 24h。

【成品输液稳定性】本品与 0.9% 氯化钠注射液、10% 葡萄糖注射液、5% 葡萄糖注射液、葡萄糖氯化钠注射液配伍后，在 36h 内静脉滴注，药效可靠。其含量稳定性以在 0.9% 氯化钠注射液中为最优，临床可优先考虑。

【配伍禁忌】不宜与蒽环类、甲硝唑、长春西丁、顺铂、伊立替康、昂丹司琼、托烷司琼配伍，与氢化可的松配伍氟尿嘧啶主成分含量无变化，但是仍然建议分开输注。

注射用甲氨蝶呤
Methotrexate for Injection

【成分】本品主要成分为甲氨蝶呤；辅料为氢氧化钠。

【分子式】$C_{20}H_{22}N_8O_5$

【分子量】454.45

【药理作用】甲氨蝶呤竞争性抑制二氢叶酸还原酶，阻断后者催化叶酸转化成四氢叶酸，从而干扰了胸腺嘧啶脱氧核苷酸和嘌呤的合成，进而抑制 DNA 合成及细胞增殖，并在一定程度上影响蛋白质及 RNA 的合成。

甲氨蝶呤为作用于细胞周期（S 期）的特异性药物。细胞增殖较快的组织，如肿瘤组织、骨髓、上皮细胞或胚胎细胞似对本药最为敏感。故甲氨蝶呤可用于治疗银屑病，该病上皮细胞增殖率远高于正常细胞。

【适应证】乳腺癌、妊娠性绒毛膜癌、恶性葡萄胎或葡萄胎、急性白血病、Burkitts 淋巴瘤、晚期淋巴肉瘤、成骨肉瘤、急性白血病、支气管肺癌或头颈部上皮癌、银屑病。

【不良反应】骨髓抑制、皮肤反应、泌尿系反应、消化道反应、头痛常见。

【禁忌证】肾功能已受损害，妊娠期妇女，营养不良，肝肾功能不良或伴有血液疾病者，如白细胞减少、血小板减少、贫血及骨髓抑制。

【药物相互作用】当甲氨蝶呤在蛋白质结合位点上被其他药物所替代时，将产生潜在的药物毒性的相互作用。这些药物包括：水杨酸盐、非甾体类抗炎药、磺胺、苯妥英、四环素、氯霉素、对氨基苯甲酸（PABA）。已有报道，甲氨蝶呤与一些药物合用能改变细胞对甲氨蝶呤的摄取率，所以患者在接受甲氨蝶呤期间，仅能使用肿瘤专家同意的其他药物。这些药物包括：琥珀酸氢化可的松、头孢霉素、甲基泼尼松龙、门冬酰胺酶、博来霉素、青霉素、卡那霉素、长春新碱和长春花碱。

【给药剂量】根据各化疗方案不同，常规剂量 $10 \sim 200 mg/m^2$，大剂量可用至 $8 \sim 10 g/m^2$。

【药代动力学参数】静脉给药或肌内注射本品 $0.5 \sim 2.0h$ 后可达血清峰浓度，约有 50% 的药物与血浆蛋白可逆性结合。甲氨蝶呤广泛分布于体内各组织，也可分布如腹腔积液或胸腔积液之类的第三间隙积蓄的体液中。甲氨蝶呤在某些组织中可滞留较长时间，如在肾脏可滞留数周，在肝脏中可滞留数月。正常剂量下，甲氨蝶呤不易通过血 – 脑屏障，如中枢神经系统需高浓度的甲氨蝶呤时，则应作鞘内注射。常规剂量下，甲氨蝶呤在体内无明显代谢，而大剂量时，则可有部分代谢。消除似乎符合三相模式。甲氨蝶呤主要经肾脏排泄，少部分可能经由胆道，最后由粪便排出。

【给药方式】抗肿瘤化疗：甲氨蝶呤可采用肌内注射，可静脉或鞘内途径给药。

【溶媒】静脉滴注可用 5% 葡萄糖注射液、0.9% 氯化钠注射液作为溶媒。

【配液说明】静脉滴注液：①本药粉针剂每 $10 \sim 20 mg$，以 5% 葡萄糖注射液 500ml 稀释后静脉滴注。

②本药高浓度注射液（5ml∶500mg、10ml∶1000mg、50ml∶500mg）应根据治疗计划和输液时间，以葡萄糖注射液或生理盐水稀释后滴注（浓度的 1% ～2% 为宜）。

【滴速】1~2ml/min；大剂量甲氨蝶呤滴注时不宜超过6h。

【成品输液稳定性】与5%葡萄糖注射液、0.9%氯化钠注射液、果糖、木糖醇24h含量均无变化，稳定性良好。

【配伍禁忌】甲氨蝶呤与阿糖胞苷、氟尿嘧啶及泼尼松龙存在配伍禁忌。

注射用盐酸吉西他滨
Gemcitabine Hydrochloride for Injection

【成分】本品活性成分为盐酸吉西他滨；辅料为甘露醇、醋酸钠、盐酸、氢氧化钠。

【分子式】$C_9H_{11}F_2N_3O_4$

【分子量】299.66

【药理作用】吉西他滨具有细胞周期特异性，吉西他滨主要作用于DNA合成期（S期）的细胞。在细胞内核苷激酶的作用下转化成下列代谢物：吉西他滨一磷酸盐（dFdCMP）、吉西他滨二磷酸盐（dFdCDP）和吉西他滨三磷酸盐（dFdCTP），其中dFdCDP和dFdCTP为活性产物，dFdCDP可抑制核糖核苷酸还原酶，导致脱氧核苷酸（包括dCTP）的浓度降低。dFdCTP可与dCTP竞争性结合DNA，而细胞中dCTP浓度的降低可促进dFdCTP与DNA的结合，从而阻止DNA的进一步合成。此外，DNA聚合酶不能清除吉西他滨核苷酸，不能修复合成过程中的DNA链。通过以上机制，本药干扰DNA合成，使细胞死亡。

【适应证】非小细胞肺癌、胰腺癌、乳腺癌、卵巢癌、子宫颈癌、睾丸肿瘤、子宫肉瘤、转移性肾细胞癌、膀胱癌、肝癌、胆道癌、淋巴瘤、间皮瘤、头颈癌、鼻咽癌、难治性尤因肉瘤、难治性骨肉瘤、晚期软组织肉瘤、恶性胸腺瘤、来源不明的腺癌。

【不良反应】皮疹非常常见，以及骨髓抑制、呕吐、呼吸困难、流感样症状等。

【禁忌证】过敏者禁用。

【药物相互作用】会造成华法林INR升高，合用时应酌情调整华法林的剂量。与活疫苗（如轮状病毒疫苗）合用将增加活疫苗感染的风险，接受免疫抑制化疗时不可接种活疫苗。

【给药剂量】$1000~1250mg/m^2$。

【药代动力学参数】血浆峰浓度（输液结束后5min内得到）为3.2~45.5μg/ml。半衰期为42~94min，吉西他滨在输液开始后的5~11h内被完全清除。每周给药一次时，吉西他滨不会产生蓄积。吉西他滨在肝脏、肾脏、血液和其他组织中被胞苷脱氨酶快速代谢。药物经尿液排泄，少于 10% 以原药形式排泄。

【给药方式】静脉滴注。

【溶媒】静脉滴注可用 0.9% 氯化钠作为溶媒。浓度为 9mg/ml（0.9%）的氯化钠注射液（不含防腐剂）是唯一被允许用于重新溶解吉西他滨无菌粉末的溶液。

【配液说明】根据药物的溶解性，重新溶解后吉西他滨浓度不应超过 40mg/ml。如果重新溶解溶液浓度大于 40mg/ml，可能会导致药物溶解不完全。应该避免。

【滴速】滴速 3.3ml/min，静脉滴注 30min。

【成品输液稳定性】吉西他滨在 0.9% 氯化钠注射液中 24h 稳定。

【配伍禁忌】细胞毒药物建议单独输注。

注射用培美曲塞二钠
Pemetrexed Disodium for Injection

【成分】本品主要成分为培美曲塞二钠；辅料为甘露醇；用适量盐酸或氢氧化钠调节 pH。

【分子式】$C_{20}H_{19}N_5Na_2O_6$

【分子量】471.37

【药理作用】培美曲塞是一种结构上含有核心为吡咯嘧啶基团的抗叶酸制剂，通过破坏细胞内叶酸依赖性的正常代谢过程，抑制细胞复制，从而抑制肿瘤的生长。

【适应证】用于顺铂联合治疗无法手术的恶性胸膜间皮瘤。

【不良反应】可见高血压、胸痛、血栓栓塞、心律失常、水肿、心包炎、脱水、呼吸困难、关节痛、肌酸酐升高、C_{Cr} 降低、肾衰竭、变态反应、感觉神经病变、运动神经病变、乏力、感染、发热等。

【禁忌证】禁用于对培美曲塞或药品其他成分有严重过敏史的患者。

【药物相互作用】使用布洛芬及其他非甾体类抗炎药，必须密切监测毒性反应，特别是骨髓抑制、肾脏及胃肠道的毒性。肾毒性药物增加肾小管负担的其他药物（如丙磺舒），合用可延迟本药的清除。经细胞色素 P450（CYP）3A、CYP2D6、CYP2C9、CYP1A2 代谢的药物，合用未见以上药物清除率降低。

【给药剂量】培美曲塞应该在有抗肿瘤化疗应用经验的合格医师的指导下使

用。培美曲塞联合顺铂用于治疗恶性胸膜间皮瘤的推荐剂量为每21天500mg/m^2，滴注10min；顺铂的推荐剂量为75mg/m^2，滴注超过2h；应在培美曲塞给药结束30min后再给予顺铂滴注。接受顺铂治疗要有水化方案。具体可参见顺铂说明书。

【药代动力学参数】培美曲塞主要以原药形式从尿路排泄，在给药后的24h内70%~90%的培美曲塞还原成原药的形式从尿中排出。培美曲塞总体清除率为91.8ml/min（肌酐清除率是90ml/min），对于肾功能正常的患者，体内半衰期为3.5h；随着肾功能降低，清除率会降低，但体内剂量会增加。随着培美曲塞剂量的增加，曲线下面积AUC和最高血浆浓度（C_{max}）会成比例增加。多周期治疗并未改变培美曲塞的药代动力学参数，培美曲塞呈现一稳态分布容积为16.1L。体外研究显示，培美曲塞的血浆蛋白结合率约为81%，且不受肾功能影响。

【给药方式】静脉滴注。

【溶媒】0.9%氯化钠注射液。

【配液说明】配置过程应无菌操作。每支500mg药品用20ml 0.9%氯化钠注射液（无防腐剂）溶解成浓度为25mg/ml的培美曲塞溶液，慢慢旋转直至粉末完全溶解。完全溶解后的溶液澄清，颜色为无色至黄色或黄绿色都是正常的。培美曲塞溶液的pH为6.6~7.8，且溶液需要进一步稀释。静脉滴注前观察药液有无沉淀及颜色变化，如果有异样，不能滴注。培美曲塞溶液配好后应用0.9%氯化钠注射液稀释至100ml。配好的培美曲塞溶液，置于冰箱冷藏或置于室温，无需避光，其物理及化学特性24h内保持稳定。

【滴速】滴速1~4ml/min，静脉滴注20~30min。

【成品输液稳定性】配好的培美曲塞溶液，置于冰箱冷藏或置于室温，无需避光，其物理及化学特性24h内保持稳定。

【配伍禁忌】表柔比星，含有钙的药物，乳酸钠林格，参芪成方。

注射用磷酸氟达拉滨
Fludarabine Phosphate for Injection

【成分】本品主要成分为磷酸氟达拉滨；辅料为甘露醇、氢氧化钠。

【分子式】$C_{14}H_{26}N_4O_{11}P_2$

【分子量】365.2

【药理作用】磷酸氟达拉滨，为抗病毒药阿糖腺苷的氟化核苷酸类似物，9-

β-D-阿拉伯酸-呋喃基腺嘌呤（ara-A），可相对地抵抗腺苷脱氨基酶的脱氨基作用。磷酸氟达拉滨被快速地去磷酸化成为 2F-ara-A，后者可以被细胞摄取，然后被细胞内的脱氧胞苷激酶磷酸化后成为有活性的三磷酸盐 2F-ara-ATP。该代谢产物可以通过抑制核苷酸还原酶，DNA 聚合酶 α、δ 和 ε，DNA 引物酶和 DNA 连接酶从而抑制 DNA 的合成。

【适应证】用于 B 细胞慢性淋巴细胞白血病（CLL）患者的治疗，这些患者接受过至少一个标准的含烷化剂方案的治疗，并且在治疗期间或治疗后，病情没有改善或持续进展。

【不良反应】可见水肿、咳嗽、肺炎、呼吸困难、鼻窦炎、咽炎、上呼吸道感染、急性呼吸窘迫综合征、呼吸窘迫、肺出血、肺纤维化、呼吸衰竭、呼吸系统合胞病毒肺部感染、肌无力、肌痛、骨髓纤维化、排尿困难、自身免疫疾病、周围神经病、迟发神经毒性等。

【禁忌证】对本药过敏者，严重肾功能不全（肌酐清除率 < 30ml/min）者，失代偿性溶血性贫血者，妊娠期妇女，哺乳期妇女。

【药物相互作用】与活疫苗（如轮状病毒疫苗）合用可使免疫应答下降，导致患者被活疫苗感染。用药期间不应接种活疫苗。白血病缓解期患者在结束化疗至少 3 个月后，方能接种活疫苗。与阿糖胞苷合用可升高三磷酸阿糖胞苷（阿糖胞苷的活性代谢产物）的浓度，但对阿糖胞苷的血药浓度和代谢率无影响。与喷司他丁合用可增加发生严重肺毒性的风险，两药不得合用。与腺苷吸收抑制药（如双嘧达莫）合用可减弱本药的疗效。

【给药剂量】推荐的剂量是每平方米体表面积用 25mg 磷酸氟达拉滨，每 28 天静脉给药连续 5 天。每个小瓶用 2ml 注射用水配制，每毫升配制溶液中含有 25mg 磷酸氟达拉滨。对肾功能不全患者的剂量应作相应的调整。肌酐清除率为 30～70ml/min 时剂量应减少达 50%，且要严密监测血液学改变以评价药物的毒性。

【药代动力学参数】用于慢性淋巴细胞性白血病时，静脉注射后 7～21 周起效。口服给药 1.1～1.2h 可达血药峰浓度，曲线下面积（AUC）为 1760～3016（ng·h）/ml；静脉给药 AUC 为 3060（ng·h）/ml；皮下给药 AUC 为 4.56（ng·h）/ml。多次静脉给药药效可维持 65～91 周；对非霍奇金淋巴瘤患者，多次给药药效可维持 2～20 个月。本药口服后生物利用度为 54%～56%，皮下给药的生物利用度为静脉注射的 1.05 倍。本药分布半衰期为 57min，分布容积为 98L/m²。代谢产物为 2-氟-阿糖腺苷（有活性）和 2-氟-腺嘌呤-5-三磷酸盐。约 40% 经肾排泄，总体清除率为 8.9L/（m^2·h）。母体化合物的消除半衰期为 10.3 ~ 20h。

【给药方式】静脉滴注。

【溶媒】0.9% 氯化钠注射液。

【配液说明】将所需剂量（依据患者体表面积计算）抽入注射器内。将抽入注射器内的所需剂量用 100ml 0.9% 生理盐水稀释。

【滴速】滴速 1 ~ 3.3ml/min，输注时间≥30min。

【成品输液稳定性】8h 以内使用。

【配伍禁忌】阿昔洛韦，表柔比星，苄星青霉，大蒜素，二氮嗪，奈达铂，水解蛋白，参芪成方，乙二磺酸丙氯拉嗪，更昔洛韦，氯丙嗪，氯氮䓬，两性霉素 B，咪康唑，羟嗪，柔红霉素，羧苄西林，双羟萘酸羟嗪，硝酸咪康唑。

第三节　抗肿瘤抗生素

注射用盐酸吡柔比星

Pirarubicin Hydrochloride for Injection

【成分】本品主要成分为吡柔比星。

【分子式】C$_{32}$H$_{37}$NO$_{12}$·HCl

【分子量】664.10

【药理作用】本品为半合成的蒽环类抗癌药，进入细胞核内迅速嵌入 DNA 核酸碱基对间，干扰转录过程，阻止 mRNA 合成，抑制 DNA 聚合酶及 DNA 拓扑异构酶Ⅱ（TopoⅡ）活性，干扰 DNA 合成。因本品同时干扰 DNA、mRNA 合成，在细胞分裂的 G$_2$ 期阻断细胞周期、抑制肿瘤生长，已证实本品具有广谱的抗肿瘤作用和较强的抗癌活性。

【适应证】治疗乳腺癌、恶性淋巴瘤、急性白血病、膀胱癌、肾盂输尿管癌、卵巢癌、子宫内膜癌、子宫颈癌、头颈部癌、胃癌。

【不良反应】骨髓抑制，心脏毒性，胃肠道反应，有时出现腹泻。肝肾功能异常、皮肤色素沉着等，偶有皮疹。膀胱内注入可出现尿频、排尿痛等膀胱刺激症状，偶有血尿，极少有膀胱萎缩。

【禁忌证】因化疗或放疗而造成明显骨髓抑制的患者禁用；严重器质性心脏病或心功能异常者及对本品过敏者禁用；已用过大剂量蒽环类药物（如多柔比星或柔红霉素）的患者禁用；妊娠期、哺乳及育龄期妇女禁用。

【药物相互作用】其他有潜在心脏毒性药物或细胞毒药物合用时，可能出现心脏毒性或骨髓抑制作用的叠加。

【给药剂量】$1000 \sim 1250 \mathrm{mg/m^2}$。

【药代动力学参数】体内代谢和排泄较多柔比星快，平均血浆半衰期约为 15h。本品主要在肝脏代谢，经胆汁排泄，48h 内 7.5% ~ 10% 的给药量由尿排出，20% 的给药量由胆汁排出。本品静脉注射后迅速吸收，组织分布广，脾、肺及肾组织浓度较高，心脏内较低。对有肝转移和肝功能受损的患者，给予本品时应考虑减小剂量。

【给药方式】静脉滴注或静脉注射。

【溶媒】5% 葡萄糖注射液或注射用水。

【滴速】$1 \sim 2 \mathrm{ml/min}$。

【成品输液稳定性】5% 葡萄糖溶解或药液，即时用完；室温下放置不得超过 6h。吡柔比星难溶于氯化钠，不宜以氯化钠作为溶剂。

【配伍禁忌】三磷酸腺苷二钠，复方甘草酸苷。

注射用盐酸表柔比星
Epirubicin Hydrochloride for Injection

【成分】本品主要成分为盐酸表柔比星；辅料为氯化钠、稀盐酸、注射用水。

【分子式】$C_{27}H_{29}NO_{11} \cdot HCl$

【分子量】580.0

【药理作用】为阿霉素的同分异构体，作用机制是支接嵌入 DNA 核碱基对之间，干扰转录过程，阻止 mRNA 形成，从而抑制 DNA 和 RNA 形成。

【适应证】用于治疗白血病、恶性淋巴瘤、多发性骨髓瘤、乳腺癌、肺癌、软组织肉瘤、胃癌、结肠直肠癌、卵巢癌等。

【不良反应】骨髓抑制和心脏毒性，胃肠功能失调，恶心，呕吐和腹泻，皮肤异常，皮肤色素沉着。

【禁忌证】对表柔比星活性成分过敏严重的骨髓抑制，接受过蒽环药物如多柔比星、柔红霉素治疗，总量已经达到最大安全剂量，重度黏膜炎，目前或先前具有心功能不全病史（心脏缺损Ⅳ级）。

【药物相互作用】表柔比星不应与其他药物混合。但是可以与其他抗癌药联合使用。西咪替丁能增加表柔比星活性代谢产物的形成，通过药代动力学相互作用，也能增加表柔比星以原型的排泄。表柔比星不能使用如碳酸氢溶液稀释。

【给药剂量】60~90mg/m²。

【药代动力学参数】快速静脉内给药后，血浆中的表柔比星分成三个阶段清除：$t_{1/2\alpha}$（初始分布半衰期），1.8~4.8min；$t_{1/2\beta}$（中期半衰期），0.5~2.6h；$t_{1/2}\gamma$（终末清除半衰期），15~45h。表柔比星分布容积很大（13~52L/kg），但是与报道的多柔比星相似。调整血浆浓度与时间曲线下面积，表柔比星单剂静脉给药剂量比多柔比星高30%~70%。

【给药方式】静脉滴注、静脉注射。

【溶媒】有说明书将0.9%氯化钠注射液作为溶媒，但是该药物在0.9%氯化钠注射液中产生絮状沉淀，故推荐使用葡萄糖溶解后再用0.9%氯化钠注射液稀释，也有报道使用5%葡萄糖注射液作为溶媒稳定性良好。

【滴速】静脉滴注45~60min。

【成品输液稳定性】表柔比星与5%葡萄糖注射液配伍，在PVC（聚氯乙烯）容器中测试，4℃放置避光7d，药物活性保持稳定。表柔比星与0.9%氯化钠注射液在PVC（聚氯乙烯）容器中配伍，在4℃、25℃放置在暗处43d，药物损失≤10%；在25℃放置在暗处8d，药物损失10%。国内认为其在5%葡萄糖注射液中24h稳定。

【配伍禁忌】兰索拉唑、果糖三磷酸、琥珀酰明胶。

注射用丝裂霉素

Mitomycin for Injection

【成分】本品主要成分为丝裂霉素；辅料为氯化钠。

【分子式】$C_{15}H_{18}N_4O_5$

【分子量】334.4

【药理作用】为细胞周期非特异性药物。丝裂霉素对肿瘤细胞的G_1期、特别是晚G_1期及早S期最敏感，在组织中经酶活化后，它的作用似双功能或三功能烷化剂，可与DNA发生交叉联结，抑制DNA合成，对RNA及蛋白合成也有一定的抑制作用。

【适应证】用于胃癌、肺癌、乳腺癌，也适用于肝癌、胰腺癌、结直肠癌、食管癌、卵巢癌及癌性腔内积液。

【不良反应】骨髓抑制、恶心呕吐、间质性肺炎、肾衰等。

【禁忌证】水痘或带状疱疹患者禁用。用药期间禁用活病毒疫苗接种和避免口服脊髓灰质炎疫苗。

【药物相互作用】 丝裂霉素与阿霉素同时应用可增加心脏毒性，建议阿霉素的总量限制在按体表面积 450mg/m² 以下。

【给药剂量】 6～20mg/m²。

【药代动力学参数】 要在肝脏中生物转化，不能通过血－脑屏障。$t_{1/2}$ 分别为 5～10min 及 50min，主要通过肾脏排泄。

【给药方式】 静脉滴注、静脉注射、动脉注射、腔内注射。

【溶媒】 0.9% 氯化钠注射液。

【配液说明】 8～10mg 溶于 0.9% 氯化钠注射液 200ml 中。

【滴速】 静脉滴注 1h。

【成品输液稳定性】 研究认为丝裂霉素在 0.9% 氯化钠注射液中 8h 稳定；5% 葡萄糖和 5% 葡萄糖氯化钠注射液 1.5h 即发生含量下降，因此不宜与丝裂霉素配伍。

【配伍禁忌】 尽量不与其他药物混合使用。

盐酸多柔比星脂质体注射液
Doxorubicin Hydrochloride Liposome Injection

【成分】 本品主要成分为盐酸多柔比星；辅料为氯化钠。

【分子式】 $C_{27}H_{29}NO_{11} \cdot HCl$

【分子量】 579.99

【药理作用】 本品具有抑制 DNA、RNA 和蛋白合成的细胞毒作用。这是由于这种蒽环类抗生素能嵌入 DNA 双螺旋的相邻碱基对之间，从而抑制 DNA 复制所需的解链过程。

【适应证】 用于急性白血病（淋巴细胞性和粒细胞性）、恶性淋巴瘤、乳腺癌、肺癌（小细胞和非小细胞肺癌）、卵巢癌、骨及软组织肉瘤、肾母细胞瘤、膀胱癌、甲状腺癌、前列腺癌、头颈部鳞癌、睾丸癌、胃癌、肝癌等。

【不良反应】 与本品相关的最常见的不良反应是骨髓抑制，其他有恶心、无力、脱发、发热、腹泻，与滴注有关的急性反应和口腔炎等。

【禁忌证】 本品禁用于对本品活性成分或其他成分过敏的患者。也不能用于妊娠期妇女和哺乳期妇女。对于使用 α 干扰素进行局部或全身治疗有效的 AIDS－KS 患者，禁用本品。

【药物相互作用】 本品与其他盐酸多柔比星制剂一样，会增强其他抗癌治疗的毒性。已有报道合用盐酸多柔比星会加重环磷酰胺导致的出血性膀胱炎，增强巯嘌呤的肝细胞毒性。所以同时合用其他细胞毒性药物，特别是骨髓毒性药物时需谨慎。

【给药剂量】20mg/m^2。

【药代动力学参数】给药后呈二相分布，第一相时间较短（大约5h），第二相时间较长（大约55h），占曲线下面积（AUC）的大部分。盐酸多柔比星的组织分布广泛（分布容积700~1100L/m^2），消除速率快（24~73L/m^2）。相反，本品的药代动力学特征显示本品多半是在血液内，血中多柔比星的消除依靠脂质体载体。在脂质体外渗进入组织后，多柔比星才开始起效。

【给药方式】静脉滴注。

【溶媒】5%葡萄糖注射液。

【配液说明】禁止使用有沉淀物或其他杂质的器材。根据推荐剂量和患者的体表面积确定本品的剂量。用灭菌注射器吸取本品适量。由于本品中未加防腐剂或抑菌剂，故必须严格遵守无菌操作。在给药前须取出所需量用5%葡萄糖注射液250ml稀释。除5%葡萄糖注射液外的其他稀释剂或任何抑菌剂都可能使本品产生沉淀。建议将本品滴注管与5%葡萄糖静脉滴注管相连通。使用本品溶液时要谨慎，需戴手套。如果药液与皮肤或黏膜产生接触，应立即用肥皂水清洗。

【滴速】初次给药宜缓滴，约1mg/min；若无明显不良反应，可加快滴速，1h以上完成治疗。

【成品输液稳定性】用5%葡萄糖注射液稀释后供静脉滴注的药液应立即使用。稀释液不立即使用时应保存在2~8℃环境下，不超过24h。

【配伍禁忌】不得与其他药物混合使用。

注射用盐酸伊达比星

Idarubicin Hydrochloride for Injection

【成分】本品主要成分为伊达比星；辅料为乳糖。

【分子式】$C_{26}H_{27}NO_9 \cdot HCl$

【分子量】533.97

【药理作用】伊达比星是一种DNA嵌入剂，作用于拓扑异构酶Ⅱ，以抑制核酸合成。

【适应证】用于成人急性非淋巴细胞性白血病（ANLL）。伊达比星作为一线用药适用于复发和难治患者的诱导缓解。作为二线治疗药物用于成人和儿童的急性淋巴细胞性白血病（ALL）。

【不良反应】多见于骨髓抑制和心脏毒性。其他不良反应有脱发、急性恶心和呕吐、黏膜炎、食管炎、腹泻、发热、寒战、皮疹、肝脏酶类和胆红素增高、感染。

【禁忌证】禁用于肝肾功能严重损伤的患者以及感染未得到控制的患者。

【药物相互作用】本品是强烈的骨髓抑制剂。联合化疗方案中含有其他具相似作用的制剂时，可加重骨髓抑制作用。

【给药剂量】12mg/m^2。

【药代动力学参数】肝肾功能正常的患者静脉给药后伊达比星从体循环中清除，其终末血浆半衰期在 11~25h 之间。大部分药物经代谢生成活性代谢产物伊达比星醇，而该代谢产物的清除更慢，血浆半衰期在 41~69h 之间。绝大部分药物是以伊达比星醇的形式经胆汁和尿液排出体外。伊达比星和伊达比星醇在血浆和细胞中的消除速率相当，其终末半衰期约15h。伊达比星醇的终末半衰期大约是72h。

【给药方式】仅用于静脉注射。

【溶媒】0.9% 氯化钠注射液。

【配液说明】10~20mg 溶于 5% 葡萄糖注射液 200~250ml。

【滴速】滴速 1~4ml/min，静脉滴注 0.5~1h。

【成品输液稳定性】盐酸伊达比星与 5% 葡萄糖或 0.9% 氯化钠注射液配伍，室温下避光72h，盐酸伊达比星没有损失；室温暴露于光线下6h，盐酸伊达比星损失 <10%。

【配伍禁忌】化疗药物建议单独输注。

第四节　抗肿瘤植物成分药

紫杉醇注射液
Paclitaxel Injection

【成分】本品主要成分为紫杉醇；辅料为聚氧乙烯蓖麻油、无水乙醇。

【分子式】$C_{47}H_{51}NO_{14}$

【分子量】853.92

【药理作用】紫杉醇是一种新型抗微管剂。本品通过促进微管蛋白二聚体的组合并阻止其解聚而达到稳定微管的作用，从而抑制了对于分裂间期和有丝分裂期细胞功能至关重要的微管网的正常的动态重组。另外，在整个细胞周期和细胞有丝分裂产生多发性星状体时紫杉醇可导致微管束的排列异常，影响肿瘤细胞的分裂。

【适应证】对卵巢癌、乳腺癌、非小细胞肺癌有较好疗效，对头颈癌、食管癌、胃癌、膀胱癌、恶性黑色素瘤、恶性淋巴瘤等有效。

【不良反应】过敏反应、骨髓抑制、周围神经炎、脱发较常见。

【禁忌证】对本品有过敏反应、严重骨髓抑制者及孕妇和哺乳期妇女禁用。

【药物相互作用】同时应用酮康唑影响本品的代谢。

【给药剂量】单药静脉滴注：每次 $135 \sim 175mg/m^2$，3 周重复 1 次，现多改为 3 周给药 1 次，每次 $50 \sim 80mg/m^2$，连用 $2 \sim 3$ 周，隔 $3 \sim 4$ 周重复 1 次。

【药代动力学参数】静脉应用紫杉醇后，血浆浓度呈两相衰减。第一相快速衰减相表示紫杉醇向周边室的分布和清除，随后的时相为紫杉醇从周边室中相对缓慢地清除。

静脉输注紫杉醇（$175mg/m^2$）持续 3h 所得到的平均终末半衰期为 9.9h，平均总清除率 $12.4L/（h·m^2）$，紫杉醇的血清蛋白结合率为 89%。肝脏是紫杉醇的主要代谢部位，有报道表明尿中原型药物的累积回收率为给药剂量的 $1.8\% \sim 12.6\%$。

【给药方式】静脉给药，应使用一次性非聚氯乙烯材料的输液瓶和输液管，并通过所连接的过滤器（过滤器微孔膜的孔径应 $<0.22\mu m$）过滤后静脉滴注。

【溶媒】0.9%氯化钠注射液、5%葡萄糖注射液、葡萄糖氯化钠注射液。

【配液说明】本品浓缩注射剂在滴注前必须加以稀释。于 0.9% 氯化钠注射液，或于 5% 葡萄糖注射液，或于 5% 葡萄糖加 0.9% 氯化钠注射液，或于 5% 葡萄糖格林氏液中，加至最后浓度为 $0.3 \sim 1.2mg/ml$。在稀释制备时，该溶液可能出现雾状物，这是由于配制的稀释溶剂所致。不提倡将未经稀释的浓缩药液接触用于配制滴注溶液的增塑聚氯乙烯（PVC）器皿。PVC 输液袋或输液器能释放出 DEHP，为了尽可能使患者少接触增塑剂 DEHP，稀释后的紫杉醇溶液应保存在瓶子（玻璃瓶、聚丙烯瓶）或塑料袋（聚丙烯袋、聚烯烃袋）中，应当采用不含 PVC 的输液器，如衬有聚乙烯的输液器给药。本品是一种细胞毒类抗癌药物，为了尽量降低皮肤暴露的风险，操作含有紫杉醇注射液的药瓶时一定要带上防渗手套。如果皮肤接触紫杉醇溶液，应立即用肥皂和水彻底地清洗皮肤；一旦本品接触黏膜，立即用水彻底冲洗。

【滴速】滴速 $1 \sim 4ml/min$，静脉滴注 3h。

【成品输液稳定性】按所推荐条件配制滴注溶液在平常室温（约25℃）及照

明条件下是稳定的，稳定性达 27h；输液要在这段时间内完成。

【配伍禁忌】氨力农、表柔比星、苄星青霉素、甲泼尼龙琥珀酸钠、卡铂、两性霉素 B、柔红霉素、枸橼酸柔红霉素、美罗培南、奈达铂等。

注射用紫杉醇脂质体
Paclitaxel Liposome for Injection

【成分】本品主要成分为紫杉醇；辅料为卵磷脂、胆固醇、苏氨酸、葡萄糖。

【分子式】【分子量】【药理作用】【适应证】【不良反应】【禁忌证】【药物相互作用】参见紫杉醇注射液。

【给药剂量】$135 \sim 175 \mathrm{mg/m}^2$。

【药代动力学参数】肿瘤患者滴注紫杉醇后，血浆中药物呈双相消除，消除半衰期平均为 $5.3 \sim 17.4\mathrm{h}$，$89\% \sim 98\%$ 的药物与血浆蛋白结合，血浆 $C_{\max}$ 与剂量及滴注时间相关，尿中仅有少量原型药排出。

【给药方式】静脉滴注。

【溶媒】5% 葡萄糖注射液。

【配液说明】使用前先向瓶内加入 10ml 5% 葡萄糖溶液，置专用振荡器（振荡频率 20Hz；振幅：X 轴方向 7cm、Y 轴方向 7cm、Z 轴方向 4cm）上振摇 5min，待完全溶解后，注入 $250 \sim 500\mathrm{ml}$ 5% 葡萄糖溶液中。

【滴速】采用符合国家标准的一次性输液器（不能使用超低密度输液器），静脉滴注 3h。

【成品输液稳定性】溶于 5% 葡萄糖注射液后，在室温（25℃）和室内灯光下 24h 内稳定。

【配伍禁忌】只能用 5% 葡萄糖注射液溶解和稀释，不可用 0.9% 氯化钠注射液或其他溶液溶解、稀释，以免发生脂质体聚集。

注射用紫杉醇（白蛋白结合型）
Paclitaxel for Injection（Albumin Bound）

【成分】本品主要成分为紫杉醇、人血白蛋白。

【分子式】【分子量】【药理作用】【适应证】【不良反应】【禁忌证】【药物相互作用】参见紫杉醇注射液。

【给药剂量】$260\mathrm{mg/m}^2$。

【药代动力学参数】血浆紫杉醇浓度呈双相下降，初始的快速下降代表药物迅速分布到周边室中，后期缓慢下降代表药物的清除，终末半衰期约为27h。在80～300mg/m² 剂量范围，曲线下面积（AUC）与给药剂量成比例增加，但与给药时间无关。

【给药方式】静脉滴注。

【溶媒】0.9%氯化钠注射液。

【配液说明】无菌操作下，每瓶用0.9%氯化钠注射液20ml分散溶解。用无菌注射器将0.9%氯化钠注射液20ml沿瓶内壁缓慢注入，时间不应少于1min。请勿将0.9%氯化钠注射液直接注射到冻干块（粉）上，以免形成泡沫。注入完成后，让药瓶静置至少5min，以保证冻干块（粉）完全浸透。轻轻地摇动药瓶或缓慢地将药瓶上下倒置至少2min，让瓶内所有冻干块（粉）完全分散溶解，避免形成泡沫。如产生泡沫，静止放置15min，直到泡沫消退。分散溶解后瓶内溶液应呈乳白色，无可见微粒的匀质液体。如能观察到微粒，则应再次轻轻地将药瓶上下倒置，以确保滴注前完全分散溶解，无可见微粒。如发现沉淀应将药液丢弃。

【滴速】静脉滴注30min。

【成品输液稳定性】室温（20～25℃）和室内光照条件下输液袋中悬浮液可保存8h。

【配伍禁忌】严禁与葡萄糖配伍，严禁与其他药物配伍。

多西他赛注射液

Docetaxel Injection

【成分】本品主要成分为多西他赛；辅料是柠檬酸、吐温–80、无水乙醇。

【分子式】$C_{43}H_{53}NO_{14}$

【分子量】807. 88

【药理作用】多西他赛为紫杉醇类抗肿瘤药，通过干扰细胞有丝分裂和分裂间期细胞功能所必需的微管网络而起抗肿瘤作用。多西他赛可与游离的微管蛋白结合，促进微管蛋白装配成稳定的微管，同时抑制其解聚，导致丧失了正常功能的微管束的产生和微管的固定，从而抑制细胞的有丝分裂。多西他赛与微管的结合不改变原丝的数目，这一点与目前临床应用的大多数纺锤体毒性药物不同。

【适应证】用于先期包括蒽环类化疗失败的晚期或转移性乳腺癌的治疗。也用于以顺铂为主的化疗失败的晚期或转移性非小细胞肺癌的治疗。

【不良反应】骨髓抑制、过敏反应、体液潴留、神经毒性、低血压、恶心呕吐、腹泻、脱发、无力、黏膜炎、关节痛和肌肉痛等。

【禁忌证】对多西他赛或吐温 - 80 有严重过敏史的患者；白细胞数目小于 1500/mm³ 的患者；肝功能有严重损害的患者。

【药物相互作用】CYP3A4 抑制剂可能干扰本品的代谢，因此当与此类药物（如酮康唑、红霉素、环孢素等）同时应用时应谨慎。

【给药剂量】70 ~ 75mg/m²。

【药代动力学参数】当剂量为 75 ~ 115mg/m²，静脉滴注 1 ~ 2h 时，其 AUC 呈剂量相关性。本品的药代特点符合三室药代动力学模型，α、β、γ 半衰期分别为 4min、36min 及 11.1h。初始阶段浓度迅速降低表明药物分布至周边室，后一时相部分原因是药物从周边室相对缓慢地消除。在 1h 内静脉滴注给予多西他赛 100mg/m²，平均峰浓度为 3.7μg/ml，AUC 为 4.6μg/（ml·h），总体清除率和稳态分布为 21L/（h·m²）与 113L。多西他赛及其代谢产物主要从粪便排泄。经粪便和尿排出的量分别约占所给剂量的 75% 和 6%，仅有少部分以原型排出。体外研究表明，多西他赛的血浆蛋白结合率超过 94% ~ 97%，地塞米松并不影响多西他赛与蛋白的结合。

【给药方式】静脉滴注。

【溶媒】5% 葡萄糖注射液或 0.9% 氯化钠注射液。

【配液说明】终浓度不超过 0.74mg/ml。

【滴速】2 ~ 3ml/min。

【成品输液稳定性】多西他赛以所提供的溶媒溶解，然后以氯化钠稀释，终浓度为 0.3 ~ 0.9mg/ml，稳定性 8h 以上。

【配伍禁忌】宜单独输注。

酒石酸长春瑞滨注射液
Vinorelbine Tartrate Injection

【成分】本品主要成分为酒石酸长春瑞滨。

【分子式】$C_{45}H_{54}N_4O_8 \cdot 2C_4H_6O_6$

【分子量】1079.12

【药理作用】长春瑞滨是一半合成的长春花生物碱，其作用机制与长春花碱（VLB）和长春新碱（VCR）基本相同，主要通过阻滞细胞有丝分裂过程中的微管形成，使细胞分裂停止于有丝分裂中期，为细胞周期特异性药物。

【适应证】用于非小细胞肺癌、转移性乳腺癌、晚期卵巢癌、恶性淋巴瘤等。

【不良反应】剂量限制性毒性为骨髓抑制，恶心、呕吐、脱发，神经毒性较长春新碱轻，自主神经毒性主要表现为小肠麻痹引起的便秘，偶见有心律失常、呼吸困难、支气管痉挛、肝功能受损等。

【禁忌证】严重肝功能不全者禁用。

【药物相互作用】勿用碱性溶液稀释，以免引起沉淀，禁止与苯妥英合用，禁止与黄热病疫苗合用，不宜与减活疫苗同时使用，在可能的情况下使用非活性疫苗（脊髓灰质炎），不宜与伊曲康唑合用，从而增加神经毒性。

【给药剂量】$25 \sim 30mg/m^2$。

【药代动力学参数】单独静脉注射本品 $30mg/m^2$，其代谢属三室模型。最高血药浓度为 $1088ng/ml$，血清半衰期为 $21h$，分布容积高达 $43L$。本品的组织吸收迅速，并广泛分布于组织中，组织与血的比率为 $20:80$。在肝脏的浓度最高，其次为肺、脾、淋巴器官和股骨，几乎不透过脑组织。其在组织中浓度明显高于VCR，在肺内差别最大，而在脂肪和胃肠道组织中仅有微小差异。本品的代谢主要发生在细胞外，大部分的代谢物通过胆道由粪便排出，并且持续 $3 \sim 5$ 周，仅 $10\% \sim 15\%$ 随尿排泄，持续 $3 \sim 5d$。

【给药方式】静脉滴注。

【溶媒】0.9% 氯化钠注射液。

【配液说明】药物必须溶于 0.9% 氯化钠注射液，并在短时间内（$15 \sim 20min$）输完，其后沿此静脉输入等量 0.9% 氯化钠注射液以冲洗血管。

【滴速】滴速 $6 \sim 7ml/min$，静脉滴注 $15 \sim 20min$。

【成品输液稳定性】开启后或配制后的稀释液，在密封的玻璃输液瓶或输液袋中于室温下（$20℃$）可保存 $24h$。长春瑞滨用 5% 葡萄糖注射液稀释，在密闭玻璃瓶中室温下保存 $24h$ 有效。

【配伍禁忌】阿莫西林钠克拉维酸钾、阿昔洛韦、对氨水杨酸、氟尿嘧啶、高三尖杉酯碱、更昔洛韦、肌苷氯化钠、枸橼酸柔红霉素、美洛西林二钠、乳酸钠、水解蛋白、头孢呋辛、头孢哌酮钠、头孢曲松钠、头孢唑林钠、碳酸氢钠、盐酸丝裂霉素、氯氮䓬、兰索拉唑、两性霉素 B、美洛西林、哌拉西林钠、柔红霉素、盐酸表柔比星、盐酸柔红霉素、异戊巴比妥等。

注射用硫酸长春地辛
Vindesine Sulfate for Injection

【成分】本品主要成分为硫酸长春地辛；辅料为甘露醇。

【分子式】$C_{43}H_{55}N_5O_7 \cdot H_2SO_4$

【分子量】852.02

【药理作用】本品为细胞周期特异性抗肿瘤药物，抑制细胞内微管蛋白的聚合，阻止增殖细胞有丝分裂中的纺锤体的形成，使细胞分裂停止于有丝分裂中期，本品在移植性动物肿瘤模型中的抗瘤谱较广，与长春花碱和长春新碱无完全的交叉耐药，毒性介于两者之间，骨髓抑制低于长春花碱，但高于长春新碱，神经毒性低于长春新碱。

【适应证】对非小细胞肺癌、小细胞肺癌、恶性淋巴瘤、乳腺癌、食管癌及恶性黑色素瘤等恶性肿瘤有效。

【不良反应】骨髓抑制、胃肠道反应、神经毒性（可逆性的末梢神经炎，较长春新碱轻）、腹胀，便秘。有生殖毒性和致畸作用。有局部组织刺激反应，可引起静脉炎，应避免漏出血管外和溅入眼内。

【禁忌证】骨髓功能低下和严重感染者禁用或慎用；孕妇禁用。

【药物相互作用】①联合化疗若有其他降低白细胞药物时应减量；②与脊髓放射治疗等合用可加重神经系统毒性。

【给药剂量】$3mg/m^2$。

【药代动力学参数】本品在体内代谢符合三室模型，$t_{1/2\alpha}$ 为 0.037h，$t_{1/2\beta}$ 为 0.912h，$t_{1/2\gamma}$ 为 24.2h，本品不与血浆蛋白结合，主要经胆汁分泌到肠道排泄，约有 10% 经尿液排出。人体单次静脉注射（$3mg/m^2$）后，血浆中的药物浓度迅速下降，广泛分布于脾脏、肺、肝脏、周围神经和淋巴结等组织中，浓度为血浆浓度的数倍，但在脑脊液中的浓度很低。

【给药方式】静脉滴注，静脉注射。

【溶媒】静脉注射使用 0.9% 氯化钠注射液，静脉滴注使用 5% 葡萄糖注射液。

【配液说明】0.9% 氯化钠注射液溶解后缓慢静脉注射，亦可溶于 5% 葡萄糖注射液 500～1000ml 中缓慢静脉滴注（6～12h）。

【滴速】溶于 5% 葡萄糖注射液 500～1000ml 中，滴速 0.5～1ml/min，静脉滴注 6～12h。

【成品输液稳定性】药物溶解后，应在 6h 内使用，本品用 5% 葡萄糖注射液配制，室温光线下放置 24h，药物损失 <10%。但是在避光条件下 4℃ 避光放置 7d，药物几乎没有损失。

【配伍禁忌】氨苄西林、阿米卡星、枸橼酸柔红霉素、阿米卡星、青霉素 G、头孢他啶、氧氟沙星、柔红霉素、盐酸表柔比星等。

注射用硫酸长春新碱

Vincristine Sulfate for Injection

【成分】本品主要成分为硫酸长春新碱；辅料为甘露醇。

【分子式】$C_{46}H_{56}N_4O_{10} \cdot H_2SO_4$

【分子量】923.04

【药理作用】长春新碱为夹竹桃科植物长春花中提取的有效成分。抗肿瘤作用的靶点是微管，主要抑制微管蛋白的聚合而影响纺锤体微管的形成。使有丝分裂停止于中期。还可干扰蛋白质代谢及抑制 RNA 多聚酶的活力，并抑制细胞膜类脂质的合成和氨基酸在细胞膜上的转运。长春新碱对移植性肿瘤的抑制作用大于长春花碱且抗瘤谱广。除对长春花碱敏感的瘤株有效外，对小鼠 Rid geway 成骨肉瘤、Mecca 淋巴肉瘤、X－5563 骨髓瘤等也有作用。长春新碱、长春花碱和长春地辛三者间无交叉耐药现象，长春新碱神经毒性在三者中最强。

【适应证】用于治疗急性白血病、霍奇金病、恶性淋巴瘤，也用于乳腺癌、支气管肺癌、软组织肉瘤、神经母细胞瘤等。

【不良反应】剂量限制性毒性是神经系统毒性，骨髓抑制和消化道反应较轻，静脉反复注射可致血栓性静脉炎。长期应用可抑制睾丸或卵巢功能，引起闭经或精子缺乏。可见脱发，偶见血压的改变。

【禁忌证】不能作为肌肉、皮下或鞘内注射。

【药物相互作用】与吡咯系列抗真菌剂合用增加肌肉神经系统的副作用；与长春新碱合用可致长春新碱代谢受抑制；与苯妥英钠合用降低苯妥英钠吸收，或使代谢亢进；与含铂的抗恶性肿瘤剂合用，可能增强第 8 对脑神经障碍；与 L－天冬酰胺酶合用，可能增强神经系统及血液系统的障碍；为将毒性控制到最小，可将硫酸长春新碱在 L－天冬酰胺酶给药前 12～24h 以前使用；本品可阻止甲氨蝶呤从细胞内渗出，提高后者的细胞内浓度，故常先注射本品，再用甲氨蝶呤；与异烟肼、脊髓放射治疗合用可加重神经系统毒性。

【给药剂量】$3mg/m^2$。

【药代动力学参数】静脉注射长春新碱后迅速分布于各组织，神经细胞内浓度较高，很少透过血－脑屏障，脑脊液浓度是血浆浓度的1/30～1/20。蛋白结合率75%。在成人，$t_{1/2\alpha}$小于5min，$t_{1/2\beta}$为50～155min，末梢消除相 $t_{1/2\gamma}$ 长达85h。在肝内代谢，在胆汁中浓度最高，主要随胆汁排出，粪便排泄70%，尿中排泄

5% ~16%。长春新碱能选择性地集中在癌组织，可使增殖细胞同步化，进而使抗肿瘤药物增效。

【给药方式】静脉注射。

【溶媒】0.9% 氯化钠注射液。

【配液说明】0.9% 氯化钠注射液适量使溶解。

【滴速】静脉注射 1 ~2min，多采取快速静脉注入。

【成品输液稳定性】0.9% 氯化钠注射液中 4h 稳定。

【配伍禁忌】该药用于静脉推注，不建议和其他药物配伍使用。

高三尖杉酯碱注射液
Homoharringtonine Injection

【成分】本品主要成分为高三尖杉酯碱，为从粗榧科植物三尖杉 *Cephalotaxus fortunei* Hook. f. 或其同属植物提取得到的一种生物碱；辅料为酒石酸、丙二醇。

【分子式】$C_{29}H_{39}NO_9$

【分子量】545.63

【药理作用】细胞周期非特异性药物，其对 S 期和 G_2 期细胞作用较小，对 G_1 细胞杀伤作用强。

【适应证】适用于各型急性非淋巴细胞白血病，对骨髓增生异常综合征（MDS）、慢性粒细胞性白血病及真性红细胞增多症等亦有一定疗效。

【不良反应】骨髓抑制、窦性心动过速、房性或室性期外收缩、房室传导阻滞及束支传导阻滞、心房颤动、低血压，以及厌食、恶心、呕吐、脱发、皮疹。

【禁忌证】孕妇及哺乳期妇女、严重或频发的心律失常及器质性心血管疾病患者禁用。

【药物相互作用】蒽环类抗生素有心肌毒性作用，老年患者及已反复采用阿霉素或柔红霉素等蒽环类抗生素治疗的患者使用高三尖杉酯碱应慎用或不用。

【给药剂量】静脉滴注，每日 1 ~4mg（1 ~4 支），以 4 ~6d 为一疗程，间歇 1 ~2 周再重复用药。

【药代动力学参数】经肌内注射或口服吸收慢而不完全，主要用于静脉滴注。静脉滴注后骨髓内的浓度最高，肾、肝、肺、脾、心及胃、肠次之，肌内及脑组织最低。在静脉滴注 2h 后，本品在各组织的浓度迅速下降，而在骨髓的浓度下降较慢。$t_{1/2}$ 为 3 ~50min。在体内代谢较为活跃，主要代谢在肝内进行，但其代谢物尚不明确。经肾脏及胆道排泄，少量经粪便排泄，在排泄物中，原型药占 1/3。给药后 24h 内的排出量约占给药量的 50%，其中 42.2% 经尿排出，6.3% 经粪便排泄。

【给药方式】静脉滴注。

【溶媒】5% 葡萄糖注射液。

【配液说明】用 5% 葡萄糖注射液 250～500ml 稀释。

【滴速】速度为 1.3～2.8ml/min 静脉滴注 3h 以上。

【成品输液稳定性】相关文献表明 8h 稳定无变化，而溶于氯化钠的成品液 6 个月亦无成分变化。

【配伍禁忌】虽有与恩丹西酮、格雷司琼配伍的结果提示稳定性良好，但是细胞毒药物均建议单独输注。

依托泊苷注射液

Etoposide Injection

【成分】本品主要成分为依托泊苷；辅料为聚乙二醇 400、苯甲醇、聚山梨酯 80、枸橼酸、无水乙醇。

【分子式】$C_{29}H_{32}O_{13}$

【分子量】588.56

【药理作用】本品为细胞周期特异性抗肿瘤药物，作用于 DNA 拓扑异构酶 Ⅱ，形成药物－酶－DNA 稳定的可逆性复合物，阻碍 DNA 修复。该复合物可随药物的清除而逆转，使损伤的 DNA 得到修复，降低了细胞毒作用。因此，延长药物的给药时间，可能提高抗肿瘤活性。

【适应证】主要用于治疗小细胞肺癌、恶性淋巴瘤、恶性生殖细胞瘤、白血病、对神经母细胞瘤、横纹肌肉瘤、卵巢癌、非小细胞肺癌、胃癌和食管癌等有一定疗效。

【不良反应】可逆性的骨髓抑制，食欲减退、恶心、呕吐、口腔炎等消化道反应，脱发亦常见。若静脉滴注过速（<30min），可有低血压、喉痉挛等过敏反应。

【禁忌证】骨髓抑制，白细胞、血小板明显低下者禁用。心、肝肾功能有严重障碍者禁用。

【药物相互作用】由于依托泊苷有明显骨髓抑制作用，与其他抗肿瘤药物联合应用时应注意。依托泊苷可抑制机体免疫防御机制，使疫苗接种不能激发人体抗体产生。化疗结束后 3 个月内，不宜接种病毒疫苗。依托泊苷与血浆蛋白结合率高，因此，与其他血浆蛋白结合的药物合用可影响本品排泄。

【给药剂量】$60 \sim 150 mg/m^2$。

【药代动力学参数】人体血药浓度的半衰期（$t_{1/2}$）为 7h（$3 \sim 12h$）。97% 与血浆蛋白结合。由于本品与拓扑异构酶Ⅱ的结合是可逆的，并作用于细胞周期中持续时间较长的 S 期及 G_2 期，因此血药浓度持续时间长短比峰浓度高低更重要，一般采用静脉滴注，而不用静脉推注。44% $\sim$ 60% 由肾排泄（其中 67% 以原型排泄）。粪便排泄仅占 16%。脑脊液中的浓度（给药 $2 \sim 20h$ 后）为血药浓度的 1% $\sim$ 10%。

【给药方式】静脉滴注。

【溶媒】0.9% 氯化钠注射液。

【配液说明】浓度每毫升不超过 0.25mg。

【滴速】静脉滴注 30min 以上。

【成品输液稳定性】依托泊苷与 0.9% 氯化钠注射液配伍，在 PVC（聚氯乙烯）容器中测试，32℃ 放置 7d 和 4℃ 或 23℃ 放置 31d，薄雾或颗粒没有增加，药物几乎没有任何损失。

【配伍禁忌】不宜与葡萄糖配伍。依托泊苷与 5% 葡萄糖室温或 4℃ 放置暴露在光线下、在暗处 48h，经 HPLC（高压液相色谱法）分析，药物损失≤2%。依托泊苷与昂丹司琼在体外配伍时可产生沉淀或药品理化性质发生改变，禁止配伍。

盐酸伊立替康注射液
Irinotecan Hydrochloride Injection

【成分】本品主要成分为盐酸伊立替康；辅料为山梨醇、乳酸和注射用水。溶液的 pH 用氢氧化钠调到 3.5。

【分子式】$C_{33}H_{39}ClN_4O_6$

【分子量】623.15

【药理作用】本品是喜树碱的衍生物，特异性地作用于拓扑异构酶Ⅰ。拓扑异构酶Ⅰ通过可逆地断裂 DNA 单链使 DNA 双链解旋。盐酸伊立替康和它的活性代谢产物 SN – 38 结合到拓扑异构酶Ⅰ – DNA 复合物上，阻止断裂的单链再连接。目前的研究显示盐酸伊立替康的细胞毒性作用是由于 DNA 双链的破坏，而 DNA 双链的破坏是由于在 DNA 合成中复制酶与由拓扑异构酶Ⅰ、DNA 和盐酸伊立替康或 SN – 38 构成的三元复合物发生相互作用所致。哺乳动物细胞不能有效地修复这种双链的破坏。

【适应证】用于晚期大肠癌患者的治疗：与 5 – 氟尿嘧啶和亚叶酸联合治疗既往未接受化疗的晚期大肠癌患者；作为单一用药，治疗经含 5 – 氟尿嘧啶化疗方案治疗失败的患者。

【不良反应】腹泻（用药24h后发生）是本品的剂量限制性毒性反应。中性粒细胞减少症是剂量限制性毒性，其他恶心、呕吐等消化道反应也时有发生。

【禁忌证】慢性炎性肠病和（或）肠梗阻；对盐酸伊立替康三水合物或本品中的赋型剂有严重过敏反应史；孕期和哺乳期；胆红素超过正常值上限的3倍；严重骨髓功能衰竭；WHO一般状态评分>2。

【药物相互作用】伊立替康与神经肌肉阻滞剂之间的相互作用不可忽视，本品具有抗胆碱酯酶活性，可延长琥珀胆碱的神经肌肉阻滞作用，而非去极化药物的神经肌肉阻滞作用可能被拮抗。

【给药剂量】$180\sim350mg/m^2$。

【药代动力学参数】静脉滴注盐酸伊立替康后，平均终末清除半衰期为6~12h。活性代谢产物SN-38的平均终末清除半衰期为10~20h。盐酸伊立替康具有中等血浆蛋白结合率（30%~68%），SN-38与人的血浆蛋白结合率高（大约95%）。与它们结合的血浆蛋白主要是白蛋白。

【给药方式】静脉滴注。

【溶媒】5%葡萄糖注射液，0.9%氯化钠注射液。

【配液说明】盐酸伊立替康输注前必须用5%葡萄糖注射液或者0.9%氯化钠注射液稀释至浓度为0.12~2.8mg/ml的输注液。

【滴速】静脉滴注30~90min。

【成品输液稳定性】伊立替康与5%葡萄糖注射液在PVC（聚氯乙烯）容器中配伍，4℃或25℃放置避光保存28d，药物没有损失。伊立替康与0.9%氯化钠注射液在PVC（聚氯乙烯）容器中，4℃或25℃放置避光保存28d，药物没有损失。伊立替康（2.8g/L）与0.9%氯化钠注射液在PVC（聚氯乙烯）或玻璃容器中，室温下暴露在光线下和避光保存2h，药物几乎没有损失。

【配伍禁忌】宜单独输注。

第五节　铂类与酶抑制药

注射用奥沙利铂
Oxaliplatin for Injection

【成分】本品主要成分为奥沙利铂；辅料为水合乳糖、注射用水、氮气。

【分子式】$C_8H_{14}N_2O_4Pt$

【分子量】397.3

【药理作用】奥沙利铂通过产生水化衍生物作用于 DNA，形成链内和链间交联，从而抑制 DNA 的合成，产生细胞毒作用和抗肿瘤活性。

【适应证】与 5 - 氟尿嘧啶和亚叶酸（甲酰四氢叶酸）联合用于一线治疗转移性结直肠癌。辅助治疗原发肿瘤完全切除后的Ⅲ期（Duke's C 期）结肠癌。

【不良反应】奥沙利铂与 5 - 氟尿嘧啶/亚叶酸联合使用期间，可观察到的最常见的不良反应为：胃肠道（腹泻、恶心、呕吐以及黏膜炎）、血液系统（中性粒细胞减少、血小板减少）以及神经系统反应（急性、剂量累积性、外周感觉神经病变）。

【禁忌证】已知对奥沙利铂过敏者；哺乳期妇女；在第 1 疗程开始前已有骨髓抑制者，如中性粒细胞计数 $< 2 \times 10^9/L$ 和（或）血小板计数 $< 100 \times 10^9/L$；在第 1 疗程开始前有周围感觉神经病变伴功能障碍者；有严重肾功能不全者（肌酐清除率低于 30ml/min）。

【给药剂量】$85 \sim 130mg/m^2$。

【药代动力学参数】以 $130mg/m^2$ 的剂量连续滴注 2h，其血浆总铂达峰值 (5.1 ± 0.8) μg/（ml·h），模拟的曲线下面积为 (189 ± 45) μg/（ml·h）。当输液结束时，50% 血浆铂呈游离态，而另外 50% 存在于血浆中。25% 的血浆铂呈游离态，另外 75% 与蛋白质结合。蛋白质结合铂逐步升高，于给药第 5 天后稳定于 95% 的水平。药物的清除分为两个时相，其清除相半衰期约为 40h。多达 50% 的药物在给药 48h 之内由尿排出。由粪便排出的药量有限（给药 11 天后仅有 5% 经粪便排出）。在肾功能衰竭的患者中，仅有可过滤性铂的清除减少，而并不伴有毒性的增加，因此并不需要调整用药剂量。

【给药方式】静脉滴注。

【溶媒】5% 葡萄糖注射液。

【配液说明】不要用盐溶液配制和稀释。将奥沙利铂溶于 5% 葡萄糖溶液 $250 \sim 500ml$ 中，以便达到 0.2mg/ml 以上的浓度，不要使用含铝的注射材料。

【滴速】滴速 $1 \sim 4ml/min$，静脉滴注 $2 \sim 6h$。

【成品输液稳定性】制备完成的输注液在 $2 \sim 8℃$ 之间其理化性质的稳定性可保持 24h。从微生物学角度看，输注液应立即使用。如果不立刻使用，贮藏时间在 $2 \sim 8℃$ 时不应长于 24h，除非稀释是在可控制的确认为无菌的条件下进行。

【配伍禁忌】不得与碱性药物或溶液（特别是 5 – 氟尿嘧啶、碱性溶液、氨丁三醇，含辅料氨丁三醇的亚叶酸类药品）配伍。

卡铂注射液

Carboplatin Injection

【成分】本品主要成分为卡铂。

【分子式】$C_6H_{12}N_2O_4$

【分子量】371. 3

【药理作用】卡铂属非细胞周期性抗肿瘤药，具有与顺铂同样的生化特性，主要引起 DNA 链间交叉联结合而影响其合成，以抑制癌细胞。

【适应证】用于治疗晚期上皮来源的卵巢癌。适用于治疗小细胞肺癌和头颈部鳞癌。

【不良反应】骨髓抑制是本品的剂量限制性毒性。

【禁忌证】禁用于严重肾功能不全者及严重骨髓抑制患者；禁用于对本品和其他含铂类化合物曾有过敏史的患者；禁用于出血性肿瘤患者；禁用于孕妇和哺乳妇女；一般禁用于儿童患者。

【药物相互作用】卡铂通常与其他药物联合应用，因此必须警惕毒性的相加，特别是与有骨髓抑制或肾毒性的药物合用时。与氨基糖苷类药物联合应用时，可导致耳毒性和肾毒性增加。应避免与其他有肾毒性的药物联合应用。

【给药剂量】$400mg/m^2$，或者按照 Calvert 计算卡铂剂量 = 设定 $AUC \times$（GFR + 25），一般 AUC 为 4 ~ 7。

【药代动力学参数】使用本品后，用药剂量和人体内血浆铂浓度和游离（超滤）铂浓度之间都呈线性关系。同样剂量连续 4d 重复给药，血浆内没有铂的蓄积。游离（超滤）铂和卡铂的终末半衰期分别约为 6h 和 1.5h。在起始阶段，大部分以游离（超滤）铂的形式存在。血浆中总铂的终末半衰期为 24h。血浆中不存在大量游离状态、超滤的本品含铂物，来自本品的铂与血浆蛋白结合，缓慢释放，最小半衰期为 5d。本品主要经由肾脏清除，肌酐清除率 ≥60ml/min 者在 12 ~ 16h 内排出本品剂量的 70%，24h 尿中的铂均来自本品，仅 3% ~ 5% 的铂在 24 ~ 96h 排泄。

【给药方式】静脉滴注。

【溶媒】5% 葡萄糖注射液，0.9% 氯化钠注射液。

【配液说明】用 5% 葡萄糖注射液或 0.9% 氯化钠注射液稀释治疗量卡铂注射

液。在稀释或给药时，本品不能接触含铝的针头或静脉输注装置。铝与本品会产生沉淀反应和（或）降低效价。

【滴速】滴速 1~4ml/min，静脉滴注 0.5~1h，不得少于 15min。

【成品输液稳定性】因制剂中无抗菌成分，按规定稀释后，保持 8h 稳定。卡铂与 5% 葡萄糖在弹性贮药泵中配伍，4℃ 和 22℃ 放置 28 天，经 HPLC 分析，卡铂几乎没有损失；35℃ 放置 28 天，由于水分的转移，药物浓度增加了 14%。卡铂与 5% 葡萄糖在乙烯醋酸乙酯容器或 PVC 容器中配伍，4℃、22℃ 或 35℃ 放置 28 天，经 HPLC 分析，卡铂几乎没有损失。卡铂与 5% 葡萄糖在玻璃容器中配伍，4℃、22℃ 及 35℃ 放置 28 天，经 HPLC 分析，卡铂损失 5%~6%。卡铂与 0.9% 氯化钠溶液配伍，27℃ 放置 24h，药物损失 8%。

【配伍禁忌】卡铂与胰岛素可配伍，除胰岛素外不得与其他药物配伍。

注射用顺铂

Cisplatin for Injection

【成分】本品主要成分为顺铂；辅料为甘露醇、氯化钠、注射用水。

【分子式】$C_{12}H_6N_2$

【分子量】300.05

【药理作用】本品为金属铂类络合物，属周期非特异性抗肿瘤药。具有抗瘤谱广、对乏氧细胞有效的特点。本品在细胞内低氯环境中迅速解离，以水合阳离子的形式与细胞内 DNA 结合形成链间、链内或蛋白质 DNA 交联，从而破坏 DNA 的结构和功能。

【适应证】小细胞与非小细胞肺癌、睾丸癌、卵巢癌、宫颈癌、子宫内膜癌、前列腺癌、膀胱癌、黑色素瘤、肉瘤、头颈部肿瘤及各种鳞状上皮癌和恶性淋巴瘤的治疗。

【不良反应】肾脏毒性、恶心、呕吐、耳毒性、神经毒性、过敏反应等。

【禁忌证】对顺铂和其他含铂制剂过敏者、怀孕、哺乳期、骨髓功能减退、严重肾功能损害、失水过多、水痘、带状疱疹、痛风、高尿酸血症、近期感染及因顺铂而引起的外周神经病等患者禁用。

【药物相互作用】顺铂与秋水仙碱、丙磺舒合用时，提高血液中尿酸的水平；与抗组胺药、酚噻嗪类药或噻吨类药合用，可能掩盖耳毒性的症状，如耳鸣、眩晕等；顺铂诱发的肾功能损害可导致博来霉素（甚至小剂量）的毒性反应；与各种骨髓抑制剂或放射治疗同用，可增加毒性作用，用量应减少与青霉胺或其他的螯合剂合用会减弱顺铂的活性；与异环磷酰胺合用，会加重蛋白尿，同时有可能会增加耳毒性；与其他具肾毒性或耳毒性药物（例如头孢菌毒或氨基糖苷类）合用会增加顺铂的毒性；禁用诸如呋塞米（速尿）等利尿剂以增加尿量；患者接受顺铂化疗后至少 3 个月，才可接受病毒疫苗接种。

【给药剂量】50 ~ 120mg/m^2。

【药代动力学参数】静脉给药后迅速吸收，分布于全身各组织：肾、肝、卵巢、子宫、皮肤、骨等含量较多，脾、胰、肠、心、肌肉、脑中较少，瘤组织无选择性分布。大部分和血浆蛋白结合，代谢呈双相性：$t_{1/2\alpha}$ 为 25 ~ 49min，$t_{1/2\beta}$ 为 58 ~ 73h。药物自体内消除缓慢，主要经肾脏排泄，5 日内尿中回收铂为给药量的 27% ~ 54%，胆道也可排除顺铂与其降解产物，但量较少。腹腔给药时腹腔器官的药物浓度较静脉给药时高 2.5 ~ 8 倍。

【给药方式】静脉、动脉或腔内给药。

【溶媒】0.9% 氯化钠注射液或 5% 葡萄糖注射液。

【配液说明】应避免接触铝金属。

【滴速】静脉注射 4 ~ 8min；静脉滴注 0.5 ~ 1h；动脉注射 2h。

【成品输液稳定性】顺铂与 0.9% 氯化钠在 PVC（聚氯乙烯）容器中配伍，23℃放置避光保存 9 天，药物含量几乎没有变化。顺铂与 5% 葡萄糖配伍，在玻璃瓶中测试，25℃荧光下，2h 药物损失 4%；23h 药物损失 6%。

【配伍禁忌】虽有文献表明与地塞米松、氨茶碱、甲氧氯普胺（胃复安）、维生素 C 配伍后稳定，但是均不建议与其他药物配伍，应当单独输注。

注射用奈达铂
Nedaplatin for Injection

【成分】本品主要成分为奈达铂。

【分子式】$C_2H_8N_2O_3Pt$

【分子量】303.18

【药理作用】奈达铂为顺铂类似物。进入细胞后，甘醇酸酯配基上的醇性氧与铂之间的键断裂，水与铂结合，导致离子型物质（活性物质或水合物）的形成。然后，断裂的甘醇酸酯基配基变得不稳定并被释放，产生多种离子型物质，与 DNA 结合。奈达铂以与顺铂相同的方式与 DNA 结合，并抑制 DNA 复制，从而产生抗肿瘤活性。另外，已经证实奈达铂在与 DNA 反应时，所结合的碱基位点与顺铂相同。

【适应证】主要用于头颈部癌、小细胞肺癌、非小细胞肺癌、食管癌、卵巢癌等实体瘤。

【不良反应】骨髓抑制表现为白细胞、血小板、血色素减少；其他较常见的不良反应包括恶心、呕吐、食欲不振等消化道症状以及肝肾功能异常、耳神经毒性、脱发等。

【禁忌证】有明显骨髓抑制及严重肝、肾功能不全者；对其他铂制剂及右旋糖酐过敏者；妊娠期妇女、可能妊娠及有严重并发症的患者。

【药物相互作用】本品与其他抗肿瘤药（如烷化剂、抗代谢药、抗肿瘤抗生素等）及放疗并用时，骨髓抑制作用可能增强。与氨基糖苷类抗生素及盐酸万古霉素合用时，对肾功能和听觉器官的损害可能增加。

【给药剂量】$80 \sim 100 \mathrm{mg/m^2}$。

【药代动力学参数】肿瘤患者静脉滴注本品 $80 \mathrm{mg/m^2}$ 或 $100 \mathrm{mg/m^2}$ 后，用原子吸收光谱分析法直接测定总铂的方法研究本品的体内动态，结果显示，奈达铂单次静脉滴注后，血浆中铂浓度呈双相性减少，$t_{1/2\alpha}$ 约为 $0.1 \sim 1 \mathrm{h}$，$t_{1/2\beta}$ 为 $2 \sim 13 \mathrm{h}$，AUC 随给药量增大而增大。本品在血浆内主要以游离形式存在，动物试验可见本品在肾脏及膀胱分布较多，组织浓度高于血浆浓度。本品的排泄以尿排泄为主，24h 尿中铂的回收率在 40% ~69% 之间。

【给药方式】静脉滴注。

【溶媒】0.9% 氯化钠注射液。

【配液说明】临用前，用 0.9% 氯化钠注射液溶解后，再稀释至 500ml，只作静脉滴注，应避免漏于血管外。配制时，不可与其他抗肿瘤药混合；忌与含铝器皿接触。

【滴速】静脉滴注，滴速 1 ~4ml/min，滴注时间不少于 1h，滴完后需继续点滴输液 1000ml 以上。

【成品输液稳定性】本品忌与含铝器皿接触，本品在存放及滴注时应避免直接日光照射。

【配伍禁忌】不宜使用氨基酸输液、pH 5 以下的酸性输液（如电解质补液、5% 葡萄糖输液或葡萄糖氯化钠输液等），该药宜单独滴注。

注射用洛铂

Lobaplatin for Injection

【成分】本品主要成分为洛铂。

【分子式】$C_9H_{18}N_2O_3Pt$

【分子量】397.34

【药理作用】本品为广义的烷化剂，金属铂类络合物，属周期非特异性抗肿瘤药。以水合阳离子的形式与细胞内 DNA 结合形成链间、链内或蛋白质 DNA 交联，从而破坏 DNA 的结构和功能。

【适应证】主要用于治疗乳腺癌、小细胞肺癌及慢性粒细胞性白血病。

【不良反应】血小板减少、白细胞减少、恶心呕吐等。

【禁忌证】有骨髓抑制患者，或有凝血机制障碍的患者（可增加出血的危险或出血）和已有肾功能损害的患者禁用。对铂类化合物有过敏反应者禁用。

【药物相互作用】如洛铂和其他骨髓抑制药物同时应用，可能增加骨髓毒性作用。

【给药剂量】$50mg/m^2$。

【药代动力学参数】静脉注射后，血清中游离铂的血药浓度 – 时间曲线与完整的洛铂基本上相同，在血液循环中没有或很少有代谢产物存在。洛铂的两种立体异构体曲线也完全相同。用药患者的血清总铂和游离铂的浓度时间曲线，在 1h 内相似，在 11h 后，血循环中约 25% 的总铂浓度和血清蛋白结合。游离铂的终末半衰期（$t_{1/2}$）为（131 ± 15）min，总铂为（6.8 ± 4.3）d。游离铂标准化曲线下面积（AUC）（$50mg/m^2$）为（13.9 ± 1.8）（$min \cdot m^2$）/L，总铂为（57 ± 19）（$min \cdot m^2$）/L。游离铂标准化平均血浆清除率约为（125 ± 14）ml/min，总铂为（34 ± 11）ml/min。游离铂平均分布容积为（0.28 ± 0.51）L/kg，总铂为（4.8 ± 2.61）L/kg。本品主要经肾脏排出。

【给药方式】静脉滴注、静脉注射。

【溶媒】5% 葡萄糖注射液。

【配液说明】使用前用 5ml 0.9% 氯化钠注射液溶解，再用 5% 葡萄糖注射液稀释。

【滴速】$2 \sim 3ml/min$。

【成品输液稳定性】应 4h 内应用（存放温度 $2 \sim 8℃$）。

【配伍禁忌】表柔比星。

注射用门冬酰胺酶

Asparaginase for Injection

【成分】本品主要成分为门冬酰胺酶。

【药理作用】本品是从大肠埃希菌中提取的酶制剂类抗肿瘤药。门冬酰胺是细胞合成蛋白质及增殖生长所必需的氨基酸，本品能将血清中的门冬酰胺水解为门冬氨酸和氨。正常细胞有自身合成门冬酰胺的功能，而急性白血病等肿瘤细胞则无此功能，因此，使用本药可使机体内门冬酰胺急剧缺乏，肿瘤细胞的蛋白质合成受阻，从而可使肿瘤增殖受抑制。此外，本品也可干扰细胞 DNA、RNA 的合成，特异性地抑制 G_1 期细胞。由于人白血病细胞中含有门冬酰胺合成酶，可通过自身合成门冬酰胺，从而可对本品较快地产生耐药性，故本品不宜单独使用或作维持治疗，而应与其他抗癌药联用。

【适应证】适用于治疗急性淋巴细胞性白血病（简称急淋）、急性粒细胞性白血病、急性单核细胞性白血病、慢性淋巴细胞性白血病、霍奇金病及非霍奇金病淋巴瘤、黑色素瘤等。

【不良反应】成人较儿童多见。常见于过敏反应、肝损害、胰腺炎、食欲减退、凝血因子及纤维蛋白原减少、血糖升高、高尿酸血症、高热、精神及神经毒性等。

【禁忌证】对本品有过敏史或皮试阳性者，有胰腺炎病史或现患胰腺炎者，现患水痘、广泛性带状疱疹等严重感染者。

【药物相互作用】①泼尼松或促皮质素或长春新碱与本品同用时，会增强本品的致高血糖作用，并可能增多本品引起的神经病变及红细胞生成紊乱的危险性，但有报告如先用前述各药后再用本品，则毒性似较先用本品或同时用两药者为轻。②由于本品可增高血尿酸的浓度，故当与别嘌醇或秋水仙碱、磺吡酮等抗痛风药合用时，要调节上述抗痛风药的剂量以控制高尿酸血症及痛风。一般抗痛风药选用别嘌醇，因该药可阻止或逆转门冬酰胺酶引起的高尿酸血症。③糖尿病患者用本品时及治疗后，均须注意调节口服降糖药或胰岛素的剂量。④本品与硫唑嘌呤、苯丁酸氮芥、环磷酰胺、环孢素、巯嘌呤、单克隆抗体 CD3 或放射疗法合用时，可提高疗效，因而应考虑减少化疗药物、免疫抑制剂或放射疗法的剂量。⑤本品与甲氨蝶呤同用时，可通过抑制细胞复制的作用而阻断甲氨蝶呤的抗肿瘤作用。有研究表明如门冬酰胺酶在给甲氨蝶呤 9~10 日前应用或在给甲氨蝶呤后 24h 内应用，可以避免产生抑制甲氨蝶呤的抗肿瘤作用，并可减少甲氨蝶呤对胃肠道和血液系统的不良反应。

【给药剂量】根据不同病种，不同的治疗方案，本品的用量有较大差异。以急淋的诱导缓解方案为例：剂量可根据体表面积计，日剂量 500 单位/米^2，或 1000 单位/米^2，最高可达 2000 单位/米^2；以 10~20 日为一疗程。

【药代动力学参数】本品经肌内或静脉途径吸收，血浆蛋白结合率约 30%，吸收后能在淋巴液中测出，但在脑脊液中的浓度很低。注射本品后，血中门冬酰胺浓度几乎立即下降到不能测出的水平，说明本品进入体内后，很快就开始作用。经肌内注射的血浆 $t_{1/2}$ 为 39～49h，静脉注射的血浆 $t_{1/2}$ 为 8～30h。肌内注射后的达峰时间为 12～24h，但停用本品后的 23～33d，血浆中还可以测出门冬酰胺，本品排泄似呈双相性，仅有微量呈现于尿中。

【给药方式】静脉滴注。

【溶媒】5% 葡萄糖注射液、0.9% 氯化钠注射液。

【配液说明】本品可经静脉滴注、静脉注射或肌内注射给药。静脉滴注法给药，本品要先用等渗液如 0.9% 氯化钠或 5% 葡萄糖注射液稀释，然后加入 0.9% 氯化钠或 5% 葡萄糖注射液中滴入。

【滴速】静脉注射 6min；静脉滴注 0.5～2h。

【成品输液稳定性】静脉注射给药时，本品应经正在输注的氯化钠或葡萄糖注射液的侧管注入，静脉注射的时间不得短于 0.5h；静脉滴注法给药时 8h 内用完。

【配伍禁忌】苯巴比妥、表柔比星、苯妥英钠、苄星青霉素、多柔比星、地西泮、二氮嗪、氟罗沙星、甘露醇、环丙沙星、甲氨蝶呤、肼屈嗪、氯氮䓬、氯霉素、硫喷妥钠、利福霉素、奈达铂、青霉素 G、水解蛋白、三磷酸腺苷辅酶胰岛素、参芪成方、血浆、毛花苷 C、哌拉西林、氢化可的松琥珀酸钠、青霉素钾、青霉素钠、去乙酰毛花苷、人血白蛋白、顺铂、司可巴比妥、硝普钠、烟酸、异戊巴比妥。

第六节　其他抗肿瘤药物及辅助治疗药物

利妥昔单抗注射液
Rituximab Injection

【成分】本品主要成分为重组利妥昔单抗；辅料为枸橼酸钠、聚山梨醇酯 80 和注射用水。

【药理作用】利妥昔单抗是一种人鼠嵌合性单克隆抗体，能特异性地与跨膜抗原 CD20 结合。CD20 抗原位于前 B 细胞和成熟 B 淋巴细胞的表面，而造血干细胞、前 B 细胞、正常浆细胞或其他正常组织不表达 CD20。95% 以上的 B 细胞性非霍奇金淋巴瘤细胞表达 CD20。抗原、抗体结合后，CD20 不会发生内在化，或从细胞膜上脱落进入周围的环境。CD20 不以游离抗原的形式在血浆中循环，因此不可能与抗体竞争性结合。利妥昔单抗与 B 细胞上的 CD20 抗原结合后，启动介导 B 细胞溶解的免疫反应。

【适应证】 复发或耐药的滤泡性中央型淋巴瘤（国际工作分类 B、C 和 D 亚型的 B 细胞非霍奇金淋巴瘤）的治疗。

【不良反应】 发热、畏寒、寒战、脸部潮红、血管性水肿、恶心、荨麻疹或皮疹、疲劳、头痛、咽喉刺激、鼻炎、呕吐和肿瘤疼痛。大约 10% 的病例症状加重伴随低血压和支气管痉挛。患者偶尔会出现原有的心脏疾病如心绞痛和心衰的加重。

【禁忌证】 对本药的任何组分和鼠蛋白过敏的患者禁用利妥昔单抗。对处方中活性成分或任何辅料过敏者禁用。严重活动性感染或免疫应答严重损害（如低 γ-球蛋白血症，CD4 或 CD8 细胞计数严重下降）的患者不应使用利妥昔单抗治疗。同样，严重心衰（NYHA 分类Ⅳ）患者不应使用利妥昔单抗治疗。妊娠期间禁止利妥昔单抗与甲氨蝶呤联合用药。

【药物相互作用】 有关利妥昔单抗与其他药物可能发生相互作用的资料十分有限。慢性淋巴细胞性白血病患者合用利妥昔单抗和氟达拉滨或环磷酰胺时，利妥昔单抗未显示对氟达拉滨或环磷酰胺的药代动力学产生影响；而且，氟达拉滨和环磷酰胺也不会对利妥昔单抗的药代动力学产生明显的影响。类风湿性关节炎患者合用利妥昔单抗和甲氨蝶呤时，利妥昔单抗的药代动力学不会受到甲氨蝶呤的影响。

【给药剂量】 375mg/m^2。

【药代动力学参数】 对滤泡性非霍奇金淋巴瘤的患者，以 125.250 或 375mg/m^2 体表面积的利妥昔单抗治疗，每周静脉滴注一次，共 4 次，血清抗体浓度随着剂量的增加而增加。对于接受 375mg/m^2 剂量的患者，第一次滴注后利妥昔单抗的平均血清半衰期是 68.1h，$C_{\max}$ 是 $238.7\mu\text{g/ml}$，而平均血浆清除率是 0.0459L/h；第四次滴注后的血清半衰期、$C_{\max}$ 和血浆清除率的平均值分别为 189.9h、$480.7\mu\text{g/ml}$ 和 0.0145L/h，但血清水平的变异性较大。

【给药方式】 静脉滴注。

【溶媒】 0.9% 氯化钠注射液或 5% 葡萄糖注射液。

【配液说明】 无菌条件下抽取所需剂量的利妥昔单抗，稀释到利妥昔单抗的浓度为 1mg/ml。轻柔地颠倒注射袋使溶液混合并避免产生泡沫。由于利妥昔单抗注射液不含抗微生物的防腐剂或抑菌制剂，必须做无菌检查。

【滴速】初次滴注：推荐起始滴注速度为 50mg/h；最初 60min 过后，可每 30min 增加 50mg/h，直至最大速度 400mg/h。以后的滴注：利妥昔单抗滴注的开始速度可为 100mg/h，每 30min 增加 100mg/h，直至最大速度 400mg/h。

【成品输液稳定性】配制好的本品注射液在室温下保持稳定 12h。如配制好的溶液不能立即应用，在未受室温影响的条件下，在冰箱中（2~8℃）可保存 24h。

【配伍禁忌】应当单独滴注。

托珠单抗注射液
Tocilizumab Injection

【成分】本品主要成分为托珠单抗。

【药理作用】托珠单抗是免疫球蛋白 IgG_1 亚型的重组人源化抗人白介素 6（IL-6）受体单克隆抗体。托珠单抗特异性结合可溶性及膜结合的 IL-6 受体（sIL-6R 和 mIL-6R），并抑制 sIL-6R 和 mIL-6R 介导的信号传导。IL-6 是一个多功能细胞因子，由多种类型的细胞产生，其具有局部的旁分泌功能，可以调节全身的生理和病理过程。

【适应证】用于治疗对改善病情的抗风湿药物（DMARDs）治疗应答不足的中到重度活动性类风湿关节炎的成年患者。托珠单抗与甲氨蝶呤（MTX）或其他 DMARDs 联用。

【不良反应】上呼吸道感染最常见，其他常见的有：蜂窝织炎、口唇单纯疱疹、带状疱疹、腹痛、口腔溃疡、胃炎、皮疹、瘙痒、荨麻疹、头痛、眩晕、肝氨基转移酶升高、体重增加、高血压、白细胞减少症、中性粒细胞减少症、高胆固醇血症、外周水肿、超敏反应、咳嗽、呼吸困难、结膜炎。

【禁忌证】对托珠单抗或者对任何辅料发生超敏反应的患者禁用。

【药物相互作用】体外试验数据表明，IL-6 可降低多种细胞色素 P450（CYP450）同工酶（包括 CYP1A2、CYP2B6、CYP2C9、CYP2C19、CYP2D6 和 CYP3A4）的 mRNA 表达水平，通过与临床相关浓度的托珠单抗共同培养可逆转这种表达水平的下降。相应地，使用托珠单抗治疗的 RA 患者可抑制 IL-6 信号传导，使 CYP450 活性恢复至较高水平，高于不使用托珠单抗治疗的患者，结果导致 CYP450 底物药物的代谢增加。

【给药剂量】8mg/kg。

【药代动力学参数】托珠单抗的药代动力学参数不随时间而改变。在每 4 周给予托珠单抗 4mg/kg 和 8mg/kg 的曲线下面积（AUC）和最低血药浓度（C_{min}）呈随剂量成比例增加，最大血药浓度（C_{max}）随剂量成比例增加。稳态时，预测 8mg/kg 组的 AUC 和 C_{min} 分别比 4mg/kg 组高 2.7 和 6.5 倍。每 4 周一次 8mg/kg 托珠单抗的数据：稳态 AUC、C_{min}、C_{max} 的预测平均值（$\pm SD$）分别是（35000 ± 15500）（h · μg）/ml、（9.74 ± 10.5）μg/ml、（183 ± 85.6）μg/ml。在初次用药后及 8 周和 20 周后，C_{max}、AUC 和 C_{min} 分别达到稳态。

【给药方式】静脉滴注。

【溶媒】0.9% 氯化钠注射液。

【配液说明】无菌操作。根据体重计算所需托珠单抗溶液的体积，从 100ml 无菌无热原的生理盐水输液袋中抽取等量生理盐水弃去，然后将计算所需的托珠单抗溶液注入该输液袋，使之稀释，且最终体积为 100ml。混匀溶液，小心倒置以避免产生气泡。

【滴速】滴速 1 ~ 1.5ml/min，托珠单抗静脉滴注时间在 1h 以上。

【成品输液稳定性】用 0.9% 氯化钠注射液配液，在 30℃ 内，其理化性质可保持稳定 24h。从微生物学的观点看，配好的液体应立即使用。如果不能立即使用，应由使用者负责控制存储时间及存储条件，即在 2 ~ 8℃ 下不超过 24h。

【配伍禁忌】托珠单抗注射液应当单独使用，不宜与其他药物混合配伍。

注射用三氧化二砷
Arsenic Trioxide for Injection

【成分】本品主要成分为三氧化二砷；辅料为甘露醇、甘油、碳酸氢钠。

【分子式】As_2O_3

【分子量】197.82

【药理作用】本品体外试验表明，本品可诱导 NB4 细胞株（一种具有典型 APL 特征的细胞株）和对全反式维 A 酸（ATRA）耐药的 APL 细胞株发生凋亡。其对肿瘤细胞的作用并不依赖维 A 酸的调节途径。与 ATRA 和其他化疗药物无交叉耐药现象，对 ATRA 耐药细胞（AR - 2. NBR - 1 及 NB4 - 360）仍有诱导凋亡作用，对有或无 APL 基因（Pml）- 维 A 酸受体基因（RARα）异常的多种肿瘤细胞系也均有抑制生长及诱导凋亡作用。其机制可能为干扰巯基酶的活性、调控癌相关基因的表达以及阻碍细胞周期的进程等。

【适应证】本品适用于急性早幼粒细胞白血病，原发性肝癌晚期。

【不良反应】有白细胞过多综合征、呼吸窘迫综合征、视力下降、骨关节疼痛、尿酸肾病、体液潴留、恶心、呕吐、厌食、腹痛、腹泻、肝脏损害、肾功能变化、神经系统损害、四肢疼痛麻木、感觉迟钝、共济失调、肢体无力、远端肌肉萎缩、自主神经障碍、脑血管痉挛性头痛、心悸、胸闷、心电图变化、皮肤干燥、红斑、色素沉着等。

【禁忌证】严重的肝、肾功能损害者，孕妇及长期接触砷或有砷中毒者禁用。

【药物相互作用】在本品的使用过程中，避免使用含硒药品及食用含硒食品。使用本品期间，不宜同时使用能延长 QT 间期的药物（一些抗心律失常药，硫利达嗪）或导致电解质异常的药物（利尿剂或两性霉素 B）。

【给药剂量】①治疗白血病的用法用量：成人每日一次，每次 5 ~ 10mg（或按体表面积每次 $7mg/m^2$）。4 周为一疗程，间歇 1 ~ 2 周，也可连续用药。勿将本品与其他药物混合使用。注射后勿存留残余本品以后继续使用。儿童每次 0.16mg/kg，用法同成人。②治疗肝癌的用法用量：每日一次给药，每次 7 ~ $8mg/m^2$，两周为一疗程，间歇 1 ~ 2 周可进行下一疗程。

【药代动力学参数】本品静脉给药后广泛分布于各组织。停药时检测组织中砷的含量，由高到低依次为：皮肤、卵巢、肝、肾、脾、肌肉、睾丸、脂肪、脑组织等。停药 4 周后，脑组织中砷含量有所增加，皮肤含量与停药时基本相同，其他组织中砷含量均有所下降。APL 患者静脉滴注本药 10mg 后，4h 达血药峰浓度（0.94 ± 0.37）mg/L，曲线下面积（AUC）为（7.25 ±0.97）(mg · h)/L，分布容积为（3.83 ±0.45）L，分布半衰期为（0.89 ±0.29）h。总清除率为（1.43 ±0.17）L/h，消除半衰期为（12.13 ±3.31）h。连续给药期间，每日尿排砷量为每日给药量的 1% ~8%，而指（趾）甲和毛发砷蓄积明显增加，可达治疗前的 5 ~7 倍。停药后，尿排砷量和末梢蓄积的砷则逐渐下降。1 ~ 2 个月尿排砷量可下降25% ~75%。

【给药方式】静脉滴注。

【溶媒】5% 葡萄糖注射液、0.9% 氯化钠注射液。

【配液说明】用 5% 葡萄糖注射液或 0.9% 的氯化钠注射液 500ml 溶解稀释。

【滴速】按体表面积 $7mg/m^2$，建仪使用输液泵，500ml 溶液静脉滴注 3 ~4h。

【配伍禁忌】表柔比星、柔红霉素、奈达铂、参芪成方。

美司钠注射液
Mesna Injection

【成分】本品主要成分为美司钠。

【分子式】$C_2H_5NaO_3S_2$

【分子量】164.18

【药理作用】环磷酰胺类化疗药在体内产生的丙烯醛和 4 – 羟基代谢物对泌尿道有一定的毒性。美司钠可与丙烯醛的双链结合，形成稳定的硫醚化合物；还可降低尿中 4 – 羟基代谢产物的降解速度，形成一种相对稳定的 4 – 羟基环磷酰胺（或 4 – 羟基异环磷酰胺）与美司钠缩合而成的物质，此物质对膀胱无毒性，由此起到良好的解毒作用。此外，美司钠可使痰液黏蛋白的二硫键断裂，降低痰液黏度，局部给药可作为速效、强效的黏痰稀释剂。

【适应证】用于预防环磷酰胺、异环磷酰胺、氯磷酰胺等药物的泌尿道毒性。也可用于慢性支气管炎、肺炎、肺癌患者痰液黏稠、术后肺不张等所致的咳痰困难。

【不良反应】少见静脉刺激及过敏反应（如皮肤黏膜反应）。本品单一剂量按体重超过 60mg/kg 时，可出现恶心、呕吐、痉挛性腹痛及腹泻等。

【禁忌证】对美司钠或其他巯醇化合物过敏者。

【药物相互作用】在试管实验中，本品与顺铂及氮芥不相容。与华法林合用可使出血的危险性增加。

【给药剂量】本品常用量为环磷酰胺、异环磷酰胺、氯磷酰胺剂量的 20%，静脉注射或静脉滴注，给药时间为 0 时段（用细胞抑制剂的同一时间）、4h 后及 8h 后的时段，共 3 次。对儿童投药次数应较频密（例如 6 次）及在较短的间隔时段（例如 3h）为宜。使用环磷酰胺作连续性静脉滴注时，在治疗的 0 时段，一次大剂量静脉注射本品，然后再将本品加入环磷酰胺输注液中同时给药（本品剂量可高达环磷酰胺剂量的 100%）。在输注液用完后 6 ~ 12h 内连续使用本品（剂量可高达环磷酰胺剂量的 50%）以保护尿道。

【药代动力学参数】本品注射后，主要浓集于肾脏，并迅速在组织中转化为无生物活性的二硫化物。该化合物经肾小球滤过后，经肾小管上皮又转变成巯乙磺酸钠。人体血浆半衰期约为 1.5h。本品主要从尿中排出体外，24h 内即有约 80% 的原型药排出。

【给药方式】静脉滴注。

【溶媒】10%葡萄糖注射液、葡萄糖氯化钠注射液。

【配液说明】用葡萄糖氯化钠注射液或10%的葡萄糖注射液稀释本品。

【滴速】$1\sim4mg/ml$，静脉滴注$0.25\sim0.5h$，静脉注射约$5min$。

【成品输液稳定性】本品用葡萄糖氯化钠注射液或10%的葡萄糖注射液稀释后需在$4h$内输完。

【配伍禁忌】氨茶碱、苄星青霉素、二氮嗪、氯氮䓬、兰索拉唑、氮芥、50/50混合人胰岛素、70/30混合人胰岛素、精蛋白锌重组人胰岛素、四环素、卡铂、门冬胰岛素、水解蛋白、依达拉奉、乳糖酸红霉素。

斑蝥酸钠维生素 B_6 注射液
Disodium Cantharidinate and Vitamin B_6 Injection

【成分】本品主要成分为斑蝥酸钠和维生素 B_6，每支含斑蝥酸钠$0.1mg$、维生素 B_6 $2.5mg$。

【药理作用】本品抑制肿瘤细胞蛋白质和核酸的合成，继而影响 RNA 和DNA 的生物合成，最终抑制癌细胞的生成和分裂；可降低肿瘤细胞 cAMP 磷酸二酯酶活性，提高过氧化氢酶活力，改善细胞能量代谢，同时降低癌毒素水平；可直接抑制癌细胞内 DNA 和 RNA 合成及前体的渗入，使癌细胞形态和功能发生变化，直接杀死癌细胞。对骨髓细胞无抑制作用，并能升高白细胞。

【适应证】用于原发性肝癌、肺癌及白细胞低下症，亦可用于肝炎、肝硬化及乙型肝炎携带者。

【不良反应】偶见患者局部静脉炎。

【禁忌证】肾功能不全者慎用。

【药物相互作用】氯霉素、环丝氨酸、乙硫异烟胺、盐酸肼酞嗪、免疫抑制剂包括肾上腺皮质激素、环磷酰胺、环孢素、异烟肼、青霉胺等药物可拮抗维生素 B_6 或增加维生素 B_6 经肾排泄，可引起贫血或周围神经炎。服用雌激素时应增加维生素 B_6 用量。左旋多巴与小剂量维生素 B_6（每日$5mg$）合用，即可拮抗左旋多巴的抗震颤作用。

【给药剂量】每次$10\sim50ml$。

【药代动力学参数】实验表明，小鼠口服^{3}H – 斑蝥酸钠$1mg/kg$，此药从消化道吸收快而完全，$24h$后只有微量放射性可测出；口服和静脉注射后以膀胱及胆汁放射性高，其次为肾、肝、心、肺和胃等组织。大部分药物从尿中排出。

【给药方式】静脉滴注。

【溶媒】0.9% 氯化钠注射液、5%～10% 葡萄糖注射液。

【配液说明】每次 10～50ml，以 0.9% 氯化钠注射液或 5%～10% 葡萄糖注射液适量稀释。

【滴速】2～3ml/min。

【配伍禁忌】不得与化疗药配伍。

榄香烯注射液
Elemene Injection

【成分】本品主要成分为 β -，γ -，δ - 榄香烯混合液；辅料为蓖麻油聚烃氧酯（35）、丙二醇。

【分子式】$C_{15}H_{24}$

【分子量】204

【药理作用】榄香烯对 SHG - 44 人体神经胶质瘤等部分人体或动物肿瘤具有一定的抑制作用。

【适应证】用于神经胶质瘤和脑转移瘤的治疗；癌性胸腹腔积液辅助治疗。

【禁忌证】有过敏史或对本品中的任何成分过敏者禁用。高热、胸腹腔积液合并感染者禁用。

【不良反应】用药后局部有轻微刺激疼痛，特别是药液外渗时表现明显，但患者均可忍受。经热敷后很快缓解，不需特殊处理。部分患者用药后出现发热、局部反应及轻度消化道反应。

【药物相互作用】与放疗或其他化疗药物及生物反应调节剂联合应用有协同作用，合用加温疗法有协同作用。

【给药剂量】静脉注射：一次 0.4～0.6g，一日 1 次，2～3 周为一疗程；用于恶性胸腹腔积液治疗：一般 200～400mg/m^2。

【药代动力学参数】血浆中药物的动态变化属二室模型，药物自血浆消除较快，且呈线性动力学，在各组织中药物浓度降低速度较慢。静脉注射本品 15min 后，药物在脑、心、肺、肾、脾、脂肪和肝中含量较多。腹腔注射后，药物在脂肪组织含量最高。口服吸收差，生物利用度仅为 18.8%。该药自尿、粪、胆汁中的排出量很小，从呼吸道排出及体内生物转化是其重要消除途径。榄香烯注射液的平均血浆蛋白结合率为 97.7%。

【给药方式】静脉滴注，腹腔灌注。

【溶媒】10% 葡萄糖注射液。

【配液说明】本品应以 10% 葡萄糖注射液稀释，用其他稀释剂稀释产生沉淀，不得使用。

【滴速】2~3ml/min。

【成品输液稳定性】10% 葡萄糖注射液和榄香烯配伍后，在室温、自然光下，12h 内无浑浊、沉淀、气体产生，颜色、pH、不溶性微粒数等无明显变化。

【配伍禁忌】宜单独输注。

盐酸昂丹司琼注射液
Ondansetron Hydrochloride Injection

【成分】本品主要成分为盐酸昂丹司琼；辅料为枸橼酸、枸橼酸钠和氯化钠。

【分子式】$C_{18}H_{19}N_3O \cdot HCl \cdot 2H_2O$

【分子量】365.86

【药理作用】本品是一种选择性的 $5-HT_3$ 受体拮抗剂。其作用机制尚不完全明确，可能是通过拮抗外周迷走神经末梢和中枢化学感受区中的 $5-HT_3$ 受体，从而阻断因化疗和手术等因素促进小肠嗜铬细胞释放 5-羟色胺，兴奋迷走传入神经而导致的呕吐反射。本品选择性较高，无锥体外系反应、过度镇静等副作用。

【适应证】止吐药。用于由细胞毒性药物化疗和放射治疗引起的恶心呕吐；预防和治疗手术后的恶心呕吐。

【不良反应】可有头痛，头部和上腹部有温热感，腹部不适、便秘、口干、皮疹，注射部位局部反应，偶见支气管哮喘或过敏反应，暂时性无症状氨基转移酶升高。上述反应一般轻微，不需特殊处理。偶有运动失调、癫痫发作，胸痛、心律不齐、低血压及心动过缓等罕见报告。

【禁忌证】对本品过敏反应者禁用。胃肠道梗阻者禁用。

【药物相互作用】与地塞米松合用可增强止吐效果。与降压药（如钙通道阻滞药）合用可能使降压作用增强，合用时应谨慎。与阿扑吗啡合用可致严重的低血压和意识丧失，可产生相加的降压作用，禁止合用。

【给药剂量】成人剂量一般每天 8mg。对于高度催吐的化疗药引起的呕吐，在化疗前 30min，化疗后 4h、8h 各静脉滴注本品 8mg，停止化疗以后每 8~12h 口服片剂 8mg。对于催吐程度不太强的化疗药引起的呕吐，化疗前 30min 静脉滴注本品 8mg，以后每 8~12h 口服片剂 8mg，连续 5 天。对放射治疗引起的呕吐，首剂应于放疗前 1~2h 口服片剂 8mg，以后每 8h 口服 8mg。用于预防或治疗手术后呕吐。成人可于麻醉诱导同时静脉滴注本品 4mg，对已出现术后恶心呕吐时，可缓慢静脉滴注本品 4mg 进行治疗。输注时间应不小于 15min。

【药代动力学参数】口服盐酸昂丹司琼后，吸收迅速，口服后达峰时间约为 1.5h，峰浓度约 30mg/ml。口服本品绝对生物利用度约为 60%。口服和静脉滴注盐酸昂丹司琼的体内代谢情况大致相同。药物消除半衰期约为 3h。稳态表观分布容积约为 140L。血浆蛋白结合率是 70% ~ 80%。主要自肝脏代谢，药物代谢后由粪尿排出，从尿中排出的原型药小于 5%。

【给药方式】静脉滴注。

【溶媒】0.9% 氯化钠注射液、5% 葡萄糖注射液、10% 甘露醇注射液。

【配液说明】本品可用输液袋或注射泵静脉输注，每小时 1mg。如本品浓度为 16 ~ 160μg/ml（即 8mg/500ml ~ 8mg/50ml）时，下列药物可通过本品给药装置的 Y 型管来给药：顺铂、氟尿嘧啶、卡铂、依托泊苷、环磷酰胺、多柔比星及头孢他啶等。

【滴速】静脉注射 5 ~ 8min；静脉滴注 15 ~ 30min，滴速为 1 ~ 4ml/min。

【成品输液稳定性】室温下避光，碱性条件下可引起沉淀。静脉输入的溶液应现用现配。

【配伍禁忌】氨苄西林、氨茶、氨丁三醇、阿糖胞苷、阿托品、别嘌醇、苄星青霉素钠、达卡巴嗪、多黏菌素 B、大蒜素、氟康唑/盐酸雷尼替丁、甲泼尼龙琥珀酸钠、甲氧氯普胺、林可霉素、兰索拉唑、奈替米星、磷酸依托泊苷、美罗培南、美洛西林、氢吗啡酮、乳酸钠林格、四环素、舒他西林、头孢吡肟、头孢哌氟哌利多、呋塞米、芬太尼、甘露醇、更昔洛韦、环磷酰胺、甲氨蝶呤、卡那霉素、氯氮䓬、氯化钙、劳拉西泮、氯霉素、两性霉素 B、咪达唑仑、哌拉西林、顺铂、碳酸氢钠。

盐酸托烷司琼注射液
Tropisetron Hydrochloride Injection

【成分】本品主要成分为盐酸托烷司琼；辅料为注射用水。

【分子式】$C_{17}H_{20}N_2O_2 \cdot HCl$

【分子量】320.81

【药理作用】本品是一种外周神经原及中枢神经系统 5 - HT$_3$ 受体的强效、高选择性的竞争拮抗剂。某些物质包括一些化疗药可激发内脏黏膜的类嗜铬细胞释放出 5 - 羟色胺，从而诱发伴恶心的呕吐反射。本品主要通过选择性地阻断外周神经元的突触前 5 – HT$_3$ 受体而抑制呕吐反射；另外，其止吐作用也可能与其通过对中枢 5 – HT$_3$ 受体的直接阻断而抑制最后区的迷走神经的刺激作用有关。

【适应证】预防和治疗癌症化疗引起的恶心和呕吐；用于外科手术后恶心和呕吐。

【不良反应】盐酸托烷司琼通常耐受性良好，推荐剂量下的不良反应为一过性。最常报道的不良反应为 5mg 应用引起的便秘（11%），这些不良反应在慢代谢者中比正常代谢者中更为常见。其他常见的不良反应有头痛、头昏、眩晕、疲劳和胃肠功能紊乱如腹痛和腹泻等。也有虚脱、晕厥和心跳停止的个案报道，但尚不能确定与盐酸托烷司琼的因果关系。也有以下一种或多种 I 型变态反应的个案报道：面部潮红和（或）全身风疹、胸部压迫感、呼吸困难、急性支气管痉挛和低血压。

【禁忌证】①对本药及其他 5 – HT$_3$ 受体拮抗药过敏者。②妊娠期妇女。

【药物相互作用】①盐酸托烷司琼若与利福平或其他肝酶诱导药物（如苯巴比妥）同时使用，则可导致盐酸托烷司琼的血浆浓度降低，因此代谢正常者需增加剂量（代谢不良者不需增加）。②细胞色素 P450 酶抑制剂如西咪替丁对盐酸托烷司琼的血浆浓度的影响，在正常使用的情况下无须调整剂量。③接受静脉高剂量（80mg）盐酸托烷司琼注射液的患者中观察到临床无意义的 QTc 延长，因此当与其他可能会导致 QTc 延长的药物合用时应非常注意。④有心律或传导异常疾病的患者以及同时服用抗心律失常药物或 β 受体阻滞药的患者应用本品应谨慎。

【给药剂量】①预防癌症化疗引起的恶心和呕吐。在任何化疗周期中，本品最多应用 6 天。成人：推荐剂量为 5mg/d，每天一次，疗程为 6 天。第 1 天静脉给药，第 2~6d 可改为口服给药。儿童：在 2 岁以上的儿童，剂量 0.2mg/kg，最高可达 5mg/d。第 1 天静脉给药，第 2~6d 可口服给药。

②治疗手术后的恶心和呕吐。成人：推荐剂量为 2mg。儿童：尚缺乏儿童手术后应用本品经验。

【药代动力学参数】本品静脉注射时 C_{max} 为 82~84μg/L。作用可维持 24h。本品约 71% 以非特异的方式与血浆蛋白结合。成人表观分布容积（V_d）为 400~600L；3~6 岁者约为 145L，7~15 岁者约为 265L。

【给药方式】静脉滴注。

【溶媒】0.9% 氯化钠注射液、5% 的葡萄糖注射液、林格液。

【配液说明】将本品溶于 100ml 常用的输注液中（如 0.9% 氯化钠注射液、林格液或 5% 葡萄糖注射液）。

【滴速】静脉滴注 15min 以上。

【成品输液稳定性】本品与 0.9% 氯化钠注射液、乳酸钠林格注射液、5% 葡萄糖注射液配伍 4h 后，溶液的颜色、pH 值和含量均未发生明显变化。随着放置时间的延长（6h 后），其微粒数均有一定程度的变化。建议临床应用时在 4h 内输注完毕。在 6~8h 后，其配伍含量在乳酸钠林格注射液和转化糖注射液有一定程度的下降，分析原因可能是这 2 种配伍液中含有的电解质成分较多如 K^+、Na^+、Mg^{2+} 等多种离子，而这些金属离子对化学反应有催化作用，一定程度上促进了托烷司琼的水解。

【配伍禁忌】呋塞米。

甲磺酸多拉司琼注射液
Dolasetron Mesylate Injection

【成分】本品主要成分为甲磺酸多拉司琼；辅料为甘露醇、盐酸。

【分子式】$C_{19}H_{20}N_2O_3 \cdot CH_3SO_3H \cdot H_2O$

【分子量】438.50

【药理作用】甲磺酸多拉司琼及其活性代谢物氢化多拉司琼（MDL-74156）是选择性的 $5-HT_3$ 受体拮抗药，而对其他已知的 $5-HT$ 受体没有作用，与多巴胺受体亲和性低。一般认为化疗药物引起小肠嗜铬细胞释放 5-羟色胺，5-羟色胺激活位于迷走传出神经上的 $5-HT_3$ 受体引起呕吐反射，从而产生恶心和呕吐。本品作用机制是通过拮抗外周迷走神经末梢和中枢催吐化学感受区 $5-HT_3$ 受体，从而抑制恶心、呕吐的发生。

【适应证】①预防初次和重复使用致吐性肿瘤化疗（包括高剂量顺铂）引起的恶心和呕吐。②预防手术后恶心和呕吐。与其他止吐药物一样，对术后几乎不可能出现恶心和（或）呕吐的患者不推荐使用本品作为常规预防，对必须避免术后恶心和（或）呕吐的患者，即使恶心、呕吐发生率低，也推荐使用本品。③治疗手术后恶心和（或）呕吐。

【不良反应】可出现高血压、心动过缓、心动过速、心电图改变、心脏停搏、室性心律不齐、心室颤动、室性心动过速、尖端扭转型室性心动过速、尿潴留、静脉注射部位疼痛或烧灼感、低血压、外周水肿等。

【禁忌证】已知对本品过敏的患者禁用。

【药物相互作用】因为氢化多拉司琼可通过多种途径消除，多拉司琼和氢化多拉司琼与化疗或外科常用药物之间出现临床意义的药物相互作用可能性小。一般与其他药物可能的相互作用是延长 QTc 间期。多拉司琼与西咪替丁（细胞色素 P450 非选择性抑制剂）合用 7 天时，氢化多拉司琼的血浓度升高 24%，而与利福平（细胞色素 P450 有效诱导剂）合用 7 天时，氢化多拉司琼的血浓度则降低 28%。

【给药剂量】①预防肿瘤化疗引起的恶心和呕吐。成人：化疗前 30min 静脉注射单剂量 1.8mg/kg 本品或者大多数患者可以使用固定剂量 100mg，静脉注射 30s 以上。儿童患者：2～16 岁儿童患者建议在化疗前 30min 静脉注射单剂量 1.8mg/kg 本品，最大量不超过 100mg。本品与苹果汁或苹果 – 葡萄汁混合后可用于儿童患者口服，2～16 岁儿童患者推荐口服剂量是 1.8mg/kg，最大量不超过 100mg，在化疗前 1h 内口服。稀释后室温下可以保存 2h。老年患者、肾功能衰竭患者或肝功能障碍患者：无需调整剂量。②预防或治疗手术后恶心和（或）呕吐。成人：外科手术麻醉停止前约 15min（预防）或刚出现恶心、呕吐时（治疗）静脉注射单剂量 12.5mg。儿童患者：外科手术麻醉停止 15min 或刚出现恶心、呕吐时，2～16 岁儿童静脉注射单剂量本品 0.35mg/kg，最大量不超过 12.5mg。本品与苹果汁或苹果 – 葡萄汁混合后可用于儿童患者口服，2～16 岁儿童患者推荐口服剂量是 1.2mg/kg，最大量不超过 100mg，在术前 2h 内口服。稀释后室温下可以保存 2h。老年患者、肾功能衰竭患者或肝功能障碍患者：无需调整剂量。

【药代动力学参数】本药静脉给药的达峰时间为 0.6h，曲线下面积为 3000～3600ng/（h·ml），口服的达峰时间为 1～1.5h。生物利用度为 59%～80%，与空腹相比，进食高脂肪餐后，口服本药的吸收稍减慢，但吸收程度不受食物影响。分布容积为 5.8～10L/kg。本药在羰基还原酶的介导下还原为氢化多拉司琼，随后氢化多拉司琼的羟基化主要在 CYP2D6 的作用下进行，N – 氧化在 CYP3A 和黄素单氧合酶的共同作用下进行。氢化多拉司琼也是选择性 5 – HT$_3$ 受体拮抗药，其活性约为母体化合物的 50 倍。肾脏清除率为 2.6～3.4mg/kg，肾脏排泄率为 45%～68%，全身清除率为 9.4～13.4ml/（min·kg）。25%～33% 随粪便排泄。本药的消除半衰期小于 10min，活性代谢产物氢化多拉司琼的消除半衰期为 4～9h。儿童和青少年患者的氢化多拉司琼表观清除率是成人的 1.4～2 倍，成人肿瘤患者氢化多拉司琼的表观清除率不受年龄的影响。静脉注射后，严重肝功能损伤患者氢化多拉司琼表观清除率保持不变，严重肾功能损伤患者降低 47%。

【给药方式】静脉滴注。

【溶媒】0.9% 氯化钠注射液、5% 葡萄糖注射液。

【配液说明】用相容的注射溶媒（0.9% 氯化钠注射液或 5% 葡萄糖注射液）稀释至 50ml。

【滴速】本品可以 100mg/30s 的速度快速静脉注射，静脉滴注 15min 以上。

【成品输液稳定性】稀释后的溶液在正常光照条件下室温 24h 或冷藏 48h 内稳定。

唑来膦酸注射液
Zoledronic Acid Injection

【成分】本品主要成分为唑来膦酸；辅料为甘露醇。

【分子式】$C_5H_{10}N_2O_7P_2 \cdot H_2O$

【分子量】290.11

【药理作用】唑来膦酸主要是抑制骨吸收。唑来膦酸在体外可抑制破骨细胞活动，诱导破骨细胞凋亡，还可通过与骨的结合阻断破骨细胞对矿化骨和软骨的吸收。唑来膦酸还可以抑制由肿瘤释放的多种刺激因子引起的破骨细胞活动增强和骨钙释放。

【适应证】恶性肿瘤溶骨性骨转移引起的骨痛。

【不良反应】最常见发热，余可见乏力、胸痛、腿水肿、结膜炎、恶心、呕吐、便秘、腹泻、腹痛、吞咽困难、厌食、低血压、贫血、低钾血症、低镁血症、低磷血症、低钙血症、粒细胞减少，血小板减少，全血细胞减少、泌尿道感染、上呼吸道感染、厌食、体重下降、脱水、流感样症状、注射部位出现红肿、皮疹、瘙痒等。

【禁忌证】①对本品或其他双膦酸类药物过敏的患者禁用；②严重肾功能不全者不推荐使用；③孕妇及哺乳期妇女禁用。

【药物相互作用】本品与氨基糖苷类药物合用时应慎重，因氨基糖苷类药物具有降低血钙的协同作用，可能延长低血钙持续的时间；与利尿剂合用时可能会增大低血钙的危险性；与沙利度胺合用时会增加多发性骨髓瘤患者肾功能异常的危险性。

【给药剂量】静脉滴注。成人每次 4mg，每 3~4 周给药一次或遵医嘱。

【药代动力学参数】癌症或骨转移患者单剂量或多剂量（28 日内分 4 次给药：2mg、4mg、8mg、16mg）静脉滴注本药，滴注时间为 5min 或 15min，滴注后本药的血药浓度降低符合三相消除过程，滴注完毕后血药浓度迅速下降，24h 后血药浓度小于峰浓度的 1%。在给药剂量为 2~16mg 范围内，AUC_{0-24} 与给药剂量呈正比。在三相消除过程中，本药蓄积率均较低，其中第2、3相相对于第1相的平均曲线下面积（AUC_{0-24}）值比率分别为1.13 ± 0.30、1.16 ± 0.36。本药血浆蛋白结合率约为22%，结合率与药物浓度无关。本药对人细胞色素P450无抑制作用，在体内不经过生物转化。

本药主要以原型经肾脏排泄，24h内尿液中平均回收率为（39 ± 16）%，给药后第2日尿液中仅发现痕迹量的药物，给药0~24h内尿液中累积排泄率与药物浓度无关，且尿液中的药物回收未达到平衡，推测药物先与骨结合，再缓慢释放入全身循环，从而出现所观察到的血浆中长期含有较低浓度药物的现象。给药后0~24h内肾脏清除率为（3.7 ± 2.0）L/h，清除率与给药剂量无关。

本药最初两相的半衰期$t_{1/2\alpha}$为0.24h，$t_{1/2\beta}$为1.87h，终末消除相的时间较长，滴注后2~28日内在血浆中仍保持较低浓度，终末消除半衰期$t_{1/2\gamma}$为146h。

【给药方式】静脉滴注。

【溶媒】0.9%氯化钠注射液、5%葡萄糖注射液。

【配液说明】用100ml 0.9%氯化钠注射液或5%葡萄糖注射液稀释后静脉滴注。

【滴速】100ml溶液不少于15min。

【成品输液稳定性】2~8℃条件保存不超过24h。

【配伍禁忌】表柔比星、钙制剂、氯化镁、硫酸镁、硫酸铜、奈达铂、葡萄糖酸镁、葡萄糖酸锌、柔红霉素、乳酸钠林格、参芪成方、盐酸表柔比星。

注射用左亚叶酸钙

Calcium Levofolinate for Injection

【成分】本品主要成分为左亚叶酸钙；辅料为甘露醇。

【分子式】$C_{20}H_{21}CaN_7O_7 \cdot 5H_2O$

【分子量】601.58

【药理作用】亚叶酸是四氢叶酸（THF）的5-甲酰衍生物的非对映异构体混合物，其生物活性物质为左旋体，称为左亚叶酸。亚叶酸不需要经过二氢叶酸还原酶的还原作用而直接参与使用叶酸作为体内转移一碳基团载体的生物反应。使用亚叶酸能够抵消抑制二氢叶酸还原酶的盐酸拮抗剂（例如甲氨蝶呤）的治疗效果和毒性。

【适应证】与5-氟尿嘧啶合用，用于治疗胃癌和结直肠癌。

【不良反应】可见充血性心力衰竭、心肌梗死、胸痛、胸内苦闷感、室性期前收缩、心电图异常、间质性肺炎、呼吸困难、肌肉痛、急性肾功能不全、肾病综合征、蛋白尿、血尿、血尿素氮（BUN）升高、肌酸酐升高、锥体外系症状、手足综合征、C 反应蛋白（CRP）升高等。

【禁忌证】①严重骨髓抑制患者；②腹泻患者；③合并重症感染的患者；④胸腔积液、腹腔积液多的患者；⑤严重心脏疾病患者或有其既往史患者；⑥全身情况恶化的患者；⑦对本品成分或氟尿嘧啶有严重过敏症既往史患者；⑧替加氟、吉美嘧啶、奥替拉西钾复合制剂使用中或者停药后 7 天之内的患者参照：药物相互作用项。

【药物相互作用】与替加氟合用可能会出现早期严重的血液学毒性和腹泻、口腔内膜炎等消化道反应。替加氟可阻碍氟尿嘧啶的代谢，使血中氟尿嘧啶的浓度显著升高。至少 7 日内不能同时使用。与苯妥英合用可出现语言障碍、运动失调、意识障碍等苯妥英中毒症状，因本药可使苯妥英血中浓度升高。与苄丙酮香豆素钾氟尿嘧啶可增强苄丙酮香豆素钾的作用。

【给药剂量】左亚叶酸钙 100mg/m² 加入 0.9% 氯化钠注射液 100ml 中静脉滴注 1h，之后予以 5 - 氟尿嘧啶 375 ~ 425mg/m² 静脉滴注 4 ~ 6h。

【药代动力学参数】国内药代动力学研究显示，健康受试者，每组 12 人，男女各半，静脉滴注不同剂量左亚叶酸钙试验制剂（100mg、200mg、300mg 加入 100ml 生理盐水中）后，血浆中左亚叶酸钙的浓度数据符合一室开放模型，左亚叶酸钙的主要药代动力学参数（均数 ± 标准差）C_{max} 为（7223 ± 1242）ng/ml、（15723 ± 2580）ng/ml、（22857 ± 4035）ng/ml；V_d 为（6.17 ± 1.09）L、（5.98 ± 1.17）L、（6.06 ± 1.15）L；$t_{1/2}$ 为（0.75 ± 0.05）h、（0.73 ± 0.05）h、（0.72 ± 0.07）h；$AUC_{(0-3)}$ 为（9700 ± 1503）（ng · h）/ml、（20152 ± 3611）（ng · h）/ml、（29573 ± 5291）（ng · h）/ml；$AUC_{0\to\infty}$ 为（10820 ± 1686）（ng · h）/ml、（22329 ± 3982）（ng · h）/ml、（32689 ± 5831）（ng · h）/ml；MRT 为（1.30 ± 0.04）h、（1.31 ± 0.03）h、（1.29 ± 0.04）h。$AUC_{0\to10}$、$AUC_{0\to\infty}$、C_{max} 与给药剂量呈线性关系。

【给药方式】静脉滴注。

【溶媒】0.9% 氯化钠注射液。

【配液说明】左亚叶酸钙 100mg/m² 加入 0.9% 氯化钠注射液 100ml 中。

【滴速】静脉滴注 1h。

【成品输液稳定性】室温避光避热贮存，溶液在 pH 6.5 ~ 10 时保持稳定。配制后立即使用。

【配伍禁忌】氧氟沙星氯化钠、奥扎格雷、丁二磺酸腺苷蛋氨酸、氟罗沙星、甘露醇、复方电解质葡萄糖、果糖二磷酸钠钙、奈达铂、帕米膦酸、帕米膦酸二钠葡萄糖、头孢拉定、转化糖、转化糖电解质等。

伊班膦酸钠注射液
Sodium Ibandronate Injection

【成分】本品主要成分为伊班膦酸钠；辅料为氯化钠、醋酸、醋酸钠、注射用水。

【分子式】$C_9H_{22}NNaO_7P_2 \cdot H_2O$

【分子量】359.24

【药理作用】本品为含氮的双膦酸盐化合物，主要作用于骨组织，能特异性地与骨内羟磷灰石结合，通过抑制破骨细胞的活性抑制骨吸收和降低骨转换速率。在绝经后骨质疏松症患者中，静脉注射 0.5~3mg 伊班膦酸钠可使已升高的骨转换速率降低至正常水平，并使骨量净增加。在恶性肿瘤骨转移患者中，静脉滴注 2~6mg 伊班膦酸钠可有效抑制骨吸收，预防与治疗骨转移骨相关事件（如高钙血症以及病理性骨折、骨痛等）。动物实验证实当伊班膦酸钠的使用剂量远高于药理学有效剂量时，对骨矿化过程无任何影响。

【适应证】本品用于治疗绝经后骨质疏松症；用于治疗恶性肿瘤溶骨性骨转移引起的骨痛；用于治疗伴有或不伴有骨转移的恶性肿瘤引起的高钙血症。

【不良反应】常见束支传导阻滞、低钙血症、甲状旁腺功能障碍、血磷酸盐降低、高胆固醇血症、咽炎、背痛、骨痛、关节痛、关节功能障碍、骨性关节炎、肌酸酐升高、头痛、头晕、γ－转肽酶升高、味觉障碍、腹泻、消化不良、呕吐、胃肠道疼痛、牙病、皮肤病、瘀斑、白内障、发热、感染、衰弱、外周水肿、口渴等。

【禁忌证】对本品及辅料或其他双膦酸盐过敏者禁用。未纠正的低血钙者禁用。儿童、孕妇及哺乳期妇女禁用。严重肾功能不全者禁用。

【药物相互作用】与氨基糖苷类药物合用可导致血钙浓度长时间下降，同时还可能出现血镁浓度过低。合用时需谨慎。

【给药剂量】①用于治疗绝经后骨质疏松症：本品的推荐剂量为一次 2mg，每 3 个月一次。患者必须补充钙和维生素 D。如果错过了一次滴注，在方便时应该尽快补上。此后，从最后一次静脉滴注之日起，应该安排好每 3 个月静脉滴注一次。②用于治疗恶性肿瘤溶骨性骨转移引起的骨痛：本品的推荐剂量为 4mg，每 3~4 周一次。③用于治疗伴有或不伴有骨转移的恶性肿瘤引起的高钙血症：本品用量应依据高血钙的程度决定。推荐中度高钙血症患者（经白蛋白纠正后血钙 <

3mmol/L 或 <12mg/dl）单次剂量给予 2mg，重度高钙血症患者（经白蛋白纠正后血钙≥3mmol/L 或≥12mg/dl）单次剂量给予 4mg。一般情况下，本品只做一次使用。多数患者升高的血清钙水平可在 7 天内降至正常范围。对复发或疗效不理想的患者可考虑再次给药治疗。

【药代动力学参数】本药口服的生物利用度为 1%，静脉滴注为 100%。单次给予 2mg、4mg 和 6mg 静脉滴注 2h，其血清峰浓度（C_{max}）和曲线下面积（AUC）与剂量呈线性相关。本药 2mg 静脉滴注时，C_{max} 为 246ng/ml；6mg 静脉滴注时，C_{max} 为 328ng/ml。药物主要分布于骨组织中，表观分布容积为 90L。主要排泄途径为肾脏，大部分以原型随尿排出。总体清除率为 84～160ml/min，肾脏清除率为 60ml/min，静脉给药的消除半衰期为 4.6～25.5h，口服给药的消除半衰期为 37～157h。可经血液透析清除。

【给药方式】静脉滴注。

【溶媒】0.9% 氯化钠注射液，5% 葡萄糖注射液。

【配液说明】①用于治疗绝经后骨质疏松症，取本品 2mg 稀释于不含钙离子的 0.9% 氯化钠注射液或 5% 葡萄糖注射液 250ml 中缓慢静脉滴注。②用于治疗恶性肿瘤溶骨性骨转移引起的骨痛和用于治疗伴或不伴有骨转移的恶性肿瘤引起的高钙血症：取本品 4mg 稀释于不含钙离子的 0.9% 氯化钠注射液或 5% 葡萄糖注射液 500ml 中缓慢静脉滴注。

【滴速】缓慢静脉滴注，时间不少于 2h。

【成品输液稳定性】本品未进行该项试验且无可靠参考文献，建议现用现配。

【配伍禁忌】含钙的药品。

注射用右丙亚胺

Dexrazoxane for Injection

【成分】本品主要成分为右丙亚胺；辅料为盐酸；专用溶剂为乳酸钠注射液，辅料为注射用水。

【分子式】$C_{11}H_{16}N_4O_4$

【分子量】268.27

【药理作用】本品与阿霉素联合应用时对后者的心脏毒性有保护作用，但其发挥心脏保护作用的机制尚不十分清楚。右丙亚胺为 EDTA 的环状衍生物，容易穿透细胞膜。实验研究表明，右丙亚胺在细胞内转变为开环螯合剂，干扰铁离子中介的自由基的形成，而后者为蒽环类抗生素产生心脏毒性的部分原因。

【适应证】 本品可减少阿霉素引起的心脏毒性的发生率和严重程度，适用于接受阿霉素治疗累积量达 $300mg/m^2$，并且医生认为继续使用阿霉素有利于女性转移性乳腺癌患者。对刚开始使用阿霉素者不推荐用此药。

【不良反应】 可见静脉炎、高脂血症、血清铁浓度升高、血清锌降低、血清钙降低，同时促进铁、锌和钙经尿排泄，血尿素氮（BUN）、肌酸酐异常、神经毒性、胆红素异常、碱性磷酸酶异常、恶心、呕吐、畏食、吞咽困难、食管炎、胃炎、腹泻、败血症、粒细胞减少、血小板减少、脱发、红斑、荨麻疹、皮肤反应、过敏反应、疲劳、发热、感染、出血、注射部位疼痛，长期口服本药消旋混合物的患者可发生继发性恶性肿瘤。

【禁忌证】 不可用于没有联用蒽环类药物的化学治疗，右丙亚胺可以增加化疗药物所引起的骨髓抑制。

【药物相互作用】 与其他化疗药物合用，本药可增加化疗药物引起的骨髓抑制。

【给药剂量】 推荐剂量比为 10:1（右丙亚胺 $500mg/m^2$：阿霉素 $50mg/m^2$）。

【药代动力学参数】 静脉给药后，本药曲线下面积为 $0.25 \sim 1.70$（mg·h）/ml，可进入胸腔积液，在肾脏和肝脏药物浓度最高。总蛋白结合率低于 2%，本药分布半衰期为 $3 \sim 30min$，分布容积为 $22 \sim 22.4L/m^2$。代谢产物有 3 种，即一种二元酸二酰胺裂解产物，两种一元酸单胺环产物，但活性尚不明确。本药母体化合物消除半衰期为 $2 \sim 4h$。肾脏清除率为 $3.35L/$（h·m^2），肾脏排泄率为 40% ~ 60%。本药总体清除率约为 290ml/min，能否随乳汁分泌尚不明确，仅少量随胆汁排泄。

【给药方式】 静脉滴注。

【溶媒】 0.9% 氯化钠注射液，5% 葡萄糖注射液。

【配液说明】 本品需用 0.167mol/L 乳酸钠 25ml 配成溶液，缓慢静脉推注或转移入输液袋内，浓度为 10mg/ml，快速静脉滴注，30min 后方可给予阿霉素。用 0.167mol/L 乳酸钠溶液配成的溶液可用 0.9% 氯化钠或 5% 葡萄糖注射液进一步稀释成右丙亚胺 $1.3 \sim 5.0mg/ml$ 溶液，转移入输液袋。

【滴速】 快速静脉滴注，30min 内滴完。治疗蒽环类药物静脉给药时的外漏滴注时间为 $1 \sim 2h$。

【成品输液稳定性】 在室温 $15 \sim 30℃$ 或冷藏 $2 \sim 8℃$，只能保存 6h。

【配伍禁忌】 尚没有相关报道。

（任炳楠 支旭然 安 静）

第三章 心血管系统药物

第一节 钙通道阻滞药

注射用盐酸地尔硫草

Diltiazem Hydrochloride for Injection

【成分】本品主要成分为盐酸地尔硫草；辅料为甘露醇。

【分子式】$C_{22}H_{26}N_2O_4S \cdot HCl$

【分子量】450.99

【药理作用】通过抑制钙离子向末梢血管、冠脉血管平滑肌细胞及房室结细胞内流，而达到扩张血管及延长房室结传导的作用，从而对高血压、心律失常和心绞痛产生疗效。还可以有效地扩张心外膜和心内膜下的冠状动脉，缓解自发性心绞痛或由麦角新碱诱发冠状动脉痉挛所致心绞痛；通过减慢心率和降低血压，减少心肌需氧量，增加运动耐量并缓解劳力型心绞痛。使血管平滑肌松弛，周围血管阻力下降，血压降低。还有负性肌力作用，并可减慢窦房结和房室结的传导。

【适应证】①用于心绞痛，包括稳定型和不稳定型心绞痛。②用于治疗轻、中度高血压，尤其适用于伴有心绞痛的高血压。③用于高血压急症。④用于手术时异常高血压的急救处置。⑤用于肥厚型心肌病。⑥用于治疗室上性心动过速，静脉给药可用于控制心房颤动的心室率。

【不良反应】心动过缓，低血压，Ⅰ度房室传导阻滞，Ⅱ度房室传导阻滞，房室交界性心律等。

【禁忌证】①严重低血压或心源性休克患者。②Ⅱ和Ⅲ度房室传导阻滞或病窦综合征。③严重充血性心衰患者。④严重心肌病患者。⑤对药物中任一成分过敏者。⑥妊娠或可能妊娠的妇女。⑦静脉给予地尔硫草和静脉给予β受体阻滞剂应避免在同时或相近的时间内给予（几小时内）。⑧室性心动过速患者，宽QRS心动过速患者（QRS≥0.12s）使用钙通道阻滞剂可能会出现血流动力学恶化和室颤等。

【药物相互作用】与 β 受体阻滞药、抗心律失常药、麻醉药、甲氟喹合用可出现心动过缓、房室传导阻滞、窦房传导阻滞等；与有降压作用的药物合用可增强降压作用；与西咪替丁合用明显增加本品血药浓度峰值及药时曲线下面积；与地高辛合用可使地高辛血药浓度增加 20%。

【给药剂量】手术时异常高血压的急救处置：静脉滴注，通常对成人以 5～15μg/（kg·min）速度静脉滴注盐酸地尔硫䓬。当血压降至目标值以后，边监测血压边调节点滴速度。高血压急症通常成人以 5～15μg/（kg·min）速度静脉滴注盐酸地尔硫䓬。当血压降至目标值以后，边监测血压边调节点滴速度。不稳定性心绞痛：通常成人以 1～5μg/（kg·min）速度静脉滴注盐酸地尔硫䓬，应先从小剂量开始，然后可根据病情适当增减，最大用量为 5μg/（kg·min）。

【药代动力学参数】单次静脉注射地尔硫䓬消除半衰期约为 1.9h。静脉滴注 5～6h 血药浓度达稳态。

【给药方式】静脉注射、静脉滴注。

【溶媒】5% 葡萄糖注射液、0.9% 氯化钠注射液。

【配液说明】将注射用盐酸地尔硫䓬（10mg 或 50mg）用 5ml 以上的 0.9% 氯化钠注射液或 5% 葡萄糖注射液溶解。

【滴速】根据病情适当增减，手术时异常高血压的急救处置通常对成人以 5～15μg/（kg·min）的速度静脉滴注；高血压急症以 5～15μg/（kg·min）的速度静脉滴注；不稳定性心绞痛通常成人以 1～5μg/（kg·min）的速度静脉滴注，最大用量为 5μg/（kg·min）。

【成品输液稳定性】配制好的注射液室温下 24h 内保持稳定。PVC 对本品有吸附作用，会引起本品的损失，尤其是 pH 中性或碱性时损失较大。

【配伍禁忌】忌与阿昔洛韦、氨苄西林、庆大霉素、尼莫地平、脑蛋白水解物等配伍使用。

马来酸桂哌齐特注射液

Cinepazide Maleate Injection

【成分】本品主要成分为马来酸桂哌齐特；辅料为山梨醇、注射用水。

【分子式】$C_{22}H_{31}N_3O_5 \cdot C_4H_4O_4$

【分子量】533.58

【药理作用】本药为哌嗪类钙离子通道阻滞药。①扩血管作用，通过抑制钙离子进入血管平滑肌细胞，使平滑肌松弛，血管扩张，从而缓解血管痉挛、降低血管阻力、增加血流量。可扩张脑血管，增加脑血管的血流量，从而改善脑代谢。②增强腺苷和环磷酸腺苷（cAMP）的作用，抑制 cAMP 磷酸二酯酶的活性，使 cAMP 的生物活性增强。③改善血液流变学，可增加红细胞的柔韧性和变形性，提高其通过细小血管的能力，降低血液黏度，改善微循环。

【适应证】脑血管疾病：脑动脉硬化、脑栓塞、脑出血后遗症和脑外伤后遗症。心血管疾病：冠心病、心绞痛，如用于治疗心肌梗死。外周血管疾病：下肢动脉粥样硬化病、血栓闭塞性脉管炎、动脉炎、雷诺病等。

【不良反应】粒细胞缺乏、发热、头痛、无力、白细胞减少、血小板减少、腹泻、腹痛、便秘、胃痛、胃胀、头痛、头晕、失眠、神经衰弱、皮疹、瘙痒、AST、ALT 升高等。

【禁忌证】①对本药过敏者。②白细胞减少或有白细胞减少史者。③颅内出血后止血不完全（止血困难）者。

【给药剂量】一次 320mg，静脉滴注，一日一次。

【药代动力学参数】本品吸收迅速，人静脉滴注、肌内注射和口服后的血浆药物半衰期分别为 30、60 和 75min，尿药半衰期在 100～120min 之间。本品主要以原型从尿中排出，正常人口服 200 或 400mg，在 24h 后尿药排泄率为口服剂量的 50%～70%。此外，本品在体内可转化为不同程度的去甲基代谢物。

【给药方式】静脉滴注。

【溶媒】10% 葡萄糖注射液、0.9% 氯化钠注射液。

【配液说明】320mg 本品稀释于 10% 葡萄糖注射液或 0.9% 氯化钠注射液 500ml 中。

【滴速】100ml/h。

【成品输液稳定性】本品在 5% 葡萄糖注射液、10% 葡萄糖注射液、0.9% 氯化钠注射液、葡萄糖氯化钠输液中配伍在 25℃、37℃条件下 6h 内稳定性较好。

【配伍禁忌】忌与脑蛋白水解物、头孢曲松、头孢曲松三唑钠、头孢曲松钠 - 舒巴坦钠、头孢曲松葡萄糖等配伍使用。

第二节　抗心律失常药

盐酸胺碘酮注射液
Amiodarone Hydrochloride Injection

【成分】本品主要成分为盐酸胺碘酮 150mg；辅料为苯甲醇 60mg，聚山梨酯

80 300mg，注射用水加至 3.0ml，氮气适量。

【分子式】$C_{25}H_{29}I_2NO_3 \cdot HCl$

【分子量】681.78

【药理作用】胺碘酮较明显地抑制复极过程，即延长 APD 和 ERP。它能阻滞钠、钙及钾通道，还有一定的 α 和 β 受体阻断作用。主要降低窦房结和浦肯野纤维的自律性，减慢浦肯野纤维和房室结的传导速度。临床还见其略能减慢心室内传导，对心房肌的传导速度很少有影响。长期口服数周后，心房肌、心室肌和浦肯野纤维的 APD、ERP 都显著延长，这一作用比其他类抗心律失常药强。

【适应证】当不宜口服给药时应用本品治疗严重的心律失常，尤其适用于下列情况：房性心律失常伴快速室性心律；W－P－W 综合征的心动过速；严重的室性心律失常；体外电除颤无效的室颤相关心脏停搏的心肺复苏。

【不良反应】可见心动过缓、注射部位炎症反应、一过性的血压下降等。

【禁忌证】窦性心动过缓、窦房传导阻滞、窦房结疾病、高度房室传导障碍、双或三分支传导阻滞未安装人工起搏器者；甲状腺功能异常；已知对碘、胺碘酮或其中的辅料过敏；妊娠；循环衰竭；严重低血压；静脉推注禁用于低血压、严重呼吸衰竭、心肌病或心力衰竭（可能导致病情恶化）；3 岁以下儿童；哺乳期。这些禁忌证不适用于体外电除颤无效的室颤相关心脏停搏的心肺复苏。

【药物相互作用】与容易导致尖端扭转型室性心动过速的许多药物，包括抗心律失常药物或其他药物合用可以导致这类严重的心律失常。低钾血症是易感因素，心动过缓或先天性或获得性 QT 间期延长同样如此。尤其容易导致尖端扭转型室性心动过速的药物为 Ⅰa 类抗心律失常药、Ⅲ类抗心律失常药以及特定的神经镇静药物。

【给药剂量】静脉滴注负荷剂量：通常剂量为 5mg/kg，稀释于 5% 葡萄糖溶液中用电子泵输注 20min 至 2h，24h 内可重复 2～3 次。本品的作用时间短，应持续滴注。维持剂量：10～20mg/（kg·d）（通常 600～800mg/24h，可增至 1.2g/24h），加入 250ml 葡萄糖溶液维持数日。

【药代动力学参数】注射后，胺碘酮被组织摄取而使血药浓度迅速下降。注射后大约 15min 其作用达到最大，并在 4h 内消失。

【给药方式】静脉注射、静脉滴注。

【溶媒】5% 葡萄糖注射液。

【配液说明】500ml 中少于 2 安瓿注射液的浓度不宜使用，仅使用等渗葡萄糖溶液配制。不要向输液中加入任何其他制剂。

【滴速】第一个 24h 负荷滴注：先快，前 10min 给药 150mg（15mg/min）。3ml 注射液（150mg）于 100ml 葡萄糖溶液（浓度＝1.5mg/ml）中，滴注 10min；后慢，随后 6h 给药 360mg（1mg/min）。18ml 注射液（900mg）于 500ml 葡萄糖溶液（浓度＝1.8mg/ml）中。维持滴注：剩余 18h 给药 540mg（0.5mg/min）。将滴注速度减至 0.5mg/min。第一个 24h 后，维持滴注速度 0.5mg/min（720mg/24h），浓度在 1～6mg/ml（浓度超过 2mg/ml，需通过中央静脉导管给药），需持续滴注。初始滴注速度需不超过 30mg/min。

【成品输液稳定性】本品与 5% 葡萄糖注射液在常温下配伍后应于 8h 内使用。

【配伍禁忌】氨茶碱、阿莫西林、地高辛、哌拉西林钠、泮托拉唑、葡萄糖氯化钠、庆大霉素、乳酸加替沙星、0.9% 氯化钠注射液、双嘧达莫氯化钠、十烃溴铵等。

盐酸普罗帕酮注射液
Propafenone Hydrochloride Injection

【成分】本品主要成分为盐酸普罗帕酮；辅料为注射用水。

【分子式】$C_{21}H_{27}NO_3$

【分子量】377.91

【药理作用】本品属于 Ic 类（即直接作用于细胞膜）的抗心律失常药，可阻滞钠通道，降低心房、心室及浦肯野纤维 0 相去极化速度和幅度，减慢传导，其中浦肯野纤维最明显。抑制 K^+ 外流，适度延长 APD 和 ERP；提高心肌细胞阈电位，降低自律性。此外，尚有弱的阻断 β 受体，阻滞 L 型钙通道作用，具有轻度的负性肌力作用。静脉注射，可中止阵发性室性、室上性心动过速、预激综合征伴室上性心动过速、电转复后室颤发作等。

【适应证】用于阵发性室性心动过速、阵发性室上性心动过速及预激综合征伴室上性心动过速、心房扑动或心房颤动的预防。也可用于各种早搏的治疗。

【不良反应】可见头痛、头晕、恶心、呕吐、便秘、房室阻断、口干、头痛、眩晕、胃肠道不适等。

【禁忌证】对本药过敏者（国外资料）无起搏器保护的窦房结功能障碍（如病态窦房结综合征）；Ⅱ度或Ⅲ度房室传导阻滞、严重窦房传导阻滞、双束支传导阻滞（未安置人工心脏起搏器）者；严重充血性心力衰竭者；心源性休克者

(心律失常引起者除外)；严重低血压患者；显著电解质紊乱（尤其是钾）者；支气管痉挛或严重阻塞性肺疾病患者；重症肌无力患者。

【药物相互作用】合用抗心律失常药可能提高抗心律失常药疗效，但也可能增加不良反应；合用利托那韦、氟西汀使血药浓度升高，毒性增强；合用舍曲林抑制普罗帕酮的代谢；合用西咪替丁使普罗帕酮血药浓度升高，但对电生理参数无影响；合用降压药使普罗帕酮降压作用增强；合用利多卡因可增加神经系统不良反应等。

【给药剂量】静脉注射：成人常用量 1~1.5mg/kg 或以 70mg 加 5% 葡萄糖液稀释，于 10min 内缓慢注射，必要时 10~20min 重复一次，总量不超过 210mg。静脉注射起效后改为静脉滴注，滴速 0.5~1.0mg/min 或口服维持。

【药代动力学参数】本品与血浆蛋白结合率高达 93%，剂量增加，生物利用度还会提高。肝功能下降也会增加药物的生物利用度，严重肝功能损害时普罗帕酮的清除减慢。普罗帕酮的药代动力学曲线为非线性。该药半衰期为 3.5~4h。本品经肾脏排泄，主要为代谢产物，小部分（<1%）为原型物，不能经过透析排出。

【给药方式】静脉注射、静脉滴注。

【溶媒】5% 葡萄糖注射液。

【配液说明】适量的 5% 葡萄糖液稀释本药。

【滴速】0.5~1.0mg/min。

【成品输液稳定性】文献报道建议使用避光输液器并在 8h 内用完。

【配伍禁忌】忌与脑蛋白水解物、脑蛋白水解物氯化钠配伍；不推荐与氨苄西林、甲硝唑、地塞米松等配伍。

盐酸艾司洛尔注射液
Esmolol Hydrochloride Injection

【成分】本品主要成分为盐酸艾司洛尔；辅料为三水醋酸钠、95% 乙醇、1,2-丙二醇、冰醋酸、注射用水。

【分子式】$C_{16}H_{25}NO_4 \cdot HCl$

【分子量】331.84

【药理作用】艾司洛尔是一快速起效的作用时间短的选择性的 β_1 肾上腺素受体阻滞药。其主要作用于心肌的 β_1 肾上腺素受体，大剂量时对气管和血管平滑肌的 β_2 肾上腺素受体也有阻滞作用。在治疗剂量无内在拟交感作用或膜稳定作用。它可降低正常人运动及静息时的心率，对抗异丙肾上腺素引起的心率增快。其降血压作用与 β 肾上腺素受体阻滞程度呈相关性。静脉注射停止后 10~20min β 肾上腺素受体阻滞作用即基本消失。

【适应证】①用于心房颤动、心房扑动时控制心室率。②围手术期高血压。③窦性心动过速。

【不良反应】最重要的不良反应是低血压。有报道指出使用艾司洛尔单纯控制心室率会发生死亡。可见外周缺血、神志不清、头痛、易激惹、乏力、呕吐。

【禁忌证】①支气管哮喘或有支气管哮喘病史。②严重慢性阻塞性肺病。③窦性心动过缓。④Ⅱ至Ⅲ度房室传导阻滞。⑤难治性心功能不全。⑥心源性休克。⑦对本品过敏者。

【药物相互作用】与交感神经节阻断剂合用会有协同作用；与华法林合用时本品血药浓度会升高；与地高辛合用时地高辛血药浓度可升高 10% ~20%；与吗啡合用时本品的稳态血药浓度会升高 46%；与琥珀胆碱合用可延长琥珀胆碱的神经肌肉阻滞作用 5~8min；本品会降低肾上腺素的药效；本品与维拉帕米（异搏定）合用于心功能不全患者会导致心脏停搏。

【给药剂量】①控制心房颤动、心房扑动时心室率：成人先静脉注射负荷量，0.5mg/（kg·min），约 1min；随后静脉滴注维持量，自 0.05mg/（kg·min）开始，4min 后若疗效理想则继续维持，若疗效不佳可重复给予负荷量并将维持量以 0.05mg/（kg·min）的幅度递增。维持量最大可加至 0.3mg/（kg·min），但 0.2mg/（kg·min）以上的剂量未显示能带来明显的好处。②围手术期高血压或心动过速：即刻控制剂量为 1mg/kg，30s 内静脉注射，继以 0.15mg/（kg·min）静脉滴注，最大维持量为 0.3mg/（kg·min）。逐渐控制剂量同室上性心动过速治疗。治疗高血压的用量通常较治疗心律失常用量大。

【药代动力学参数】本品在体内代谢迅速，不受代谢组织（如肝、肾）的血流量影响。分布半衰期（$t_{1/2\alpha}$）约 2min，消除半衰期（$t_{1/2\beta}$）约 9min。经适当的负荷量，继以 0.05~0.3mg/（kg·min）的剂量静脉滴注，本品于 5min 内即可达到稳态血药浓度。体内代谢为酸性代谢产物和甲醇。在用药 24h 内，73% ~88% 的药物以酸性代谢产物形式由尿排出，仅 2% 以原型由尿排出。酸性代谢产物消除半衰期（$t_{1/2\beta}$）约 3.7h，肾病患者则约为正常的 10 倍。本品约 55% 与血浆蛋白结合，其酸性代谢产物 10% 与血浆蛋白结合。

【给药方式】静脉注射、静脉滴注。

【溶媒】5% 葡萄糖注射液、5% 葡萄糖氯化钠注射液、0.9% 氯化钠注射液、林格液。

【滴速】静脉注射 0.5~2min；静脉滴注 0.5~1h。持续滴注最长时间为 48h。

【成品输液稳定性】在终浓度为 10mg/ml 盐酸艾司洛尔条件下，对盐酸艾司洛尔与葡萄糖（5%）注射液、乳酸林格葡萄糖（5%）注射液、林格葡萄糖（5%）注射液、氯化钠（0.45%）葡萄糖注射液（5%）、氯化钠（0.9%）葡萄糖注射液（5%）、乳酸林格注射液、氯化钾（40mEq/L）葡萄糖注射液（5%）、氯化钠（0.45%）注射液、氯化钠（0.9%）注射液的相容性进行了测试，在控制的室温或在冷冻时，至少在 24h 内是稳定的。

【配伍禁忌】本品不能与碳酸氢钠（5%）溶液（有限稳定性）、呋塞米（形成沉淀）、脑蛋白水解物、庆大霉素等配伍。

第三节　抗心绞痛药

硝酸异山梨酯注射液
Isosorbide Dinitrate Injection

【成分】本品主要成分为硝酸异山梨酯；辅料为氯化钠、注射用水。

【分子式】$C_6H_8N_2O_8$

【分子量】236.14

【药理作用】硝酸异山梨酯的基本药理作用是直接松弛平滑肌，尤其是血管平滑肌；对毛细管后静脉血管的舒张作用较小，动脉更为持久。对心肌无明显直接作用。由于容量血管舒张，静脉回心量减少，降低心脏的前负荷，同时外周阻力血管扩张，血压下降，使左心室射血阻力减少，又使心脏后负荷下降。心脏前后负荷的降低使心肌耗氧量减少。

【适应证】①用于治疗心绞痛（包括严重或不稳定性心绞痛、心肌梗死后持续心绞痛）。②用于预防心绞痛。③用于治疗充血性心力衰竭。④用于左心室衰竭（包括急性心肌梗死后继发的左心室衰竭）。⑤用于急性心肌梗死，预防及缓解由心导管引起的冠状动脉痉挛，延长经皮腔内冠状动脉成形术（PTCA）期间对心肌缺血的耐受性。④用于治疗肺动脉高压。

【不良反应】心动过速（包括反射性心动过速）、脑供血不足、低血压、心绞痛加重、心动过缓、高血压反跳、低氧血症（冠状动脉疾病患者可表现为心肌缺氧）、头晕（如直立性头晕）、嗜睡、晕厥、眩晕、恶心、呕吐、葡萄糖 – 6 – 磷酸脱氢酶缺乏性贫血、面部潮红、皮肤过敏（如皮疹）、剥脱性皮炎等。

【禁忌证】①对硝酸盐类药过敏者。②青光眼患者。③循环衰竭或严重低血压患者。④心源性休克患者（除非采取措施以维持适当的舒张压，如合用增强心肌收缩力的药物）。⑤低血容量患者。⑥梗阻性肥厚型心肌病患者。⑦缩窄性心包炎或心包填塞患者。⑧明显贫血患者。9. 脑出血或头颅外伤者。

【药物相互作用】①与其他血管扩张药合用使血管扩张作用增强。②与其他降压药（如钙通道阻滞药、β - 肾上腺素受体阻断药）、精神抑制药、三环类抗抑郁药合用使降压作用增强。③与磷酸二酯酶抑制药（西地那非、他达那非、伐地那非）合用可致严重低血压、晕厥、心肌缺血。④与利奥西呱 [可溶性鸟苷酸环化酶（sGC）激动药] 合用可致低血压。⑤与双氢麦角胺合用可使双氢麦角胺的血药浓度升高、升压作用增强。⑥与类固醇类抗炎药合用可降低本药疗效。

【给药剂量】初始剂量可以从每小时 1 ~ 2mg 开始，然后根据患者个体需要进行调整，最大剂量通常不超过每小时 8 ~ 10mg。但当患者患有心衰时，可能需要加大剂量，达到每小时 10mg，个别病例甚至可高达每小时 50mg。

【药代动力学参数】硝酸异山梨酯在体内的半衰期约为 1h，主要经肝脏代谢为 5 - 单硝酸异山梨酯（75% ~ 85%）和 2 - 单硝酸异山梨酯（15% ~ 25%）。此两种代谢物均有生物活性，特别是 5 - 单硝酸异山梨酯，其半衰期约为 5h，2 - 单硝酸异山梨酯的半衰期约为 2h。代谢产物主要经肾脏排泄。5 - 单硝酸异山梨酯和 2 - 单硝酸异山梨酯的消除半衰期分别为 5.1h、3.2h。

【给药方式】静脉滴注。

【溶媒】0.9% 氯化钠注射液或 5% 葡萄糖注射液。

【配液说明】①本药小容量注射液可不经稀释在持续心电监护下直接经输液泵给药；亦可经稀释后静脉滴注（稀释液可为 0.9% 氯化钠注射液或 5% 葡萄糖注射液，稀释后浓度可为 50、100、200μg/ml）。②本药粉针剂 50mg 可用适当的稀释液（如 0.9% 氯化钠注射液或 5% 葡萄糖注射液）混合至 500ml，浓度为 100μg/ml；如因减少液体摄入量而需较高浓度时，可用本药 100mg 加稀释液混合至 500ml，浓度为 200μg/ml。

【滴速】见表 3 - 1 所示。

表 3 - 1　滴速表

(100μg/ml) 流速		剂量	(200μg/ml) 流速	
微滴/分（或 ml/h）	标准滴/分	mg/h	微滴/分（或 ml/h）	标准滴/分
10	3 ~ 4	1	5	1 ~ 2
20	7	2	10	3

续表

(100μg/ml) 流速		剂量	(200μg/ml) 流速	
微滴/分（或 ml/h）	标准滴/分	mg/h	微滴/分（或 ml/h）	标准滴/分
30	10	3	15	5
40	13	4	20	7
50	17	5	25	8
60	20	6	30	10
70	23	7	35	12
80	27	8	40	13
90	30	9	45	15
100	33	10	50	17

其中：1ml = 60 微滴 = 20 标准滴

表 3 – 1 显示浓度分别为 100μg/ml 和 200μg/ml 的输注液要达到指定 mg/h 流速的滴注方案。举例假设患者需要每小时 6mg 硝酸异山梨酯，浓度为 100μg/ml，流速为 60 微滴/分或 20 标准滴/分。若需同时限制液体摄入量，则用浓度为 200μg/ml、流速需定为 30 微滴/分或 10 标准滴/分。

【成品输液稳定性】与 0.9% 氯化钠注射液和 5% 葡萄糖注射液配伍后 10h 内的稳定。

【配伍禁忌】忌与脑蛋白水解物、脑蛋白水解物氯化钠等配伍。

单硝酸异山梨酯注射液
Isosorbide Mononitrate Injection

【成分】本品主要成分为单硝酸异山梨酯；辅料为丙二醇、磷酸二氢钠、氢氧化钠、注射用水。

【分子式】$C_6H_9NO_6$

【分子量】191.14

【药理作用】单硝酸异山梨酯（ISMN）为二硝酸异山梨酯的主要生物活性代谢物，主要药理作用是松弛血管平滑肌。ISMN 释放一氧化氮（NO），NO 与内皮舒张因子相同，激活鸟苷酸环化酶，使平滑肌细胞内的环鸟苷酸（cGMP）增多，从而松弛血管平滑肌，使外周动脉和静脉扩张，对静脉的扩张作用更强。静脉扩张使血液潴留在外周，回心血量减少，左室舒张末压和肺毛细血管楔嵌压（前负荷）减低。动脉扩张使外周血管阻力、收缩期动脉压和平均动脉压（后负荷）减低。冠状动脉扩张，使冠脉灌注量增加。

【适应证】①用于冠心病的长期治疗。②用于心绞痛（包括血管痉挛型心绞痛、混合型心绞痛、心肌梗死后的心绞痛）的长期治疗和预防。③用于慢性心力衰竭的长期治疗。

【不良反应】血压下降（包括低血压）、晕厥、反射性心动过速、心绞痛加重、脉搏加快、心动过缓、心悸等。

【禁忌证】①对本药或硝基化合物过敏者。②急性循环衰竭（休克、循环性虚脱）患者。③严重低血压患者（收缩压＜90mmHg）。④左心功能不全伴低充盈压或急性心肌梗死伴低充盈压患者（有持续血流动力学监测的情况除外）。⑤梗阻性肥厚型心肌病患者。⑥限制型心肌病患者。⑦心包填塞或缩窄性心包炎患者。⑧严重脑动脉硬化患者。⑨颅内压升高患者。⑩脑出血或头部创伤患者。⑪青光眼患者。⑫严重贫血患者。⑬血容量不足患者。⑭妊娠早期妇女。

【药物相互作用】①与5型磷酸二酯酶抑制药（如西地那非）合用可增强本药的降压作用，可能引起致命的心血管并发症。②与利奥西呱（鸟苷酸环化酶刺激药）合用可增强本药的降压作用。③与降压药（如β-肾上腺素受体阻断药、钙通道阻滞药、血管扩张药）、安定类药合用可增强本药的降压作用。④与三环类抗抑郁药合用可增强三环类抗抑郁药的致低血压和抗胆碱效应（如口干、便秘）。⑤与双氢麦角胺合用可升高双氢麦角胺的血药浓度并增强其升压作用。⑥与乙酰胆碱、组胺合用可减弱本药的疗效。⑦与拟交感胺类药（如去氧肾上腺素、去甲肾上腺素、肾上腺素或麻黄碱）合用可减弱本药的抗心绞痛效应。⑧与非固醇类抗风湿药合用可减弱本药的疗效。酒精可增强本药的降压效应。

【给药剂量】药物剂量可根据患者的反应调整，一般有效剂量为 2～7mg/h。开始给药速度为 60μg/min，一般速度为 60～120μg/min，每日一次，10 天为一疗程。

【药代动力学参数】静脉注射后约 9min 内分布到总体液中，分布容积 0.6～0.7L/kg。ISMN 的蛋白结合率＜5%，平均清除半衰期为 4～5h。老年人、肝功能或肾功能损害及心功能不全患者的清除率与健康年轻人无区别。ISMN 在血清中脱硝基后形成异山梨醇（大约 37%）和右旋山梨醇（大约 7%），由尿中排出，此外 25% 以葡糖醛酸形式排出，2% 以原型排出，粪便中排出＜1%。ISMN 的代谢产物均无扩血管作用。

【给药方式】静脉滴注。

【溶媒】0.9% 氯化钠注射液、5% 葡萄糖注射液。

【配液说明】临用前加 0.9% 氯化钠注射液或 5% 葡萄糖注射液稀释后静脉

滴注。

【滴速】初始滴注速度为60μg/min，一般滴注速度为60～120μg/min。

【成品输液稳定性】有文献报道单硝酸异山梨酯注射液与5%葡萄糖注射液和果糖注射液配伍后6h无明显变化；单硝酸异山梨酯注射液与0.9%氯化钠注射液和转化糖注射液配伍，4h时药物含量分别降至95.07%和93.98%。

【配伍禁忌】西地那非、他达那非、伐地那非、阿伐那非等PDE5抑制药。

硝酸甘油注射液
Nitroglycerin Injection

【成分】本品主要成分为硝酸甘油。

【分子式】$C_3H_5N_3O_9$

【分子量】227.1

【药理作用】硝酸甘油能降低血管平滑肌张力，对静脉容量血管的这种作用比动脉血管显著，减少静脉回心血量而降低心脏充盈压力。心脏充盈压力的下降可减少左室舒张末期容积和前负荷，从而显著降低心肌耗氧量；尚可降低全身血管阻力、肺血管和动脉血管压力，从而降低后负荷。硝酸甘油使血流沿心外膜到心内膜的侧支管床重新分布，从而改善心肌供氧。

【适应证】①用于预防和治疗心绞痛。②用于治疗充血性心力衰竭（包括继发于急性心肌梗死后的隐匿性充血性心力衰竭）。③用于降低血压。④用于控制心脏血管手术期间及术后的心肌缺血。⑤用于治疗肛裂并缓解肛裂引起的疼痛。

【不良反应】和其他硝酸盐类药物相同，在用药过程中可能会出现头痛和恶心，其他可能出现的副作用有低血压、心动过速、干呕、出汗、忧虑、坐立不安、肌肉震颤、胸骨后不适、心悸、眩晕和腹痛，也可出现异常的心动过缓。

【禁忌证】对硝酸盐过敏者；严重贫血、重症脑出血、未纠正的低血容量和严重的低血压患者；有闭角型青光眼倾向者禁用本品。

【药物相互作用】同时服用其他降压药物如β受体拮抗药、钙离子拮抗药、血管扩张剂等，和（或）酒精可以增加本品的降血压效应。另外，5型磷酸二酯酶抑制剂也可增加本品的降血压效应。同样，神经抑制药和三环类抗抑郁药也能增强其降压效应。同时静脉滴注组织纤溶酶原激活剂和三硝酸甘油酯时，可以通过增加肝脏的血流量而加速血浆中纤溶酶原激活剂的清除。

【给药剂量】静脉滴注，开始剂量为5μg/min，最好用输液泵恒速输入。用于降低血压或治疗心力衰竭，可每3～5min增加5μg/min，如在20μg/min时无效可以 10μg/min 递增，之后可 20μg/min。

【药代动力学参数】静脉滴注即刻起作用。主要在肝脏代谢，迅速而近乎完全，中间产物为二硝酸盐和单硝酸盐，终产物为丙三醇。两种主要活性代谢产物1，2-二硝酸甘油和1，3-二硝酸甘油与母体药物相比，作用较弱，半衰期更长。代谢后经肾脏排出。

【给药方式】静脉滴注。

【溶媒】5%葡萄糖注射液、0.9%氯化钠注射液。

【配液说明】用5%葡萄糖注射液或0.9%氯化钠注射液稀释后静脉滴注。静脉滴注本品时，由于许多塑料输液器可吸附硝酸甘油，因此应采用非吸附本品的输液装置，如玻璃输液瓶等。静脉使用本品时须采用避光措施。

【滴速】使用非吸收性的输液器，初始剂量为5μg/min（如用聚氯乙烯输液器，初始剂量应为25μg/min），随后根据患者反应调整剂量，可每3~5min增加5μg/min。如剂量达20μg/min时仍无反应，增量可改为10~20μg/min。一旦观察到部分血液学反应，应降低增量或减少剂量增加频率。最好用输液泵恒速输入。

【成品输液稳定性】本品宜新鲜配制，配制后避光保存。室温保存不超过48h。按一般原则，配制后的溶液应立刻使用。

【配伍禁忌】忌与氨茶碱、多巴胺、二氮嗪、曲马多、维拉帕米、奥硝唑、红花成方、卡铂、5%葡萄糖（林格）、环丙沙星等配伍。

丹参酮ⅡA磺酸钠注射液
Sulfotanshinone Sodium Injection

【成分】本品主要成分为丹参酮ⅡA磺酸钠；辅料为葡萄糖、注射用水。

【分子式】$C_{19}H_{17}NaO_6S$

【分子量】396.39

【药理作用】本品能增加冠脉流量，改善缺血区心肌的侧支循环及局部供血；改善缺氧心肌的代谢紊乱，提高心肌耐缺氧能力，抑制血小板聚集及抗血栓形成，缩小实验动物缺血心肌梗死面积，在一定剂量下亦能增强心肌收缩力。

【适应证】①用于缺血性心脑血管疾病，如冠心病、心绞痛、心肌梗死、室性期前收缩、脑供血不足、脑血栓形成、脑栓塞。②用于末梢循环障碍疾病，如动脉闭塞症、脉管炎、糖尿病引起的微循环障碍。③用于高血压、高脂血症等疾病的辅助治疗。

【不良反应】个别情况下会出现皮疹、斑丘疹、皮炎、过敏性休克、寒战、发热、低血压性休克、疼痛、静脉炎、恶心、腹痛等症状。

【禁忌证】对本品过敏者禁用。

【药物相互作用】前列地尔可增强治疗冠心病药的药效，两者合用时应密切监测心功能。

【给药剂量】静脉滴注：40～80mg，一日1次。

【给药方式】静脉滴注。

【溶媒】5% 葡萄糖注射液、0.9% 氯化钠注射液。

【配液说明】本品 40～80mg，以 5% 葡萄糖注射液或 0.9% 氯化钠注射液 250～500ml 稀释。本品配制成输液后若产生浑浊或沉淀，应立即停止使用，重新调配。

【滴速】40～60 滴/分，在 1～2h 滴完。

【成品输液稳定性】本品与 0.9% 氯化钠注射液、10% 葡萄糖注射液、葡萄糖氯化钠注射液、低分子右旋糖酐、5% 木糖醇注射液配伍在 24h 内稳定。

【配伍禁忌】本品为红色溶液，不宜与其他药物（除了配伍使用安全已得到临床验证的药物）在注射器或输液瓶中混合，应尽可能单独使用。丹参酮 II_A 磺酸钠为钙离子拮抗剂，其溶液与重金属离子接触会发生类似蛋白质样变性反应，使溶液变黏稠。故本品禁与含镁、铁、钙、铜、锌等重金属的药物配伍使用。本品具有较强的还原性，也不宜与具有强氧化性的药物配伍使用。研究表明本品不可与盐酸氨溴索、西咪替丁、法莫替丁、盐酸甲氯酚酯、硫酸镁、盐酸克林霉素以及甲磺酸帕珠沙星、甲磺酸培氟沙星等喹诺酮类抗生素和硫酸依替米星、硫酸妥布霉素等氨基糖苷类抗生素配伍使用，否则会使溶液产生浑浊或沉淀。

丹参川芎嗪注射液
Danshen Chuanxiongqin Injection

【成分】本品为复方制剂，主要成分为丹参、盐酸川芎嗪；辅料为甘油、注射用水。

【分子式】盐酸川芎嗪：$C_8H_{12}N_2 \cdot HCl \cdot 2H_2O$；丹参素：$C_9H_{10}O_5$

【分子量】盐酸川芎嗪：208.69；丹参素：198.17

【药理作用】有抗血小板聚集，扩张冠状动脉，降低血液黏度，加速红细胞的流速，改善微循环抗心肌缺血和心肌梗死的作用。

【适应证】用于闭塞性脑血管疾病，如脑供血不全，脑血栓形成，脑栓塞及其他缺血性心血管疾病，如冠心病的胸闷、心绞痛、心肌梗死、缺血性中风、血栓闭塞性脉管炎等症。

【不良反应】偶见皮疹、发热等过敏性反应。

【禁忌证】对本品过敏者禁用。

【药物相互作用】硫酸阿托品可拮抗丹参的降压作用，丹参与华法林合用，华法林的抗凝作用可能增强，可能会导致不良反应发生。

【给药剂量】5～10ml。

【给药方式】静脉滴注。

【溶媒】5%/10% 葡萄糖注射液、0.9% 氯化钠注射液。

【配液说明】5～10ml 本品，用 5%/10% 葡萄糖注射液或 0.9% 氯化钠注射液 250～500ml 稀释。如有结晶析出，用温水加热溶解即可。

【滴速】初始滴速应缓慢，约 30 滴/分，观察 15～20min。

【成品输液稳定性】文献报道丹参川芎嗪注射液与 5%/10% 葡萄糖注射液、0.9% 氯化钠注射液配伍，在室温件下，4h 内稳定。同时文献建议使用本品时应避免高温、光照，建议在输液时，在输液容器上覆盖遮光物。

【配伍禁忌】忌与脑蛋白水解物氯化钠、谷氨酸钠、脑蛋白水解物等配伍使用。

注射用盐酸川芎嗪

Ligustrazine Hydrochloride for Injection

【成分】本品主要成分为盐酸川芎嗪；辅料为甘露醇、氯化钠。

【分子式】$C_8H_{12}N_2 \cdot HCl \cdot 2H_2O$

【分子量】208.69

【药理作用】盐酸川芎嗪对腺苷二磷酸（ADP）、花生四烯酸及 PAF（血小板活化因子）诱导的人血小板聚集有抑制作用，并对已集聚的血小板有解聚作用。此外本品还可扩张小动脉，改善微循环和增加脑血流量。

【适应证】用于缺血性脑血管病，如脑供血不足、脑血栓形成、脑栓塞及其他缺血性血管疾病如冠心病，脉管炎等。

【不良反应】嗜睡、过敏反应、口干、胃部不适、药疹、血管神经性水肿。

【禁忌证】对本品过敏者禁用，脑出血及有出血倾向的患者忌用。

【药物相互作用】不宜与碱性注射剂一起配伍。

【给药剂量】每次 80～120mg，一日 1～2 次，10～15 天为 1 疗程。

【药代动力学参数】文献资料表明，动物静脉注射本品后，消除半衰期 $t_{1/2\beta}$ 为1.69h，分布半衰期 $t_{1/2\alpha}$ 为0.1441h；药物主要分布于血管丰富的大循环和组织，肝脏含量最高，其他依次为心脏、脾、脑、睾丸、肺、肾、肌肉、血浆；盐酸川芎嗪可通过血–脑屏障，它和人血浆和兔血浆蛋白结合率分别为44.3%和46.8%；本品在体内分布广，消除快，肝脏为主要消除器官，肾脏排泄较少。

【给药方式】静脉滴注。

【溶媒】5%葡萄糖注射液、0.9%氯化钠注射液。

【配液说明】每次80～120mg，用5%葡萄糖注射液或0.9%氯化钠注射液250～500ml稀释。

【滴速】初始滴速应缓慢，约30滴/分，观察15～20min。

【成品输液稳定性】文献报道：本品在5%果糖注射液及5%木糖醇中在8h内稳定；注射用盐酸川芎嗪在5%葡萄糖注射液、10%葡萄糖注射液、0.9%氯化钠注射液、葡萄糖氯化钠注射液、乳酸钠林格注射液、右旋糖酐20葡萄糖注射液中24h内稳定。

【配伍禁忌】本品不宜与碱性注射剂一起配伍，不宜与其他药物混合在同一容器内使用。忌与庆大霉素、阿昔洛韦、头孢曲松、替硝唑、清开灵成方、头孢曲松钠葡萄糖等配伍。

注射用尼可地尔

Nicorandil Hydrochloride Injection

【成分】本品主要成分为盐酸尼可地尔；辅料为注射用水。

【分子式】$C_8H_9N_3O_4$

【分子量】211.17

【药理作用】尼克地尔是一种ATP敏感性钾通道开放剂，可激活细胞质鸟苷酸环化酶，从而导致细胞内环磷酸鸟苷升高和细胞内钙的降低，同时引起血管平滑肌松弛。①心脏保护作用，动物试验（心肌梗死和缺血–再灌注损伤模型）发现本药具有直接的心脏保护作用。②脑血流效应，在一项小样本的单剂量试验中，口服本药每日10mg能明显增加脑梗死患者的局部脑血流量。③冠状动脉的血流动力学效应，对于缺血性心脏病患者，本药具有明显扩张冠状动脉的效应。④全身血流动力学效应，单次给予本药（口服、舌下含化或静脉给药）均可引起心力衰竭或缺血性心脏病患者的收缩压、舒张压、肺毛细血管楔压、左室舒张末压以及左室收缩峰压下降，某些缺血性心脏病患者心率增加明显。⑤肾脏效应，在动物实验中报道，本药持续输注可增加肾血流，而对自动调节无影响。⑥耐受性，心力衰竭患者输注本药的血流动力学效应可持续 24h。

【适应证】用于治疗冠心病、心绞痛、充血性心力衰竭等。

【不良反应】可见心悸、反射性心率加快、严重低血压、背痛、肌痛、头痛、头晕、失眠，可见嗜睡、氨基转移酶升高、肝功能异常、腹痛、腹泻、食欲缺乏、消化不良、恶心、呕吐、便秘、颜面潮红、耳鸣、皮疹、乏力、下肢水肿、全身不适、体重增加、水肿，罕见血管神经性水肿等。

【禁忌证】①严重肝或肾功能障碍的患者（由于患者代谢和排泄功能受损，可导致血药浓度增高）；②严重脑功能障碍的患者（当血压过低时，本品可能影响大脑功能）；③严重低血压或心源性休克的患者（由于本品可引起血压过度降低，会使症状加重）；④艾森曼格综合征或原发性肺动脉高压的患者（因该药物减少静脉回流，可能加剧血压下降及心室输出量减少）；⑤右心室梗死者（由于本品可减少静脉回流，可诱发心源性休克）；⑥脱水患者（由于本品可减少静脉回流和心脏输出，可导致心源性休克）；⑦神经性循环衰弱患者（此病症因神经疾病引起，本品的效应不稳定）；⑧闭角型青光眼者（可能增加眼内压）；⑨对硝酸盐及其亚硝酸酯类药物有过敏史者；⑩正在使用含有可抑制 5 型磷酸二酯酶的药物（枸橼酸西地那非、伐地那非盐酸盐水合物、他达拉非）的患者。

【药物相互作用】与西地那非合用可增强本药的降压作用；与硝酸盐类合用可使毒性增强，合用时需谨慎。

【给药剂量】①成人常规剂量：不稳定型心绞痛，静脉滴注。根据胸痛发作情况，静脉滴注剂量可从 2mg/h 增至 4mg/h，再增至 6mg/h。②充血性心力衰竭（Ⅲ级或Ⅳ级）：静脉滴注。开始剂量为 0.1μg/（kg·min），持续静脉滴注，在 1h 内剂量逐渐调整至肺毛细血管楔压达到 20% 或更低。之后输注速率保持不变。平均输注速率为 2.4μg/（kg·min），范围（1~6）μg/（kg·min），维持 24h。

【药代动力学参数】治疗充血性心力衰竭时，静脉给药于 5~15min 内达最大效应，单次给药的作用持续时间最长可达 2h，1h 达最大效应。蛋白结合率为 24%，分布容积为 1~1.4L/kg。主要通过脱硝基和氧化两条代谢途径在肝脏广泛代谢，代谢产物为 N-（2-羟基乙基）-烟碱、尼可地尔-N-氧化物和羟基尼可地尔。其中无活性的 N-（2-羟基乙基）-烟碱是母体化合物经脱硝基代谢而成。该代谢物很快进一步降解为烟碱尿酸，再降解为烟碱及代谢物。给药量的 30% 经肾脏排泄，随胆汁排泄量小于 2%，是否随乳汁排泄尚不明确，总体清除率为 850～870ml/min。

【给药方式】静脉滴注。

【溶媒】0.9%氯化钠注射液、5%葡萄糖注射液。

【配液说明】将本品溶于 0.9%氯化钠注射液或 5%葡萄糖注射液中制成 0.01%～0.03%的溶液，静脉滴注。

【滴速】成人静脉滴注，以 2mg/h 为起始剂量，可根据症状适当增减剂量，最大剂量不超过 6mg/h。

【成品输液稳定性】本品应溶于 0.9%氯化钠注射液或 5%葡萄糖注射液中，并在制备后 24h 内用药。

【配伍禁忌】与含有 5 型磷酸二酯酶抑制作用的药物：柠檬酸西地那非（伟哥）、伐地那非（艾力达）、他达拉非（希艾力）存在配伍禁忌。

第四节　降血压药

注射用硝普钠

Sodium Nitroprusside for Injection

【成分】本品主要成分为硝普钠；辅料为甘露醇、注射用水。

【分子式】$Na_2 [Fe(CN)_5NO] \cdot 2H_2O$

【分子量】297.95

【药理作用】硝普钠为一种速效和短时作用的血管扩张药。对动脉和静脉平滑肌均有直接扩张作用，但不影响子宫、十二指肠或心肌的收缩。血管扩张使周围血管阻力减低，因而有降压作用。血管扩张使心脏前、后负荷均减低，心排血量改善，故对心力衰竭有益。后负荷减低可减少瓣膜关闭不全时主动脉和左心室的阻抗而减少反流。

【适应证】用于高血压急症，如高血压危象、高血压脑病、恶性高血压、嗜铬细胞瘤手术前后阵发性高血压等的紧急降压，也可用于外科麻醉期间进行控制性降压。用于急性心力衰竭，包括急性肺水肿。亦用于急性心肌梗死或瓣膜（二尖瓣或主动脉瓣）关闭不全时的急性心力衰竭。

【不良反应】眩晕、大汗、头痛、肌肉颤搐、神经紧张或焦虑、烦躁、胃痛、反射性心动过速或心律不齐、运动失调、视物模糊、谵妄、眩晕、头痛、意识丧失、恶心、呕吐、耳鸣、气短、反射消失、昏迷、心音遥远、低血压、脉搏消失、皮肤粉红色、呼吸浅、瞳孔散大等。

【禁忌证】代偿性高血压如动静脉分流或主动脉缩窄者禁用本品。

【药物相互作用】与其他降压药同用可使血压剧降；与多巴酚丁胺同用，可使心排血量增多而肺毛细血管嵌压降低；与拟交感胺类同用，本品降压作用减弱。

【给药剂量】①成人常用量：静脉滴注，开始 $0.5\mu g/$（kg·min）。根据治疗反应以 $0.5\mu g/$（kg·min）递增，逐渐调整剂量。常用剂量为 $3\mu g/$（kg·min），极量为 $10\mu g/$（kg·min）。总量为 $3.5mg/$（kg·min）。②小儿常用量：静脉滴注，$1.4\mu g/$（kg·min），按效应逐渐调整用量。

【药代动力学参数】静脉滴注后立即达血药浓度峰值，其水平随剂量而定。硝普钠由红细胞代谢为氰化物。在肝脏内氰化物代谢为硫氰酸盐，代谢物无扩张血管活性；氰化物也可参与维生素 B_{12} 的代谢。本品给药后几乎立即起作用并达作用高峰，静脉滴注停止后维持 $1\sim10min$。肾功能正常者 $t_{1/2}$ 为 7 天（由硫氰酸盐测定），肾功能不全或血钠过低时延长，经肾排泄。

【给药方式】静脉滴注。

【溶媒】5% 葡萄糖注射液。

【配液说明】静脉滴注前，先将本药 50mg 用 5% 葡萄糖注射液 5ml 溶解，再以 5% 葡萄糖注射液 250ml、500ml 或 1000ml 稀释至所需浓度。

【滴速】本药常规给药速率为 $0.5\sim10\mu g/$（kg·min），以最大给药速率 $10\mu g/$（kg·min）滴注不得超过 10min。用本品过程中，偶可出现明显耐药性，此应视为氰化物中毒的先兆征象，此时减慢滴速。

【成品输液稳定性】本品对光敏感，溶液稳定性差，滴注溶液应新鲜配制并迅速将输液瓶用黑纸或铝箔包裹避光。新配溶液为淡棕色，如变为暗棕色、橙色或蓝色，应弃去。溶液的保存与应用不应超过 24h。溶液内不宜加入其他药品。

【配伍禁忌】忌与氨苄西林、利多卡因、昂丹司琼、表柔比星、丹皮酚、普鲁卡因、阿莫西林舒巴坦钠、奥沙利铂等药物配伍。

盐酸乌拉地尔注射液
Urapidil Hydrochloride Injection

【成分】本品主要成分为盐酸乌拉地尔；辅料为 1，2 - 丙二醇、磷酸氢二钠、磷酸二氢钠、注射用水。

【分子式】$C_{20}H_{29}N_5O_3 \cdot HCl$

【分子量】423.94

【药理作用】盐酸乌拉地尔具有中枢和外周双重的作用机制。在外周,它可阻断突触后 α_1 受体、抑制儿茶酚胺的缩血管作用,从而降低外周血管阻力和心脏负荷;在中枢,通过兴奋 5－羟色胺－1A 受体,调整循环中枢的活性,防止因交感反射引起的血压升高及心率加快。

【适应证】①高血压危象(如血压急骤升高)。②重度和极重度高血压。③难治性高血压。④控制围手术期高血压。

【不良反应】可出现头痛、头晕、恶心、呕吐、出汗、烦躁、乏力、心悸、心律失常、胸部压迫感或呼吸困难,极个别病例在口服本药时出现血小板计数减少。

【禁忌证】禁用于对本品中成分过敏的患者;主动脉峡部狭窄或动静脉分流的患者禁用(肾透析时的分流除外);哺乳期妇女禁用。

【药物相互作用】乌拉地尔注射液不能与碱性液体混合,因其酸性性质可能引起溶液浑浊或絮状物形成;与降压药同用或饮酒可增强本品降压作用;与西咪替丁同用可增加本品血药浓度15%;目前无足够资料说明本品可与血管紧张素转换酶抑制剂同用,故暂不提倡与血管转换酶抑制剂合用;若同时使用其他抗高血压药物、饮酒或患者存在血容量不足的情况,如腹泻、呕吐,可增强乌拉地尔针剂的降压作用。

【给药剂量】治疗高血压危象、重度和极重度高血压,以及难治性高血压的给药方法:①缓慢静脉注射 10～50mg 乌拉地尔注射液,监测血压变化,降压效果应在 5min 内即可显示。若效果不够满意,可重复用药。②本品在静脉注射后,为了维持其降压效果,可持续静脉滴注,输入速度根据患者的血压酌情调整。推荐初始速度为 2mg/min,维持速度为 9mg/h。

围手术期高血压的给药方法:静脉注射 25mg,2min 后血压无变化,重复给药一次;血压下降,静脉滴注维持,起始 1～2min 内剂量可达 6mg,然后减量;重复给药 2min 后血压仍无变化,缓慢静脉注射 50mg。

【药代动力学参数】静脉注射乌拉地尔后,在体内分布呈二室模型,分布相半衰期约为 35min。分布容积 0.8(0.6～1.2)L/kg。血浆清除半衰期为 2.7(1.8～3.9)h,蛋白结合率 80%。50%～70% 的乌拉地尔通过肾脏排泄,其余由胆道排出。排泄物中约 10% 为药物原型,其余为代谢产物。主要代谢物为无抗高血压活性的药物羟化形式。

【给药方式】静脉注射,静脉滴注。

【溶媒】0.9%氯化钠注射液、5%/10%葡萄糖注射液。

【配液说明】通常将250mg乌拉地尔加入到合适的液体中，如0.9%氯化钠注射液、5%/10%的葡萄糖、5%的果糖加0.9%氯化钠注射液中。如使用输液泵维持剂量，可加入20ml注射液（相当于100mg乌拉地尔），再用上述液体稀释到50ml。静脉输液的最大药物浓度为4mg/ml乌拉地尔。

【滴速】输入速度根据患者的血压酌情调整，初始输入速度可达2mg/min，维持给药的速度为9mg/h。（若将250mg乌拉地尔溶解在500ml液体中，则1mg乌拉地尔相当于44滴或2.2ml输入液）

【成品输液稳定性】已经证实，配制好的溶液化学和物理稳定性为15～25℃时50h稳定。从微生物学角度来看，配制好的溶液应立即使用。如果不能立即使用，使用者应对贮存的时间和条件负责。

【配伍禁忌】脑蛋白水解物、尼麦角林、乳酸钠、碳酸氢钠。

第五节　抗休克血管活性药

重酒石酸去甲肾上腺素注射液
Norepinephrine Bitartrate Injection

【成分】本品主要成分为重酒石酸去甲肾上腺素；辅料为焦亚硫酸钠、氯化钠、依地酸二钠、注射用水。

【分子式】$C_8H_{11}NO_3 \cdot C_4H_6O_6 \cdot H_2O$

【分子量】337.28

【药理作用】本品为肾上腺素受体激动药，是强烈的α受体激动药，同时也激动β受体。通过α受体激动，可引起血管极度收缩，使血压升高，冠状动脉血流增加；通过β受体的激动，使心肌收缩加强，心排出量增加。

【适应证】用于治疗急性心肌梗死、体外循环等引起的低血压；对血容量不足所致的休克、低血压或嗜铬细胞瘤切除术后的低血压，作为急救时补充血容量的辅助治疗，以使血压回升，暂时维持脑与冠状动脉灌注，直到补充血容量治疗发生作用；也可用于椎管内阻滞时的低血压及心跳骤停复苏后血压维持。

【不良反应】①药液外漏可引起局部组织坏死。②本品强烈的血管收缩可以使重要脏器器官血流减少，肾血流锐减后尿量减少，组织供血不足导致缺氧和酸中毒；持久或大量使用时，可使回心血流量减少，外周血管阻力升高，心排血量减少，后果严重。③应重视的反应包括静脉输注时沿静脉径路皮肤发白，注射局部皮肤破溃，皮肤发绀，发红，严重眩晕。④还可见有皮疹、面部水肿、心律失常、眩晕、头痛、皮肤苍白、心悸、失眠等。

【禁忌证】①缺血性心脏病患者。②少尿或无尿患者。③微循环障碍的休克患者。④可卡因中毒者。⑤心动过速者。

【药物相互作用】①与甲基多巴合用可使本药升压作用增强。②与其他拟交感胺类药合用可增强心血管作用。③与三环类抗抑郁药合用可引起心律失常、心动过速、高血压、高热。④与麦角制剂（如麦角胺、麦角新碱）、缩宫素合用可引起严重高血压、心动过缓。⑤与甲状腺激素合用可使两者作用均增强。⑥与全麻药（如三氯甲烷、环丙烷、氟烷等）合用易发生室性心律失常。⑦与洋地黄类合用易致心律失常。⑧与β－肾上腺素受体拮抗药合用可使两者疗效相互抵消，且可发生高血压、心动过缓。⑨与降压药合用可抵消或减弱降压药的作用。⑩与妥拉唑林合用可引起血压下降，继以血压过度反跳上升。

【给药剂量】成人常用量：开始以 8～12μg/min 速度滴注，调整滴速以使血压升到理想水平；维持量为 2～4μg/min。在必要时可按医嘱超越上述剂量，但需注意保持或补足血容量。小儿常用量：开始按体重以 0.02～0.1μg/（kg·min）速度滴注，按需要调节滴速。

【药代动力学参数】静脉给药后起效迅速，停止滴注后作用时效维持 1～2min，主要在肝内代谢成无活性的代谢产物。经肾排泄，仅微量以原型排泄。

【给药方式】静脉滴注。

【溶媒】5% 葡萄糖注射液、葡萄糖氯化钠注射液。

【配液说明】本品用 5% 葡萄糖注射液或葡萄糖氯化钠注射液稀释后静脉滴注。

【滴速】静脉注射 2～4min，静脉滴注 0.5～1h，初始滴速 4～8μg/min，维持 2～4μg/min，最大滴速 8～12μg/min。

【成品输液稳定性】有文献报道去甲肾上腺素避光时较稳定，见光或暴露在空气中，溶液会逐渐变暗，临床上需避光输注，合理选用输注工具，缩短每次配药后的输注时间。

【配伍禁忌】禁止与含卤素的麻醉剂和其他儿茶酚胺类药合并使用，忌与阿洛西林、阿莫西林、氨苄西林、氨茶碱、肌苷、阿米卡星、头孢地嗪、头孢呋辛钠、庆大霉素等配伍。

盐酸多巴胺注射液

Dopamine Hydrochloride Injection

【成分】本品主要成分为盐酸多巴胺。

【分子式】$C_8H_{11}NO_2 \cdot HCl$

【分子量】189.64

【药理作用】激动交感神经系统肾上腺素受体和位于肾、肠系膜、冠状动脉、脑动脉的多巴胺受体其效应为剂量依赖性。①小剂量时［按体重 $0.5 \sim 2\mu g/(kg \cdot min)$］，主要作用于多巴胺受体，使肾及肠系膜血管扩张，肾血流量及肾小球滤过率增加，尿量及钠排泄量增加；②小到中等剂量［按体重 $2 \sim 10\mu g/(kg \cdot min)$］，能直接激动 β_1 受体及间接促使去甲肾上腺素自储藏部位释放，对心肌产生正性应力作用，使心肌收缩力及心搏量增加，最终使心排血量增加、收缩压升高、脉压可能增大，舒张压无变化或有轻度升高，外周总阻力常无改变，冠脉血流及耗氧改善；③大剂量时［按体重大于 $10\mu g/(kg \cdot min)$］，激动 α 受体，导致周围血管阻力增加，肾血管收缩，肾血流量及尿量反而减少。

【适应证】用于心肌梗死、创伤、内毒素败血症、心脏手术、肾功能衰竭、充血性心力衰竭等引起的休克综合征；补充血容量后休克仍不能纠正者，尤其有少尿及周围血管阻力正常或较低的休克；也用于洋地黄和利尿剂无效的心功能不全。

【不良反应】常见的有胸痛、呼吸困难、心律失常（尤其用大剂量）、心搏快而有力、全身软弱无力感；心跳缓慢、头痛、恶心呕吐等。

【禁忌证】①对本药过敏者。②环丙烷麻醉者。③快速型心律失常者（如心室颤动）（国外资料）。

【药物相互作用】与硝普钠、异丙肾上腺素、多巴酚丁胺、硝酸酯类、苯妥英钠、全麻药、三环类抗抑郁药、胍乙啶、其他正性肌力药、血管扩张药、心脏活性药等有相互作用。

【给药剂量】慢性顽固性心力衰竭，$0.5 \sim 2\mu g/(kg \cdot min)$ 静脉滴注，逐渐递增。多数患者按 $1 \sim 3\mu g/(kg \cdot min)$ 给予即可生效；闭塞性血管病变患者，静脉滴注开始时按 $1\mu g/(kg \cdot min)$，逐增至 $5 \sim 10\mu g/(kg \cdot min)$，直到 $20\mu g/(kg \cdot min)$，以达到最满意效应。如危重病例，先按 $5\mu g/(kg \cdot min)$ 滴注，然后以 $5 \sim 10\mu g/(kg \cdot min)$ 递增至 $20 \sim 50\mu g/(kg \cdot min)$，以达到满意效应。或本品 20mg 加入 5% 葡萄糖注射液 $200 \sim 300ml$ 中静脉滴注，开始时按 $75 \sim 100\mu g/min$ 滴入，以后根据血压情况，可加快速度和加大浓度，但最大剂量不超过

500μg/min。

【药代动力学参数】静脉滴入后在体内分布广泛，不易通过血－脑屏障。静脉注射 5min 内起效，持续 5～10min，作用时间的长短与用量不相关。在体内很快通过单胺氧化酶及儿茶酚－氧位－甲基转移酶（COMT）的作用，在肝、肾及血浆中降解成无活性的化合物。一次用量的 25% 左右，在肾上腺神经末梢代谢成去甲肾上腺素。半衰期约为 2min。经肾排泄，约 80% 在 24h 内排出，尿液内以代谢物为主，极小部分为原型。

【给药方式】静脉滴注。

【溶媒】5% 葡萄糖注射液。

【配液说明】在滴注前必须稀释，稀释液的浓度取决于剂量及个体需要的液体量，若不需要扩容，可用 0.8mg/ml 溶液；如有液体潴留，可用 1.6～3.2mg/ml 溶液。

【滴速】参见给药剂量项下。

【成品输液稳定性】在 5% 葡萄糖注射液和 0.9% 氯化钠注射液中较稳定，于 4h 内滴注，不影响用药安全有效。

【配伍禁忌】忌与阿昔洛韦、氨苄西林、奥美拉唑、头孢曲松、氨茶碱、乳酸钠、葛根素、脑蛋白提取物、鱼精蛋白等配伍。

盐酸多巴酚丁胺注射液

Dobutamine Hydrochloride Injection

【成分】本品主要成分为盐酸多巴酚丁胺。

【分子式】$C_{18}H_{23}NO_2 \cdot HCl$

【分子量】337.85

【药理作用】①对心肌产生正性肌力作用，主要作用于 β_1 受体，对 β_2 及 α 受体作用相对较小。②能直接激动心脏 β_1 受体以增强心肌收缩和增加搏出量，使心排血量增加。③可降低外周血管阻力（后负荷减少），但收缩压和脉压一般保持不变，或仅因心排血量增加而有所增加。④能降低心室充盈压，促进房室结传导。⑤心肌收缩力有所增强，冠状动脉血流及心肌耗氧量常增加。⑥由于心排血量增加，肾血流量及尿量常增加。⑦本品与多巴胺不同，多巴酚丁胺并不间接通过内源性去甲肾上腺素的释放，而是直接作用于心脏。

【适应证】用于器质性心脏病时心肌收缩力下降引起的心力衰竭，包括心脏直视手术后所致的低排血量综合征，可作为短期支持治疗。

【不良反应】心悸、胸痛、高血压、低血压、心率加快、心室异位搏动、心绞痛、气短、头痛、恶心等。偶有静脉滴注部位发生静脉炎的报道。连续滴注时间延长（超过72h）时可发生本药耐受。

【禁忌证】①对本药过敏或有本药过敏史者。②有谷物或谷物制品过敏史者禁用本药。

【药物相互作用】与全麻药尤其环丙烷、氟烷等合用，室性心律失常发生的可能性增加；与 β 受体拮抗药同用，可拮抗本品对 β_1 受体的作用，导致 α 受体作用占优势，外周血管的总阻力加大；与硝普钠同用，可导致心排血量微增，肺楔嵌压略降；本品不得与碳酸氢钠等碱性药物混合使用。

【给药剂量】成人常用量以滴速 $2.5 \sim 10\mu g/$（kg·min）给予；在 $15\mu g/$（kg·min）以下的剂量时，心率和外周血管阻力基本无变化；偶用大于 $15\mu g/$（kg·min），但需注意过大剂量仍然有可能加速心率并产生心律失常。

【药代动力学参数】静脉注入 $1 \sim 2min$ 内起效，如缓慢滴注可延长到 $10min$，一般静脉注射后 $10min$ 作用达高峰，持续数分钟。表观分布容积为 $0.2L/kg$，清除率为 $244L/h$，半衰期约为 $2min$，在肝脏代谢成无活性的化合物。代谢物主要经肾脏排出。

【给药方式】静脉滴注。

【溶媒】5% 葡萄糖注射液、0.9% 氯化钠注射液。

【配液说明】将多巴酚丁胺加于 5% 葡萄糖注射液或 0.9% 氯化钠注射液中稀释，本品不得与碳酸氢钠等碱性药物混合使用。

【滴速】静脉滴注 $2 \sim 4h$，滴速 $2.5 \sim 5\mu g/$（kg·min）。

【成品输液稳定性】250mg/50ml 浓度的多巴酚丁胺的 5% 葡萄糖注射液在 25℃ 条件下，存放于聚乙烯材质的 60ml 针筒中 24h，未发现外观有明显变化，以 HPLC 检测也未发现药物浓度降低，24h 内稳定。

【配伍禁忌】忌与阿昔洛韦、呋塞米、肌苷、头孢曲松、乳酸钠、碳酸氢钠、氨茶碱、硫酸镁、米卡芬净、乙醇、亚硫酸氢钠等配伍使用。

重酒石酸间羟胺注射液

Metaraminol Bitartrate Injection

【成分】本品主要成分为重酒石酸间羟胺。

【分子式】$C_9H_{13}NO_2 \cdot C_4H_6O_6$

【分子量】317.29

【药理作用】本品主要作用于 α 受体，直接兴奋 α 受体，较去甲肾上腺素作用为弱但较持久，对心血管的作用与去甲肾上腺素相似。能收缩血管，持续地升高收缩压和舒张压，也可增强心肌收缩力，正常人心排血量变化不大，但能使休克患者的心排血量增加。对心率的兴奋不很显著，很少引起心律失常，无中枢神经兴奋作用。因本品间接在肾上腺素神经囊泡中取代递质，可使递质减少，内在效应减弱，故不能突然停药，以免发生低血压反跳。

【适应证】本品适用于防治椎管内阻滞麻醉时发生的急性低血压；出血、药物过敏、手术并发症及脑外伤或脑肿瘤合并休克而发生的低血压，本品可用于辅助性对症治疗；也可用于心源性休克或败血症所致的低血压。

【不良反应】可发生心律失常、急性肺水肿、心跳停顿、抽搐、高血压等。

【禁忌证】对本药过敏者（国外资料）。

【药物相互作用】与环丙烷、氟烷或其他卤化羟类麻醉药合用，易致心律失常；与单胺氧化酶抑制剂并用，使升压作用增强，引起严重高血压；与洋地黄或其他拟肾上腺素药合用，可致异位心律。

【给药剂量】静脉滴注：成人剂量一次 100mg；小儿用量 0.4mg/kg 或按体表面积 12mg/m^2 给药。

【药代动力学参数】本品的人体药代动力学参数尚缺乏研究。静脉注射 1～2min 起效，持续约 20min。不被单胺氧化酶破坏，作用较久。主要在肝内代谢，代谢物多经胆汁和尿排出。

【给药方式】静脉滴注、静脉注射。

【溶媒】5% 葡萄糖注射液、0.9% 氯化钠注射液。

【配液说明】将间羟胺 15～100mg 加入 5% 葡萄糖注射液或 0.9% 氯化钠注射液 500ml 中；小儿用药用 0.9% 氯化钠注射液稀释本品至每 25ml 中含间羟胺 1mg。

【滴速】静脉滴注 2～4h，滴速一般为 1～1.5ml/min。

【成品输液稳定性】配制后应于 24h 内用完，滴注液中不得加入其他难溶于酸性溶液的药物。

【配伍禁忌】忌与阿洛西林、阿莫西林、氨苄西林、磺苄西林、华法林钠、青霉素钾、头孢孟多、头孢曲松钠、氨苄西林钾等配伍使用。

盐酸异丙肾上腺素注射液
Isoprenaline Hydrochloride Injection

【成分】本品主要成分为盐酸异丙肾上腺素。

【分子式】 $C_{11}H_{17}NO_3 \cdot HCl$

【分子量】 247.72

【药理作用】 本品为 β 受体激动药，对 β_1 和 β_2 受体均有强大的激动作用，对 α 受体几无作用。主要作用：①作用于心脏 β_1 受体，使心收缩力增强，心率加快，传导加速，心排血量和心肌耗氧量增加。②作用于血管平滑肌 β_2 受体，使骨骼肌血管明显舒张，肾、肠系膜血管及冠脉亦不同程度舒张，血管总外周阻力降低。其心血管作用导致收缩压升高，舒张压降低，脉压差变大。③作用于支气管平滑肌 β_2 受体，使支气管平滑肌松弛。④促进糖原和脂肪分解，增加组织耗氧量。

【适应证】 治疗心源性或感染性休克、完全性房室传导阻滞、心搏骤停。

【不良反应】 常见的不良反应有：口咽发干、心悸不安；少见的不良反应有：头晕、目眩、面潮红、恶心、心率增速、震颤、多汗、乏力等。

【禁忌证】 ①对本药过敏者（国外资料）。②心绞痛患者。③心肌梗死患者。④嗜铬细胞瘤患者。⑤甲状腺功能亢进者。⑥快速型心律失常患者（国外资料）。

【药物相互作用】 ①与其他拟肾上腺素药合用有协同作用，但不良反应可增加。②与单胺氧化酶抑制药、丙咪嗪、丙卡巴肼合用可增加本药的不良反应。③与洋地黄类药物合用可加剧心动过速。④与钾盐（如氯化钾）合用可导致血钾升高，增加本药对心肌的兴奋作用，易引起心律失常。⑤与普萘洛尔合用可拮抗本药对心脏的兴奋效应，减弱心肌收缩力，降低心率和心脏指数。⑥与茶碱合用可降低茶碱的血药浓度。⑦与甲苯磺丁脲合用可影响本药在体内的代谢。

【给药剂量】 Ⅲ度房室传导阻滞，心率每分钟不到 40 次时，可以本品 0.5～1mg 加在 5% 葡萄糖注射液 200～300ml 内缓慢静脉滴注。

【药代动力学参数】 静脉注射后，作用维持不到 1h，$t_{1/2}$ 根据注射的快慢为 1min 至数分钟。静脉注射后 40%～50% 以原型排出。

【给药方式】 静脉滴注、静脉注射。

【溶媒】 5% 葡萄糖注射液。

【配液说明】 本品 0.5～1mg 加在 5% 葡萄糖注射液 200～300ml 内。

【滴速】 静脉滴注 1～2h，滴速 2～20μg/min 或 1～2ml/min。

【成品输液稳定性】 应在 2～15℃ 下避光贮存。暴露在空气、阳光下或受热可能使溶液呈现介于粉红色和红褐色之间的颜色。溶液一旦出现颜色或沉淀物就不能使用。

【配伍禁忌】 忌与奥美拉唑、氨苄西林、头孢曲松钠、脑蛋白水解物、清开

灵成方、庆大霉素、头孢噻肟、鱼精蛋白、硫酸卡那霉素、卡那霉素、头孢曲
松 – 舒巴坦钠等配伍。

第六节　周围血管扩张药

前列地尔注射液
Alprostadil Injection

【成分】本品主要成分为前列腺素 E_1；辅料为精制大豆油、精制卵磷脂、浓
甘油、油酸、氢氧化钠、注射用水。

【分子式】$C_{20}H_{34}O_5$

【分子量】354.49

【药理作用】本品系外源性前列腺素 E_1（PGE_1），为血管扩张药及抑制血小板
聚集药。PGE_1 可通过改善红细胞的变形性（增加红细胞的柔韧性）、抑制血小板聚
集、抑制白细胞激活（中性粒细胞活化）和溶解血栓（增加纤维蛋白溶解活性）
来提高血液流动性，改善微循环。PGE_1 抑制阴茎组织中 α_1 – 肾上腺素的活性、舒
张海绵体平滑肌和加速阴茎动脉血流用于治疗勃起功能障碍。还可稳定肝细胞膜、
改善肝功能。

【适应证】①治疗慢性动脉闭塞症（血栓闭塞性脉管炎、闭塞性动脉硬化症
等）引起的四肢溃疡及微小血管循环障碍引起的四肢静息疼痛，改善心脑血管微
循环障碍。②脏器移植术后抗栓治疗，用以抑制移植后血管内的血栓形成。③动
脉导管依赖性先天性心脏病，用以缓解低氧血症，保持导管血流以等待时机手术
治疗。④用于慢性肝炎的辅助治疗。

【不良反应】循环系统有时出现加重心衰、肺水肿、胸部发紧感、血压下降
等症状，一旦出现立即停药。另外，偶见脸面潮红、心悸。消化系统有时出现腹
泻、腹胀、不愉快感，偶见腹痛、食欲不振、呕吐、便秘、氨基转移酶升高等。
有时头晕、头痛、发热、疲劳感，偶见发麻等。

【禁忌证】①严重心衰（心功能不全）患者。②妊娠或可能妊娠的妇女。
③既往对本品有过敏史的患者等。

【药物相互作用】①与磷酸二酯酶抑制药（如双嘧达莫）合用可相互增强疗
效；②与延迟血液凝固的药物（抗凝药、血小板凝集抑制药）合用可增加出血
倾向；③与抗高血压药、血管扩张药、治疗冠心病药合用可增强以上药物的疗

效；④与非甾体类抗炎药（如阿司匹林）合用拮抗本品的药理作用；⑤小剂量本品与棉酚合用可降低棉酚抑制生精的作用，但大剂量本品与棉酚合用有协同的抑制生精作用。

【给药剂量】成人：慢性动脉闭塞症：静脉滴注一次 5～10μg，一日 1 次，缓慢滴注。儿童：先天性心脏病：静脉滴注推荐滴速为 0.005μg/（kg·min）。

【药代动力学参数】本品静脉注射用于扩张动脉血管时，30min 起效，在血浆中主要与白蛋白结合，其次与 α－球蛋白Ⅳ结合。代谢产物主要经肾脏排泄，尿液中未见原型药物。原型药物的消除半衰期为 5～10min。

【给药方式】静脉滴注、静脉注射。

【溶媒】0.9% 氯化钠注射液、5% 葡萄糖注射液。

【配液说明】1～2ml（前列地尔 5～10μg）加 10ml 0.9% 氯化钠注射液（或5% 葡萄糖注射液）。

【滴速】紫绀型先天性心脏病 0.05～0.1μg/（kg·min），维持剂量为 0.01～0.4μg/（kg·min）；小儿先天性心脏病患者用药，推荐输注速度为 5ng/（kg·min）。缓慢静脉滴注，出现不良反应时，应采取减慢给药速度、停止给药等适当措施。成人多数情况为 0.1μg/（kg·min）。前列地尔脂肪乳注射剂 10μg/2ml 可加入0.9% 氯化钠或 5% 葡萄糖注射液 10ml 于 2～5min 缓慢静脉注射，或加入滴壶内与输液一起静脉注射。

【成品输液稳定性】本品与输液混合后在 2h 内使用，残液不能再使用。

【配伍禁忌】忌与二氮嗪、氟罗沙星、环丙沙星、卡那霉素、硫酸阿米卡星、奥硝唑、参麦成方、丙泊酚、红花成方、卡铂、海利升、莫西沙星、明胶等配伍使用。

盐酸法舒地尔注射液
Fasudil Hydrochloride Injection

【成分】本品主要成分为盐酸法舒地尔。

【分子式】$C_{14}H_{17}N_3O_2S \cdot HCl$

【分子量】327.83

【药理作用】抑制细胞内钙离子导致的血管收缩而不降低细胞内钙离子浓度；可抑制平滑肌收缩最终阶段的肌球蛋白轻链磷酸化，使血管扩张；可使离体脑血管松弛并抑制多种脑血管收缩药引起的收缩作用。①缓解及预防脑血管痉挛，改善犬迟发性脑血管痉挛模型的大脑皮质血流，增加脑缺血部位的血流量。

②提高脑局部葡萄糖利用率。③抑制脑神经细胞受损。

【适应证】改善和预防蛛网膜下隙出血术后的脑血管痉挛及引起的脑缺血症状。

【不良反应】颅内出血、消化道出血、肺出血、鼻出血、皮下出血、低血压、颜面潮红、贫血、白细胞减少、血小板减少、AST（GOT）、ALT（GPT）、ALP、LDH升高等。

【禁忌证】①出血患者：颅内出血。②可能发生颅内出血的患者：术中对出血的动脉瘤未能进行充分止血处置的患者。③低血压患者。

【药物相互作用】前列地尔可增强治疗冠心病药的药效，两者合用时应密切监测心功能。

【给药剂量】成人一日2~3次，每次30mg，用药时间为2周，不可长期使用。

【药代动力学参数】据国外文献资料报道，健康成人单次30min内静脉持续给予本品0.4mg/kg时，血浆中原型药物浓度在给药结束时达峰值，其后迅速衰减，消除半衰期约为16min。本品主要在肝脏代谢为羟基异喹啉及其络合体。给药后24h内从尿中累积排泄的原型药物及其代谢产物为给药剂量的67%。在蛛网膜下隙出血术后的患者，反复静脉滴注盐酸法舒地尔30mg，一日3次，共14日的血浆中浓度变化，与健康成人类似。

【给药方式】静脉滴注。

【溶媒】0.9%氯化钠注射液、5%葡萄糖注射液。

【配液说明】以50~100ml的0.9%氯化钠注射液或5%葡萄糖注射液稀释。

【滴速】30mg溶于50~100ml 0.9%氯化钠注射液或5%葡萄糖注射液稀释后静脉滴注30min，滴速1.5~3ml/min。

【成品输液稳定性】文献报道本品分别与0.9%氯化钠注射液、5%葡萄糖注射液、10%葡萄糖注射液、葡萄糖氯化钠注射液、乳酸钠林格注射液、木糖醇注射液配伍，在室温下6h内稳定。

【配伍禁忌】忌与脑蛋白水解物、脑蛋白水解氯化钠、头孢曲松葡萄糖、头孢曲松三唑巴坦、头孢曲松舒巴坦钠、头孢曲松、头孢曲松钠配伍。

第七节　其　　他

注射用三磷酸胞苷二钠
Cytidine Disodium Triphosphate for Injection

【成分】本品主要成分为三磷酸胞苷二钠。

【分子式】$C_9H_{14}N_3Na_2O_{14}P_3$

【分子量】527.14

【药理作用】三磷酸胞苷二钠为辅酶类药，是核苷酸衍生物，在机体内参与磷脂类及核酸的合成和代谢，是脑磷脂合成与核酸代谢的中间产物和能量来源。

【适应证】用于颅脑外伤后综合征及其后遗症的辅助治疗。

【不良反应】偶有发热、皮疹，停药后症状消失。极少数患者出现一过性轻度丙氨酸氨基转移酶升高，停药后恢复正常。本品对窦房结有明显抑制作用。

【禁忌证】病窦综合征、窦房结功能不全者禁用，缓慢心律失常者禁用。对本品过敏者禁用。

【给药剂量】静脉滴注，20mg 加入 5% 葡萄糖注射液或 0.9% 氯化钠注射液 250ml 中，或者 40mg 加入 5% 葡萄糖注射液或 0.9% 氯化钠注射液 500ml 中缓慢静脉滴注。

【给药方式】静脉滴注。

【溶媒】5% 葡萄糖注射液、0.9% 氯化钠注射液。

【配液说明】参见给药剂量项下，当药品性状发生改变时禁止使用。

【滴速】静脉滴注时，滴速不可过快，否则会引起兴奋、呼吸加快、头晕、头胀、胸闷及低血压等。建议 1~2ml/min。

【成品输液稳定性】本品与 5% 葡萄糖注射液或 0.9% 氯化钠注射液在体外可以配伍，属大输液配伍类型，且 8h 以上可用，不发生改变或药物损失小于 10%。

注射用果糖二磷酸钠
Fructose Diphosphate Sodium for Injection

【成分】本品主要成分为果糖二磷酸钠。

【分子式】$C_6H_{11}O_{12}P_2Na_3 \cdot 8H_2O$

【分子量】550.17

【药理作用】本品是葡萄糖代谢过程中的重要中间产物，可在细胞内激活磷酸果糖激酶、丙酮酸激酶及乳酸脱氢酶，调节相应酶促反应，增加细胞内三磷酸腺苷（ATP）和 2，3 - 二磷酸甘油的浓度，并促进 K^+ 内流，恢复细胞内的极化状态，从而恢复及改善分子水平的细胞代谢。减少机械创伤引起的红细胞溶血、抑制化学刺激引起的氧自由基的产生。临床试验显示，本药对慢性阻塞性肺疾病（COPD）的治疗有益，可加强呼吸肌强度，使最大吸气压（PI_{max}）、P_{O_2} 和耐受性提高。

【适应证】用于急性情况（如输血、体外循环下手术、胃肠外营养）或慢性疾病（如慢性酒精中毒、长期营养不良、慢性呼吸衰竭）中出现的低磷酸血症。

【不良反应】可见过敏反应，罕见过敏性休克。静脉给药时，若滴速超过1g/min时，可引起面部潮红、心悸、手足蚁走感；若药液漏出血管，可引起局部疼痛和刺激。

【禁忌证】遗传性果糖不耐症患者，对本品过敏者、高磷酸血症及肾衰患者，对果糖过敏者禁用。

【药物相互作用】果糖二磷酸与抗酸药合用，可降低对磷的吸收。骨化三醇可刺激肠道对磷的吸收，如与大剂量磷剂合用，可诱发高磷血症。合用时应调整磷剂的用量。

【给药剂量】静脉滴注推荐剂量为一日70～160mg/kg，根据磷酸缺乏程度调整剂量。较大剂量时建议一日分2次给药。

【药代动力学参数】静脉给予健康志愿者本药250mg/kg，5min后血浆药物浓度为770mg/L，可通过血液循环分布于肾、肝、回肠、心脏等组织。药物经水解形成无机磷及果糖，血浆半衰期为10～15min。

【给药方式】静脉滴注。

【溶媒】附带稀释液。

【配液说明】应将每瓶5g的粉末溶于附带的稀释液50ml中。

【滴速】2～3ml/min。

【成品输液稳定性】水溶液于室温下24h稳定。

【配伍禁忌】本品不能与在pH 3.5～5.8之间不溶解的药物共用，也不能与高钙盐碱性溶液共用。忌与氨茶碱、泛酸等配伍。

肌氨肽苷注射液

Muscular Amino Acids and Peptides Nucleosides Injection

【成分】本品主要成分为多肽、氨基酸、核苷及核苷酸等。

【药理作用】核苷酸和多种氨基酸（必需氨基酸）是参与人体生命活动的重要物质。对心血管系统疾病有改善血液循环障碍、降低血管阻力、增加心肌利用氧等作用，能促进造血系统活动增强，白细胞数量增多，同时有增加血管弹性、防止血管硬化的作用。

【适应证】用于脑功能紊乱，脑卒中、脑供血不足所致脑功能减退，周围神经疾病。

【不良反应】常见面部潮红。个别患者在静脉滴注本药 3~4h 后出现发冷、发热或体温略有升高、头晕、烦躁，调慢滴速或停药后，症状可消失。

【禁忌证】对本品过敏者禁用。

【给药剂量】静脉滴注：一次 7~17.5mg（以多肽计），一日 1 次，2 周为一疗程。

【给药方式】静脉滴注。

【溶媒】0.9% 氯化钠注射液、5%/10% 葡萄糖注射液。

【配液说明】7~17.5mg（以多肽计）本品，加入 0.9% 氯化钠注射液或 5%/10% 葡萄糖注射液 500ml，当药品性状发生改变时禁止使用。

【滴速】2ml/min。

【成品输液稳定性】肌氨肽苷分别与 0.9% 氯化钠注射液、5% 葡萄糖注射液、10% 葡萄糖注射液、葡萄糖氯化钠注射液配伍后，8h 内的外观、pH、不溶性微粒数及次黄嘌呤和多肽含量均符合要求，最适配伍溶媒为 10% 葡萄糖注射液。

【配伍禁忌】忌与脑蛋白水解物配伍。

注射用七叶皂苷钠

Sodium Aescinate for Injection

【成分】本品主要成分为七叶皂苷钠 A 和七叶皂苷钠 B。

【分子式】$C_{55}H_{85}NaO_{24}$

【分子量】1152

【药理作用】本品能促使机体提高 ACTH 和可的松血浆浓度，能促进血管壁增加 $PGF_2\alpha$ 的分泌，能清除机体内自由基，从而起到抗炎、抗渗出，提高静脉张力，加快静脉血流，促进淋巴回流，改善血液循环和微循环，并有保护血管壁的作用。

【适应证】用于脑水肿、创伤或手术所致肿胀，也用于静脉回流障碍性疾病。

【药物相互作用】与下列药物联合使用时要谨慎：与血清蛋白结合率高的药物；能严重损害肾功能的药物；皮质激素类药物；含碱性基团的药物。

【不良反应】可见注射部位局部疼痛、肿胀，经热敷可使症状消失。偶有过敏反应，可按药物过敏处理原则治疗。

【禁忌证】肾损伤、肾衰竭、肾功能不全患者禁用。孕妇禁用。对本品成分过敏者禁用。

【给药剂量】成人按体重一日 0.1~0.4mg/kg。重症患者可多次给药。但一日总量不得超过20mg。

【药代动力学参数】七叶皂苷钠的半衰期仅为1.5h，但因能促进机体增加ACTH、前列腺素 $F_2\alpha$ 的分泌，使生物效应维持时间较长，静脉注射16h后，仍有抗渗出、消肿作用。静脉给药，几乎没有生物转化，注射1h后，有1/3剂量排泄，其中2/3通过胆汁排入肠道，1/3进入尿中。七叶皂苷与血浆蛋白结合率在90%以上。

【给药方式】静脉滴注、静脉注射。

【溶媒】10%葡萄糖注射液、0.9%氯化钠注射液。

【配液说明】取本品5~10mg溶于10%葡萄糖注射液或0.9%氯化钠注射液250ml中，与含碱性基团的药物配伍时可能发生沉淀。

【滴速】2~3ml/min，约2h滴完。

【成品输液稳定性】文献报道本品分别溶于10%葡萄糖注射液和0.9%氯化钠注射后，在冰箱和室温放置24h，七叶皂苷 A、B、C、D 及七叶皂苷（ABCD）总量变化的 RSD 均在5%以内，说明本品在10%葡萄糖注射液及0.9%氯化钠注射液中是比较稳定的，且在0.9%氯化钠注射液中更加稳定，临床24h 内使用是可行的。

【配伍禁忌】忌与氨茶碱、谷氨酸钠、脑蛋白水解物、碳酸氢钠、替硝唑等配伍使用。

银杏达莫注射液

Ginkgo Leaf Extract and Dipyridamole Injection

【成分】本品为复方制剂，主要成分为银杏总黄酮、双嘧达莫；辅料为维生素C、丙二醇、聚山梨酯80。

【药理作用】本品成分银杏总黄酮具有扩张冠脉血管、脑血管，改善脑缺血产生的症状和记忆功能；双嘧达莫则抑制血小板聚集，高浓度（50μg/ml）可抑制血小板释放。本品能减慢麻醉猫和犬心率，对猫冠脉结扎所致心肌缺血有明显防治作用，并能缩小心肌梗死范围。

【适应证】用于预防和治疗冠心病、血栓栓塞性疾病。

【不良反应】偶有恶心、呕吐、头晕、皮肤过敏反应发生；偶见心绞痛症状加重。

【禁忌证】对本品过敏者禁用。

【给药剂量】成人一次10~25ml，一日2次。

【给药方式】静脉滴注。

【溶媒】0.9% 氯化钠注射液或 5%/10% 葡萄糖注射液。

【配液说明】适宜的溶媒，足量（250~500ml）稀释后使用。

【滴速】开始输液宜慢，20~30 滴/分，1~2h 滴完。

【成品输液稳定性】有文献报道，本品与不同输液配伍后放置 6h，在外观与吸光度值方面无显著性变化。

【配伍禁忌】有资料提示，与脑蛋白水解物等多种药物存在配伍禁忌，建议单独使用药物。

注射用阿魏酸钠
Sodium Ferulate for Injection

【成分】本品主要成分为阿魏酸钠。

【分子式】$C_{10}H_9NaO_4 \cdot 2H_2O$

【分子量】252.20

【药理作用】动物研究结果显示阿魏酸钠能抑制丙二醛及血栓素 B_2 的产生，减轻心肌水肿及乳酸脱氢酶的释放，并能促进 6-酮-前列腺 $F1\alpha$ 的产生，具有抗血小板聚集、舒张血管及心肌保护作用。

【适应证】用于缺血性心脑血管病的辅助治疗。

【不良反应】偶有过敏性皮疹反应，停药后即消失。

【禁忌证】对本品过敏者禁用。

【药物相互作用】与庆大霉素合用可明显降低庆大霉素毒性。

【给药剂量】静脉滴注，一次 0.1~0.3g，一日一次。

【药代动力学参数】大鼠按 40mg/kg 静脉给予阿魏酸钠后，半衰期（$t_{1/2}$）为 9.86min，体内药代动力学属开放式单室模型。

【给药方式】静脉滴注。

【溶媒】5% 葡萄糖注射液、0.9% 氯化钠注射液、葡萄糖氯化钠注射液。

【配液说明】溶解后的粉针加入 5% 葡萄糖注射液、0.9% 氯化钠注射液或葡萄糖氯化钠注射液 100~500ml 静脉滴注。0.9% 氯化钠注射液溶解时少许沉淀不影响使用，摇匀后即可。

【滴速】2~3ml/min。

【成品输液稳定性】文献报道本品与 5% 葡萄糖注射液、10% 葡萄糖注射液、0.9% 氯化钠注射液及葡萄糖氯化钠注射液进行配伍，在温度 25℃ 时，8h 内稳定，文献提示阿魏酸钠在临床使用时，在临床用药允许的浓度范围内，应尽量选择较高的浓度。阿魏酸钠对光照极不稳定，故建议在临床使用过程中也应注意采取避光措施，以增加药物稳定性，减少药品不良反应的发生。

【配伍禁忌】忌与脑蛋白水解物等配伍使用。

左西孟旦注射液
Levosimendan Injection

【成分】本品主要成分为左西孟旦的灭菌无水乙醇溶液，其中还含有羟丙基倍他环糊精和无水枸橼酸。

【分子式】$C_{14}H_{12}N_6O$

【分子量】280.28

【药理作用】本品是钙增敏剂，以钙离子浓度依赖的方式与心肌肌钙蛋白C结合而产生正性肌力作用，增强心肌收缩力，但并不影响心室舒张；同时本品可通过使ATP敏感的K^+通道开放而产生血管舒张作用，使得冠状动脉阻力血管和静脉容量血管舒张，从而改善冠脉的血流供应，另外它还可抑制磷酸二酯酶Ⅲ。在心衰患者中，左西孟旦的正性肌力和扩血管作用可以使心肌收缩力增强，降低前后负荷，而不影响其舒张功能。

【适应证】本品用于传统治疗（利尿剂、血管紧张素转换酶抑制剂和洋地黄类）疗效不佳，并且需要增加心肌收缩力的急性失代偿心力衰竭（ADHF）的短期治疗。

【不良反应】临床中最常见的不良反应是头痛、低血压和室性心动过速，常见的不良反应有低钾血症、失眠、头晕、心动过速、室性早搏、心衰、心肌缺血、早搏、恶心、便秘、腹泻、呕吐、血红蛋白减少。

【禁忌证】对左西孟旦或其他任何辅料过敏的患者；显著影响心室充盈或/和射血功能的机械性阻塞性疾病；严重的肝、肾（肌酐清除率<30ml/min）功能损伤的患者；严重低血压和心动过速患者；有尖端扭转型室性心动过速病史的患者。

【药物相互作用】由于左西孟旦有引起低血压的风险，与其他血管活性药物同时输注时应谨慎。同时输注左西孟旦和地高辛的患者，未发现药代动力学的相互影响。使用β受体阻滞药的患者同时应用本品并不影响疗效。健康志愿者同时使用左西孟旦与单硝酸异山梨酯时发生直立性低血压的反应明显增强。

【给药剂量】治疗的初始负荷剂量为6~12μg/kg，时间应大于10min，之后应持续输注0.1μg/（kg·min）。对于同时应用血管扩张剂或/和正性肌力药物的患者，治疗初期的推荐负荷剂量为 6μg/kg。在负荷剂量给药时以及持续给药开始 30~60min 内，密切观察患者的反应，如反应过度（低血压、心动过速），应将输注速率减至 0.05μg/（kg·min）或停止给药。如初始剂量耐受性好且需要增强血流动力学效应，则输注速率可增至 0.2μg/（kg·min）。

【药代动力学参数】左西孟旦的药代动力学在临床治疗的剂量范围（0.05~0.2mg/（kg·min））内呈线性关系。左西孟旦的分布容积（Vss）大约为 0.2L/kg。清除率为 3.0ml/（min·kg），半衰期大约为 1h。54% 自尿中排泄，44% 自粪便排泄，大于 95% 的药物在 1 周内可以被排泄。形成的循环代谢物为 OR-1855 和 OR-1896，它们排泄得比较慢。代谢物的半衰期为 75~80h。

【给药方式】静脉滴注。

【溶媒】5% 葡萄糖注射液。

【配液说明】0.025mg/ml 输液的配制方法：将 5ml 左西孟旦注射液与 500ml 5% 葡萄糖注射液混合；0.05mg/ml 输液的配制方法：将 10ml 左西孟旦注射液与 500ml 5% 葡萄糖注射液混合。使用前，应观察稀释液中是否含有微粒杂质和变色情况。稀释后的左西孟旦输液单独输注。

【滴速】治疗的初始负荷剂量为 6~12μg/kg，时间应大于 10min，之后应持续输注 0.1μg/（kg·min）。

0.05mg/ml 左西孟旦输液的负荷剂量以及维持剂量时的输注速率见表 3-2。

表 3-2 0.05mg/ml 的输注速率

患者体重（kg）	持续输注速率（ml/h）		初始剂量输注时间应不小于 10min（ml/h）		
	6μg/kg	12μg/kg	0.05μg/(kg·min)	0.1μg/(kg·min)	0.2μg/(kg·min)
40	29	58	2	5	10
50	36	72	3	6	12
60	43	86	4	7	14
70	50	101	4	8	17
80	58	115	5	10	19
90	65	130	5	11	22
100	72	144	6	12	24
110	79	158	7	13	26
120	86	173	7	14	29

0.025mg/ml 左西孟旦输液的负荷剂量以及维持剂量时的输注速率见表 3-3。

表 3 – 3　0. 025mg/ml 的输注速率

患者体重（kg）	持续输注速率（ml/h）		初始剂量输注时间应不小于 10min（ml/h）		
	6μg/kg	12μg/kg	0. 05μg/(kg · min)	0. 1μg/(kg · min)	0. 2μg/(kg · min)
40	58	115	5	10	19
50	72	144	6	12	24
60	86	173	7	14	29
70	101	202	8	17	34
80	115	230	10	19	38
90	130	259	11	22	43
100	144	288	12	24	48
110	158	317	13	26	53
120	173	346	14	29	58

【成品输液稳定性】输液配制后应在 24h 内使用。

【配伍禁忌】忌与地高辛、呋塞米、脑蛋白水解物、硝酸甘油等配伍使用。

注射用环磷腺苷葡胺

Meglumine Adenosine Cyclophosphate for Injection

【成分】本品主要成分为环磷腺苷葡胺。

【分子式】$C_{10}H_{12}N_5O_6P · C_7H_{17}NO_5$

【分子量】524. 42

【药理作用】环磷腺苷葡胺为非洋地黄类强心剂，具有正性肌力作用，能增强心肌收缩力，改善心脏泵血功能，有扩张血管作用，可降低心肌耗氧量；改善心肌细胞代谢，保护缺血、缺氧的心肌；能够改善窦房结 P 细胞功能。

【适应证】用于心力衰竭、心肌炎、病窦综合征、冠心病及心肌病，可用于心律失常的辅助治疗。

【不良反应】偶见心悸、心慌、头晕等症状。

【禁忌证】对药物中任一成分过敏者。

【药物相互作用】与多巴胺药物合用可能有相互影响，但没有明显的临床危害。

【给药剂量】静脉滴注：一日一次，一次 60 ~ 180mg。

【药代动力学参数】环磷腺苷葡胺进入人体，在血液中的半衰期为 60 ~ 150min。由于其有较好的亲脂性，尤其是脂溶性较强，较易透过脂溶性细胞膜进入心肌细胞内发挥作用，经磷酸二酯酶分解形成 5 – AMP，再经 5 – AMP 酶降解为腺苷和磷酸。环磷腺苷葡胺在用药 10～20min 后开始起作用，显效高峰时间在 1～2h，药效消失时间在 6～8h。

【给药方式】静脉滴注。

【溶媒】5% 葡萄糖注射液。

【配液说明】本药在静脉注射前用 25% 或 10% 葡萄糖注射液 20～40ml 稀释，静脉滴注前用 5% 葡萄糖注射液 200～500ml 稀释。

【滴速】滴注不应太快，用量在 150mg 以上应在 90min 以上滴完。

【成品输液稳定性】有文献研究环磷腺苷葡胺分别在 5% 葡萄糖注射液和 0.9% 氯化钠注射液中配伍后 25℃、6h 内的外观、微粒、pH 以及含量的变化，均无明显变化，基本稳定。

【配伍禁忌】忌与氨茶碱、脑蛋白水解物、氨茶碱氯化钠等配伍。

注射用环磷腺苷

Adenosine Cyclphosphate for Injection

【成分】本品主要成分为环磷腺苷；辅料为甘露醇。

【分子式】$C_{10}H_{12}N_5O_6P \cdot H_2O$

【分子量】347.22

【药理作用】环磷腺苷为蛋白激酶致活剂，系核苷酸的衍生物。是在人体内广泛存在的一种具有生理活性的重要物质，由三磷酸腺苷在腺苷环化酶催化下生成，能调节细胞的多种功能活动。作为激素的第 2 信使，在细胞内发挥激素调节生理功能和物质代谢作用，能改变细胞膜的功能，促使网织肌浆质内的钙离子进入肌纤维，从而增强心肌收缩，并可促进呼吸链氧化酶的活性，改善心肌缺氧，缓解冠心病症状及改善心电图。此外，对糖、脂肪代谢、核酸、蛋白质的合成调节等起着重要的作用。

【适应证】用于心绞痛、心肌梗死、心肌炎及心源性休克。对改善风湿性心脏病的心悸、气急、胸闷等症状有一定的作用。对急性白血病结合化疗可提高疗效，亦可用于急性白血病的诱导缓解。此外，对老年慢性支气管炎、各种肝炎和银屑病也有一定疗效。

【不良反应】偶见发热和皮疹。大剂量静脉注射达 0.5mg/（kg·min）时，可引起腹痛、头痛、肌痛、睾丸痛、背痛、四肢无力、恶心、手脚麻木、高热等。

【禁忌证】对本品过敏者禁用。

【药物相互作用】　与氨茶碱合用可增强本品的疗效。

【给药剂量】　静脉滴注，本品 40mg，一日一次。冠心病以 15 日为一疗程，可连续应用 2～3 疗程；白血病以一个月为一疗程；银屑病以 2～3 周为一疗程，可延长使用到 4～7 周，每日用量可增加至 60～80mg。

【药代动力学参数】　未进行该项实验且无可靠参考文献。

【给药方式】　静脉滴注、静脉注射。

【溶媒】　5% 葡萄糖注射液。

【配液说明】　本品 40mg 溶于 250～500ml 5% 葡萄糖注射液中。

【滴速】　静脉滴注时速度不应过快，可防止出现心慌、头昏、困乏等。静脉滴注 0.5～1h。

【配伍禁忌】　忌与脑蛋白水解物配伍。

注射用磷酸肌酸钠

Creatine Phosphate Sodium for Injection

【成分】　本品主要成分为磷酸肌酸二钠盐四水合物。

【分子式】　$C_4H_8N_3O_5PNa_2 \cdot 4H_2O$

【分子量】　327.15

【药理作用】　磷酸肌酸在肌肉收缩的能量代谢中发挥重要作用。它是心肌和骨骼肌的化学能量储备，并用于 ATP 的再合成，ATP 的水解为肌动球蛋白收缩过程提供能量。氧化代谢减慢导致的能量供给不足是心肌细胞损伤形成和发展的重要因素。磷酸肌酸水平不足在心肌收缩力和功能恢复能力的损伤中具有重要的临床意义。动物试验和人体的心脏停搏试验显示了磷酸肌酸钠的作用及其保护心肌的可能性。

【适应证】　心脏手术时加入心脏停搏液中保护心肌，缺血状态下的心肌代谢异常。

【不良反应】　尚不明确。

【禁忌证】　对本品组分过敏者禁用。慢性肾功能不全患者禁止大剂量（5～10g/d）使用本品。

【给药剂量】　遵医嘱静脉滴注，每次 1g，每日 1～2 次。心脏手术时加入心脏停搏液中保护心肌：心脏停搏液中的浓度为 10mmol/L。

【药代动力学参数】　人体静脉给予磷酸肌酸的平均消除半衰期为 0.09～0.2h。缓慢滴注 5g 的磷酸肌酸 40min 后，血药浓度下降至 5nmol/ml 以下。10g

剂量给药 40min 后，血药浓度可达 10nmol/ml。对组织的分析显示，外源的磷酸肌酸主要分布在心肌和骨骼肌，脑和肾组织次之，肺和肝组织最少。体内代谢和排泄过程为磷酸肌酸经催化去磷酸化形成肌酸，然后肌酸环化为肌酐，最后经尿排泄。

【给药方式】静脉滴注。

【溶媒】0.9% 氯化钠注射液、5% 葡萄糖注射液。

【配液说明】1g 本品以注射用水、0.9% 氯化钠注射液、5% 葡萄糖注射液溶解后稀释滴注。

【滴速】30~45min 内静脉滴注。

【成品输液稳定性】有研究表明注射用磷酸肌酸钠和氯化钾注射液溶于 0.9% 氯化钠注射液、葡萄糖氯化钠注射液，在 8h 内澄明度合格，磷酸肌酸钠的含量、pH 和不溶性微粒符合规定。

【配伍禁忌】忌与脑蛋白水解物配伍使用。

冻干重组人脑利钠肽

Lyophilized Recombinant Human Brain Natriuretic Peptide

【成分】本品主要成分为重组人脑利钠肽；辅料为甘露醇、磷酸氢二钠、磷酸二氢钠、氯化钠。

【药理作用】人脑利钠肽是 B 型利钠肽，为人体分泌的一种内源性多肽，在病因诱导下发生心力衰竭后人体应激大量产生的一种补充代偿的机制。人脑利钠肽与特异性的利钠肽受体（该受体与鸟苷酸环化酶相偶联）相结合，引起了细胞内环单磷酸鸟苷（cGMP）的浓度升高和平滑肌细胞的舒张。作为第二信使，cGMP 能扩张动脉和静脉，迅速降低全身动脉压、右房压和肺毛细管楔压，从而降低心脏的前后负荷，并迅速减轻心衰患者的呼吸困难程度和全身症状。脑利钠肽是肾素 - 血管紧张素 - 醛固酮系统（RAAS）的天然拮抗剂，它可以拮抗心肌细胞、心纤维原细胞和血管平滑肌细胞内的内皮素、去甲肾上腺素和醛固酮。参与了血压、血容量以及水盐平衡的调节，增加血管通透性，降低体循环血管阻力及血浆容量，从而降低了心脏前、后负荷，并增加心排血量。本品没有正性肌力作用，不增加心肌的耗氧。

【适应证】用于患有休息或轻微活动时呼吸困难的急性失代偿心力衰竭患者的静脉治疗。按 NYHA 分级大于 II 级。

【不良反应】最常见的不良反应为低血压，其他不良反应多表现为头痛、恶心、室速、血肌酐升高等。

【禁忌证】禁用于对重组人脑利钠肽中的任何一种成分过敏的患者和有心源性休克或收缩压<90mmHg的患者。应避免在被怀疑有或已知有低心脏充盈压的患者中使用重组人脑利钠肽。

【药物相互作用】口服血管紧张素转换酶抑制剂与重组人脑利钠肽合用时症状性低血压的发生率升高。

【给药剂量】推荐的常用剂量：本品首先以1.5μg/kg静脉冲击后，以0.0075μg/（kg·min）的速度连续静脉滴注。负荷剂量：1.5～2μg/kg，维持剂量速率：0.0075～0.01μg/（kg·min）［建议开始静脉滴注的维持剂量速率为0.0075μg/（kg·min）］。调整增加滴注给药速率需谨慎。

【给药方式】静脉滴注。

【溶媒】5%葡萄糖注射液、0.9%氯化钠注射液、含5%葡萄糖和0.45%氯化钠注射液、含5%葡萄糖和0.2%氯化钠注射液。

【配液说明】用容量为250ml的稀释液分3次抽取，每次抽出1.5ml，分别稀释本品3支，抽出溶解后的本药，全部注入容量为250ml的静脉输液袋中，此时输液袋中本品的药物浓度约为6μg/ml。如患者体重较轻，可采用从容量为100ml的稀释液抽取16.7ml弃用，抽出1.5ml，稀释本药1支（如需第2支，再按上述方法进行稀释），抽出溶解后的本药全部注入已弃用的16.7ml稀释液的100ml的静脉输液袋中，此时输液袋中本药的药物浓度约为6μg/ml。由于药物中不含防腐剂，必须在24h内使用溶解后的药液。无论任何情况下，在使用非胃肠道途径的药品之前，应该肉眼观察药液中是否存在微粒、变色等情况。

【滴速】参见给药剂量项下。

【成品输液稳定性】溶解后的本品，无论在室温（20～25℃）或在冷藏（2～8℃）条件下的最长放置时间均不得超过24h。

【配伍禁忌】重组人脑利钠肽在物理和化学性质上与肝素、胰岛素、布美他尼、依那普利拉、依他尼酸屈和呋塞米这类注射剂相排斥，不允许采用本品与这些药物在同一条静脉导管中同时输注。含有偏亚硫酸氢钠的注射药物不能与本品在相同的输液管中同时使用。在本品与这些与之相排斥的药物使用的间期，必须对导管进行冲洗。本品能与肝素结合，能够与被肝素包被过的导管的内层结合，从而有时就可能降低重组人脑利钠肽进入患者体内的量。因此，禁止采用肝素包被过的导管输注本品。但分别采用单独的导管同时输注肝素是允许的。

注射用二丁酰环磷腺苷钙

Calcium Dibutyry Iadenosme Cyclophosphate for Injection

【成分】本品主要成分为二丁酰环磷腺苷钙。

【分子式】$C_{18}H_{23}N_5O_8P \cdot 1/2Ca_2 \cdot 3H_2O$

【分子量】529.9

【药理作用】本品系化学合成的环磷腺苷的衍生物，属蛋白激酶激活剂。对细胞的渗透性比环磷腺苷强，且能对抗机体内磷酸二酯酶的降解作用，作用时间较为持久和迅速。可改善心肌缺氧，扩张冠脉、增强心肌收缩力，增加心排血量等。

【适应证】本品为蛋白激酶激活剂。用于心绞痛、急性心肌梗死的辅助治疗，亦可用于心肌炎、心源性休克，手术后蛛网膜下隙出血和银屑病，并可辅助其他抗癌药治疗白血病。

【不良反应】用量大时可有嗜睡、恶心、呕吐、皮疹等。

【禁忌证】对本品过敏者禁用。

【药物相互作用】与氨茶碱合用可增强环磷腺苷的疗效。

【给药剂量】静脉滴注：一次 40mg，一日 1 次。

【给药方式】静脉滴注。

【溶媒】5% 葡萄糖注射液。

【配液说明】40mg 本品用 5% 葡萄糖注射液溶解。当药品性状发生改变时禁止使用。

【滴速】2～3ml/min。

【配伍禁忌】忌与奥扎格雷、地高辛、转化糖、左氧氟沙星、果糖二磷酸钠等配伍。

（吴茵　李颖）

第四章　呼吸系统药物

第一节　祛　痰　药

盐酸氨溴索注射液
Ambroxol Hydrochloride Injection

【成分】本品主要成分为盐酸氨溴索；辅料为一水柠檬酸、二水磷酸氢二钠、氯化钠、注射用水、氮气。

【分子式】$C_{13}H_{18}Br_2N_2O \cdot HCl$

【分子量】414.57

【药理作用】本品具有黏液排除促进作用及溶解分泌物的特性。它可促进呼吸道内黏稠分泌物的排除及减少黏液的滞留，因而显著促进排痰，改善呼吸状况。应用本品治疗时，患者黏液的分泌可恢复至正常状况。

【适应证】用于伴有痰液分泌不正常及排痰功能不良的急性、慢性肺部疾病。例如慢性支气管炎急性加重、喘息型支气管炎及支气管哮喘的祛痰治疗；手术后肺部并发症的预防性治疗；早产儿及新生儿的婴儿呼吸窘迫综合征（IRDS）的治疗。

【不良反应】偶见轻微的胃肠道反应如胃部灼热、消化不良、恶心、呕吐、皮疹等不良反应，出现皮疹等过敏症状应立即停药。若静脉用药时注射速度过快，极少数患者可能会出现头痛、疲劳、精疲力竭、下肢沉重等感觉。

【禁忌证】已知对盐酸氨溴索过敏者禁用。

【药物相互作用】本品与阿莫西林、头孢呋辛、红霉素等抗生素合用可增加这些抗生素在肺内的分布浓度，增强其抗菌疗效；与 β_2 受体激动药及茶碱等支气管扩张剂合用有协同作用。

【给药剂量】成人每次 15~30mg，每日 2~3 次。

【药代动力学参数】本品从血液至组织的分布快且显著，肺脏为主要靶器官。血浆半衰期（$t_{1/2}$）为 7～12h，没有累积效应。盐酸氨溴索主要在肝脏代谢，大约 90% 由肾脏清除。

【给药方式】静脉注射、静脉滴注。

【溶媒】葡萄糖注射液、果糖注射液、氯化钠注射液或复方氯化钠注射液（即林格液）。

【配液说明】①禁止本品与其他药物在同一容器内混合，注意配伍用药，应特别注意避免与头孢类抗生素、中药注射剂等配伍应用。②禁止本品（pH 5.0）与 pH 大于 6.3 的其他偏碱性溶液混合，因为 pH 增加会导致本品产生游离碱沉淀。

【滴速】滴速 1～4ml/min，静脉滴注 50～100ml 需要 20～30min。

【成品输液稳定性】本品与 5% 葡萄糖注射液、10% 葡萄糖注射液、0.9% 氯化钠注射液配伍后 6h 内稳定性良好。

【配伍禁忌】氨苄西林、氨茶碱、阿莫西林、阿昔洛韦、苯妥英钠、呋塞米、甲泼尼龙琥珀酸钠、硫酸阿托品、两性霉素 B、泮托拉唑钠、青霉素钠、头孢呋辛、碳酸氢钠、穿心莲内酯、丹参成方、维生素 C 钙、鱼腥草成方等。

乙酰半胱氨酸注射液

Acetylcysteine Injection

【成分】本品主要成分为乙酰半胱氨酸；辅料为乙二胺四醋酸、氢氧化钠。

【分子式】$C_5H_9NO_3S$

【分子量】163.20

【药理作用】本品具有较强的黏痰溶解作用，能降低痰液黏度，使痰容易咳出。本品进入细胞内后，有助于保护细胞免受氧自由基等毒性物质的损害。

【适应证】用于治疗浓稠黏液分泌物过多的呼吸道疾病，例如急性支气管炎、慢性支气管炎及其病情恶化者、肺气肿、黏稠物阻塞症、支气管扩张症等。

【不良反应】可引起呛咳、支气管痉挛、恶心、呕吐、胃炎等不良反应，减量即可缓解。

【禁忌证】对本品过敏者或曾出现过敏样反应的患者禁用；对支气管哮喘或有支气管痉挛史、胃溃疡、胃炎患者慎用。

【药物相互作用】本品减低青霉素、头孢菌素、四环素等药效，不宜混合或并用，必要时可间隔 4h 交替使用；与硝酸甘油合用可增加低血压和头痛的发生。

【给药剂量】每次 8g，每日 1 次。可根据体重适当调整剂量，一般以 50～

150mg/kg 给药。

【药代动力学参数】本品静脉给药后约 30% 从尿中排出，血浆清除率 0.84L/h，体内主要代谢物为双硫氧化物，大部分随尿排泄，未见有积蓄现象。

【给药方式】静脉滴注。

【溶媒】10% 葡萄糖注射液。

【配液说明】本品 8g（40ml）用 10% 葡萄糖注射液 250ml 稀释滴注，开瓶后会从无色变成微紫色，属正常现象，不影响药品使用。

【滴速】静脉滴注 50～100ml 约 20～30min；浓度 27.6mg/ml，滴速 1～4ml/min。

【成品输液稳定性】本品应临用现配。

【配伍禁忌】本品不得与氧化性药物包括金属离子、抗生素等配伍。

第二节　平　喘　药

多索茶碱注射液
Doxofylline Injection

【成分】本品主要成分为多索茶碱。

【分子式】$C_{11}H_{14}N_4O_4$

【分子量】266.26

【药理作用】本品为非腺苷受体拮抗剂，其支气管平滑肌松弛作用较氨茶碱强 10～15 倍，并有镇咳作用，且作用时间长，无依赖性。

【适应证】用于支气管哮喘、喘息性支气管炎及其他伴支气管痉挛的肺部疾病。

【不良反应】偶见头痛、失眠、易怒、心悸、心动过速、期前收缩、食欲不振、恶心、呕吐上腹不适或疼痛、高血糖、尿蛋白等不良反应，大剂量给药后可引起血压下降。

【禁忌证】对多索茶碱或黄嘌呤衍生物类药物过敏者、急性心肌梗死患者禁用。

【药物相互作用】本品不得与其他黄嘌呤类药物合用，与麻黄素或其他肾上腺素类药物合用时须慎重，与氟喹酮类药物如依诺沙星、环丙沙星合用时宜减量。

【给药剂量】静脉注射，成人每次 200mg，每日 1 次；静脉滴注，每次 300mg，每日 1 次。

【药代动力学参数】慢性支气管炎患者静脉注射本品 100mg（注射时间超过 10min），给药后血浆药物达峰时间（t_{max}）约为 0.10h，血药浓度峰值（C_{max}）约为 2.50μg/ml，消除半衰期（$t_{1/2}$）约为 1.83h，能迅速分布到各种体液和脏器，总清除率为（683.6±197.8）ml/min。进食可使峰浓度（C_{max}）降低，达峰时间（t_{max}）延迟，宜增加本剂量。

【给药方式】静脉注射、静脉滴注。

【溶媒】5% 葡萄糖注射液、0.9% 氯化钠注射液。

【配液说明】一次 300mg，本品小容量注射液、粉针剂需加入 100ml 5% 葡萄糖注射液或 0.9% 氯化钠注射液中稀释后缓慢静脉滴注。本品在低温放置时会有析出现象，使用前应认真检查，如发现药液浑浊切勿使用。在外界温度较低时，使用本品前应将其放置到室温使用。

【滴速】静脉滴注 100ml 不少于 45min。

【成品输液稳定性】在室温条件下，多索茶碱注射液与 5% 葡萄糖溶液或 0.9% 氯化钠注射液配伍后 6h 内稳定性良好。

【配伍禁忌】苯扎氯铵、碘、硼砂等。

氨茶碱注射液

Aminophylline Injection

【成分】本品主要成分为氨茶碱；辅料为乙二胺、注射用水。

【分子式】$C_2H_8N_2$（$C_7H_8N_4O_2$）$_2$·$2H_2O$

【分子量】456.46

【药理作用】本品能松弛支气管平滑肌，抑制过敏介质释放，增强呼吸肌收缩力，减少呼吸肌疲劳，增强心肌收缩力，增加心排血量，舒张冠状动脉、外周血管和胆管平滑肌，增加肾血流量，提高肾小球滤过率，具有利尿、兴奋中枢神经的作用。

【适应证】用于支气管哮喘、喘息型支气管炎、阻塞性肺气肿等缓解喘息症状，也可用于急性心功能不全和心源性哮喘。

【不良反应】常见恶心、呕吐、胃部不适、食欲减退、头痛、烦躁、易激动、失眠等不良反应，少数患者可出现皮肤过敏反应。当静脉滴注过快或茶碱血浓度超过 20μg/ml，可出现毒性反应，表现为心律失常、心率增快、头晕、血压剧降、肌肉颤动或癫痫、血性呕吐物、柏油样便。

【禁忌证】对本品、乙二胺、茶碱过敏者禁用；急性心肌梗死伴有血压显著降低者禁用；严重心律失常者禁用；活动性消化性溃疡者禁用。

【药物相互作用】红霉素、氧氟沙星、林可霉素等可降低本品清除率，升高本品血药浓度；苯巴比妥、利福平、西咪替丁等可增加本品清除率，降低本品血药浓度；维拉帕米、咖啡因或其他黄嘌呤类药物可增加本品血药浓度和毒性；普萘洛尔可抑制本品的支气管扩张作用；稀盐酸可减少本品在小肠吸收，合用时均应调整剂量。本品可干扰苯妥英的吸收，降低锂盐疗效，与洋地黄类药物合用时后者的心脏毒性增强，合用需谨慎。酸性药物可增加本品排泄，碱性药物则减少本品排泄。

【给药剂量】静脉注射，每次 0.125～0.25g，每日 0.5～1g；静脉滴注，每次 0.25～0.5g，每日 0.5～1g。

【药代动力学参数】本品在体内迅速释放出茶碱，后者的蛋白结合率为 60%。分布容积（Vd）约为 0.5L/kg，半衰期（$t_{1/2}$）为 3～9h，在半小时内静脉注射 6mg/kg 氨茶碱，其血药浓度可达 10μg/L，它在体内 80%～90% 被肝脏氧化代谢，有明显个体间的差异。本品的大部分以代谢产物形式通过肾排出，10% 以原型排出。

【给药方式】静脉注射、静脉滴注。

【溶媒】5%/10% 葡萄糖注射液。

【配液说明】静脉注射，每次用 0.25g，以 50% 葡萄糖注射液稀释至 40ml；静脉滴注，每次用 0.25g～0.5g，以 5%/10% 葡萄糖注射液稀释至 250～500ml。

【滴速】静脉滴注 1～2h，滴速 2.5～3mg/min。

【成品输液稳定性】25℃ 条件下，氨茶碱注射液与 0.9% 氯化钠注射液、5% 葡萄糖注射液、10% 葡萄糖注射液配伍后 24h 内稳定性良好。

【配伍禁忌】维生素 C、促皮质激素、去甲肾上腺素、四环素类盐酸盐、氨苄西林、昂丹司琼、苯海拉明、多巴胺、呋塞米、酚妥拉明、甲氧氯普胺、硫酸镁、吗啡、尼可刹米、青霉素、庆大霉素、头孢噻吩、万古霉素、西咪替丁、胰岛素等。

硫酸特布他林注射液
Terbutaline Sulfate Injection

【成分】本品主要成分为硫酸特布他林；辅料为焦亚硫酸钠、乙二胺四乙酸二钠、氯化钠。

【分子式】$(C_{12}H_{19}NO_3)_2 \cdot H_2SO_4$

【分子量】548.66

【药理作用】本品可选择性激动 β_2 受体而舒张支气管平滑肌，抑制内源性致痉物质的释放及内源性介质引起的水肿，提高支气管黏膜纤毛廓清能力，也可舒张子宫平滑肌。

【适应证】用于预防和缓解支气管哮喘、与支气管和肺气肿有关的可逆性支气管痉挛患者，连续静脉滴注本品可预防早产。

【不良反应】本品不良反应发生率低，多为轻度，可耐受，不影响继续治疗。主要症状有震颤、神经质、头晕、头痛、嗜睡、心悸、心动过速等。

【禁忌证】对本品及其他肾上腺素受体激动剂过敏者禁用；严重心功能损害者禁用。

【药物相互作用】普萘洛尔、醋丁洛尔、美托洛尔等可使本品疗效降低，并可致严重的支气管痉挛；茶碱类药可增加松弛支气管平滑肌作用，但心悸等不良反应也增加；单胺氧化酶抑制药、三环抗抑郁药、抗组胺药、左甲状腺素等可增加本品的不良反应。

【给药剂量】成人每次 0.5 ~ 0.75mg，每日 2 ~ 3 次。

【药代动力学参数】本品静脉注射给药后，肺部的原型药为 50% ~ 80%。临床试验表明，其扩张支气管作用时间可达 8h。皮下注射 0.25mg 硫酸特布他林的达峰时间（t_{max}）约为 20min，峰浓度（C_{max}）为 5.2ng/ml。消除半衰期（$t_{1/2}$）为 2.9h。皮下给药 96h 后 90% 的药物从尿中排泄，其中 60% 为药物原型。

【给药方式】静脉滴注。

【溶媒】0.9% 氯化钠注射液。

【配液说明】本品 0.25mg 加入 0.9% 氯化钠注射液 100ml 中静脉滴注。

【滴速】静脉滴注 1 ~ 2h，滴速 0.0025mg/min，即 1ml/min。

【成品输液稳定性】硫酸特布他林（100mg/L）与 0.9% 氯化钠注射液配伍后，在 PVC 容器中于 25℃放置 23d 稳定性良好。

【配伍禁忌】阿替洛尔、博来霉素、垂体后叶素、麦角新碱、羧苄青霉素钾、羧苄西林钠、缩宫素、盐酸拉贝洛尔、盐酸普萘洛尔等。

硫酸沙丁胺醇注射液
Salbutamol Sulfate Injection

【成分】本品主要成分为硫酸沙丁胺醇；辅料为氯化钠、稀硫酸、注射用水。

【分子式】$(C_{13}H_{21}NO_3)_2 \cdot H_2SO_4$

【分子量】576.71

【药理作用】本品能选择性激动支气管平滑肌的 β_2 受体，有较强的支气管扩张作用（比异丙肾上腺素强约 10 倍），能抑制肥大细胞等致敏细胞释放过敏反应介质，具有支气管平滑肌解痉的作用，对心脏的 β_1 受体的激动作用较弱。

【适应证】用于防治支气管哮喘、哮喘型支气管炎和肺气肿患者的支气管痉挛。

【不良反应】偶见恶心、头痛、头晕、心悸、手指震颤等不良反应。剂量过大时，可见心动过速和血压波动，一般减量即恢复，严重时应停药。

【禁忌证】对本品及其他肾上腺素受体激动剂过敏者禁用。

【药物相互作用】本品与其他肾上腺素受体激动剂或茶碱类药物合用，其支气管扩张作用增强，但不良反应也可能加重；β受体拮抗药如普萘洛尔能拮抗本品的支气管扩张作用，不宜合用；单胺氧化酶抑制剂、三环抗抑郁药、抗组胺药、左甲状腺素等可增加本品的不良反应；与甲基多巴合用可致严重急性低血压反应；与洋地黄类药物合用可增加洋地黄诱发心动过速的危险性；在产科手术中与氟烷合用可加重宫缩无力，引起大出血。

【给药剂量】静脉注射，每次 0.4mg；静脉滴注，每次 0.4mg。

【药代动力学参数】本品平均半衰期（$t_{1/2}$）约为 4h，约 70% 从尿排出，代谢物和原型各半。

【给药方式】静脉注射、静脉滴注。

【溶媒】5% 葡萄糖注射液。

【配液说明】静脉注射，每次 0.4mg（1 支），用 5% 葡萄糖注射液 20ml 或 0.9% 氯化钠注射液 20ml 稀释后缓慢注射；静脉滴注，每次 0.4mg（1 支），用 5% 葡萄糖注射液 100ml 稀释后滴注。

【滴速】2 ~ 3ml/min。

【配伍禁忌】泮托拉唑、羧苄青霉素钾、普萘洛尔、羧苄西林钠等。

细辛脑注射液

Asarone Injection

【成分】本品主要成分为细辛脑；辅料为乙醇、聚乙二醇 400、醋酸 – 醋酸钠缓冲液。

【分子式】$C_{12}H_{16}O_3$

【分子量】208.26

【药理作用】本品对抗组胺、乙酰胆碱，能缓解支气管痉挛，止咳平喘；本品有类似氨茶碱松弛支气管平滑肌作用；本品能提高大脑皮质的电刺激阈，抑制电刺激的突触传导及癫痫性电扩散。

【适应证】用于肺炎、支气管哮喘、慢性阻塞性肺疾病伴咳嗽、咳痰、喘息等。

【不良反应】可见过敏性休克、过敏样反应、过敏反应、发热、寒战、乏力、腰背痛、晕厥；皮疹、恶心、呕吐、口干、腹痛、便秘、腹泻、胸闷、喉水肿、呼吸急促、眩晕、心律失常、颜面潮红、静脉炎、嗜睡等不良反应。

【禁忌证】对本品过敏者禁用；6 岁以下儿童禁用。

【药物相互作用】本品与利血平或氯丙嗪合用对中枢有协同作用；本品能增强巴比妥类催眠作用。

【给药剂量】每次 16～24mg，每日 2 次。

【药代动力学参数】本品血浆蛋白的结合率为 61%。给药后迅速分布于肝、肾、胆汁及心、脑、肺、脾等脏器，其中肝、肾接近血浆，其余依次递减，部分由胆汁排泄后，仍经肝肠循环再吸收，最后主要从尿液排泄，少部分由肝脏代谢，体内半衰期 ($t_{1/2}$) 4～6h。

【给药方式】静脉注射、静脉滴注。

【溶媒】5% 葡萄糖注射液、10% 葡萄糖注射液。

【配液说明】用 5% 或 10% 葡萄糖注射液稀释成 0.01%～0.02% 的溶液，静脉滴注。禁忌混合配伍，谨慎联合用药。

【滴速】缓慢静脉给药，建议 2ml/min。

【成品输液稳定性】细辛脑注射液与 5% 葡萄糖注射液配伍后在室温条件下 4h 内保持稳定。

【配伍禁忌】依达拉奉。

（白万军　李霄）

第五章 消化系统药物

第一节 抗酸药及抗溃疡药

碳酸氢钠注射液
Sodium Bicarbonate Injection

【成分】本品主要成分碳酸氢钠；辅料为依地酸二钠。

【分子式】$NaHCO_3$

【分子量】84.01

【药理作用】①治疗代谢性酸中毒，本品使血浆内碳酸氢根浓度升高，中和氢离子，从而纠正酸中毒。②碱化尿液，由于尿液中碳酸氢根浓度增加后 pH 升高，使尿酸、磺胺类药物与血红蛋白等不易在尿中形成结晶或聚集。③制酸，口服能迅速中和或缓冲胃酸，而不直接影响胃酸分泌；因而胃内 pH 迅速升高，缓解高胃酸引起的症状。

【适应证】①治疗代谢性酸中毒。治疗轻度至中度代谢性酸中毒，以口服为宜。重度代谢性酸中毒则应静脉滴注，如严重肾脏病、循环衰竭等。②碱化尿液。用于尿酸性肾结石的预防，减少磺胺类药物的肾毒性及急性溶血，防止血红蛋白沉积在肾小管。③作为制酸药，治疗胃酸过多引起的症状。④静脉滴注对某些药物中毒有非特异性的治疗作用，如巴比妥类、水杨酸类等药物中毒。但本品禁用于吞食强酸中毒时的洗胃，因本品与强酸反应产生大量二氧化碳，导致急性胃扩张甚至胃破裂。

【不良反应】①大量静脉注射时可出现心律失常、肌肉痉挛、疼痛、异常疲倦虚弱等，主要由于代谢性碱中毒引起低钾血症所致。②剂量偏大或存在肾功能不全时，可出现水肿、精神症状、肌肉疼痛或抽搐、呼吸减慢、口内异味、异常疲倦虚弱等，主要由代谢性碱中毒所致。③长期应用时可引起尿频、尿急、持续性头痛、食欲减退、恶心呕吐、异常疲倦虚弱等。

【禁忌证】对本药过敏者；少尿或无尿患者（因本药可增加钠负荷），钠潴留并伴有水肿的患者（如肝硬化、充血性心力衰竭、肾功能不全者），高血压患者（因钠负荷增加可能加重病情）慎用。

【药物相互作用】与肾上腺皮质激素（尤其是具有较强盐皮质激素作用者）、促肾上腺皮质激素、雄激素合用时，易发生高钠血症和水肿；与苯丙胺、奎尼丁合用，后两者经肾排泄减少，易出现毒性作用；与抗凝药如华法林和抗 M 胆碱酯酶药等合用，后者吸收减少；与含钙药物、乳及乳制品合用，可致乳－碱综合征；与西咪替丁、雷尼替丁等 H_2 受体拮抗药合用，后者的吸收减少；与排钾利尿药合用，增加发生低氯性碱中毒的危险性；本品可使尿液碱化，影响肾对麻黄碱的排泄，故合用时麻黄碱剂量应减小；钠负荷增加使肾脏排泄锂增多，故与锂制剂合用时，锂制剂的用量应酌情调整；碱化尿液能抑制乌洛托品转化成甲醛，从而抑制后者治疗作用，故不主张两药合用；本品碱化尿液可增加肾脏对水杨酸制剂的排泄。

【给药剂量】代谢性酸中毒，静脉滴注，所需剂量按下式计算：补碱量（mmol）＝（2.3－实际测得的 BE 值）×0.25×体重（kg），或补碱量（mmol）＝正常的CO_2CP－实际测得的 CO_2CP（mmol）×0.25×体重（kg）。除非体内丢失碳酸氢盐，一般先给计算剂量的 1/3～1/2，4～8h 内滴注完毕。心肺复苏抢救时，首次 1mmol/kg，以后根据血气分析结果调整用量（每 1g 碳酸氢钠相当于 12mmol 碳酸氢根）。静脉滴注，2～5mmol/kg，4～8h 内滴注完毕。小儿：口服，每日 1～10mmol/kg。

【药代动力学参数】本品经静脉滴注后直接进入血液循环。血中碳酸氢钠经肾小球滤过，进入尿液排出。部分碳酸氢根离子与尿液中氢离子结合生成碳酸，再分解成二氧化碳和水。前者可弥散进入肾小管细胞，与胞内水结合，生成碳酸，解离后的碳酸氢根离子被重吸收进入血循环。血中碳酸氢根离子与血中氢离子结合生成碳酸，进而分解成二氧化碳和水，前者经肺呼出。

【给药方式】①治疗轻至中度代谢性酸中毒，宜口服给药；治疗重度代谢性酸中毒（如严重肾脏疾病、循环衰竭、心肺复苏、体外循环及严重原发性乳酸性酸中毒、糖尿病酮症酸中毒等），应静脉给药。②因本药所致的腹胀、腹痛可影响疾病诊断，故有不明原因的消化道出血、疑为阑尾炎或其他类似疾病时不宜口服本药。③伴有代谢性或呼吸性碱中毒、呕吐或持续胃肠引流（导致大量氯丢失，有代谢性碱中毒风险）、低钙血症（本药可导致碱中毒，加重低钙血症）时不可静脉给药。

【溶媒】0.9% 氯化钠注射液。

【配液说明】①静脉应用的浓度范围为 1.5%（等渗）至 8.4%。②应从小剂量开始，根据血中 pH、碳酸氢根浓度变化决定追加剂量。

【滴速】当滴速超过 10ml/min 时，可致高钠血症、脑脊液压力下降甚至颅内出血，且新生儿及小于 2 岁的儿童更易发生。当以 5% 溶液滴注时，速度不可超过 8mmol/min 钠。但在心肺复苏时因存在致命的酸中毒，应快速静脉输注。

【成品输液稳定性】8h 以内不发生改变或药物损失小于 10%。

【配伍禁忌】本品呈碱性，忌与 pH 酸性的药物配伍。

西咪替丁注射液

Cimetidine Injection

【成分】本品主要成分为西咪替丁；辅料为盐酸、注射用水。

【分子式】$C_{10}H_{16}N_6S$

【分子量】252.34

【药理作用】主要作用于壁细胞上 H_2 受体，起竞争性抑制组胺作用，抑制基础胃酸分泌，也抑制由食物、组胺、五肽胃泌素、咖啡因及胰岛素等刺激导致的胃酸分泌。注射 300mg，4~5h 后，抑制基础胃酸分泌可达 80%，可抑制基础胃酸 50% 达 4~5h。

【适应证】①治疗已明确诊断的十二指肠溃疡、胃溃疡。②十二指肠溃疡短期治疗后复发的患者。③持久性胃食管反流性疾病，对抗反流措施和单一药物治疗如抗酸剂无效的患者。④预防危急患者发生应激性溃疡及出血。⑤胃泌素瘤（佐林格 - 埃利森综合征）。

【不良反应】常见腹泻、腹胀、口干、血清氨基转移酶轻度升高、急性间质肾炎致衰竭、骨髓抑制、神经毒性、心动过缓、面部潮红、男性乳房发育、女性溢乳、性欲减退、阳痿、精子计数减少等。

【禁忌证】①孕妇及哺乳期妇女禁用。②对本品过敏者禁用。

【药物相互作用】与抑酸药合用，吸收可能减少，故一般不提倡；本品与硫糖铝合用可能降低硫糖铝疗效（因硫糖铝需经胃酸水解后才能发挥作用）；与香豆素类抗凝药合用时，凝血酶原时间可进一步延长；与其他肝内代谢药合用均应慎用；与苯妥英钠合用时，后者血药浓度增高，毒性可能增强；本品可使维拉帕米的绝对生物利用度提高近一倍，应注意；患者同时服用地高辛和奎尼丁时，不宜再用本品；本品可减弱四环素的作用及增强阿司匹林的作用；可干扰酮康唑的吸收，降低其抗真菌活性；本品与卡托普利合用有可能引起精神病症状；与氨基糖苷类抗生素合用时可能导致呼吸抑制或呼吸停止；与普萘洛尔、美托洛尔、甲硝唑合用时，血药浓度可能增高；与茶碱、咖啡因、氨茶碱等黄嘌呤类药合用时，肝代谢降低，可导致清除延缓，血药浓度升高，可能发生中毒反应。

【给药剂量】①静脉间隔滴注：一次 200mg，滴注15～20min，每 4～6h 重复 1 次。对有必要增加剂量的患者，需增加给药次数，但最大日剂量为 2g。②静脉连续滴注：24h 内滴注速度不应超过 75mg/h。③肌内注射一次 200mg，4～6h 后可重复给药。④静脉注射一次 200mg，可间隔 3～6h 重复给药。注射时间不应少于 5min。

【药代动力学参数】本品吸收后广泛分布于除脑以外的全身组织中，本品能透过胎盘屏障，乳汁中本品浓度可高于血浆浓度。蛋白结合率为15%～20%，部分在肝脏内代谢，主要经肾排泄。24h 后注射量的约75%以原形自肾排出，10%可从粪便排出。可经血液透析清除。肾功能正常时 $t_{1/2}$ 为 2h，肌酐清除率在 20～50ml/min 者其半衰期（$t_{1/2}$）为 2.9h，肌酐清除率小于 20ml 者为3.7h，肾功能不全者为 5h。

【给药方式】西咪替丁可经缓慢静脉滴注或必要时静脉注射给药。

【溶媒】0.9%氯化钠注射液，5%/10%葡萄糖注射液，乳酸林格液，5%碳酸氢钙注射液，5%葡萄糖注射液加 0.2%氯化钠注射液。

【配液说明】本品 0.2g 用 5%葡萄糖注射液或0.9%氯化钠注射液或葡萄糖氯化钠注射液 250～500ml 稀释后静脉滴注。

【滴速】静脉滴注：滴速为 1～4mg/（kg·h），每次0.2～0.6g。静脉注射：用上述溶液 20ml 稀释后缓慢静脉注射（2～3min），6h/次，每次 0.2g。

【成品输液稳定性】本品 25℃、48h 的物理与化学稳定性，便仍应注意减少微生物的污染。注射液配制后，尽早实施滴注，并于 24h 内完成，弃去任何剩余注射液。

【配伍禁忌】抗菌药物，镇静催眠类药物。

注射用奥美拉唑钠

Omeprazole Sodium for Injection

【成分】本品主要成分为奥美拉唑钠。

【分子式】$C_{17}H_{18}N_3NaO_3S \cdot H_2O$

【分子量】385.41

【药理作用】本品为具脂溶性的质子泵抑制药，呈弱碱性，易浓集于酸性环境中，能特异性地作用于胃壁细胞质子泵（$H^+ - K^+$ ATP 酶）所在部位，并转化为亚磺酰胺的活性形式，然后通过二硫键与质子泵的巯基呈不可逆结合，生成亚磺酰胺与质子泵的复合物，从而抑制该酶活性，阻断胃酸分泌的最后步骤。本品对多种原因（如基础胃酸分泌及刺激）引起的胃酸分泌的抑制作用且呈剂量依赖性。本品对胆碱能及组胺受体无作用。同 H_2 受体阻滞药相似，本药可降低胃内酸度，从而使胃泌素呈与酸度降低成比例的增加，胃泌素的增加是可逆的。本品亦可增强部分抗生素对幽门螺杆菌的抗菌作用。

【适应证】用于胃溃疡、十二指肠溃疡、反流性食管炎。

【不良反应】上市后有心绞痛、心动过速、心动过缓、心悸、血压升高的报道，以及低钠血症、男子乳腺发育。长期用药可导致维生素 B_{12} 缺乏。

【药物相互作用】与克拉霉素及红霉素合用可升高本药的血药浓度；与细胞色素 P450（CYP）2C19 抑制药、CYP3A4 抑制药（HIV 蛋白酶抑制药、酮康唑、伊曲康唑）合用可升高本药的血药浓度；与伏立康唑合用可使伏立康唑的血药峰浓度（C_{max}）和曲线下面积（AUC）分别增加 15% 和 41%，伏立康唑可使本药的 AUC 增加 280%；与他克莫司合用可升高他克莫司的血药浓度；与高剂量甲氨蝶呤合用可升高甲氨蝶呤和（或）其代谢产物的血药浓度，延长高血药浓度的持续时间；与 CYP2C19 底物（如地西泮、苯妥英）合用可升高此类药物的血药浓度；与华法林（R - 华法林）合用可升高国际标准化比值（INR），延长凝血酶原时间，从而可能导致异常出血；与地高辛合用可增加地高辛的吸收和生物利用度。

【给药剂量】一次 40mg，每日 1～2 次。Zollinger - Ellison 综合征患者每日剂量可能要求更高，剂量应个体化，推荐静脉滴注 60mg 作为起始剂量，每日 1 次，当每日剂量超过 60mg 时分两次给予。

【药代动力学参数】静脉内给予奥美拉唑，药 - 时曲线的平均终末相半衰期约为 40min，总血浆清除率为 0.3～0.6L/min。治疗期间半衰期未变化。

【给药方式】本品应溶于 100ml 0.9% 氯化钠注射液或 100ml 5% 葡萄糖注射液中静脉滴注。

【溶媒】0.9% 氯化钠注射液、5% 葡萄糖注射液。

【配液说明】将本品 40mg 完全溶于 100ml 0.9% 氯化钠注射液或 100ml 5% 葡萄糖注射液中。禁止用其他溶剂或药物溶解和稀释。

【滴速】一次 40mg，静脉注射 2～3min。静脉滴注 20～30min，即 3～

5ml/min。

【成品输液稳定性】 本品溶于 5% 葡萄糖注射液后应在 6h 内使用，而溶于 0.9% 氯化钠注射液后可在 12h 内使用。配制后立刻开始静脉滴注。

【配伍禁忌】 配制的溶液不应与其他药物混合或在同一输液装置中合用。

注射用兰索拉唑
Lansprazole for Injection

【成分】 本品主要成分为兰索拉唑；辅料为甘露醇、依地酸二钠（或葡甲胺）、氢氧化钠等。

【分子式】 $C_{16}H_{14}F_3N_3O_2S$

【分子量】 369.36

【药理作用】 兰索拉唑是继奥美拉唑之后的一种新型质子泵抑制剂，本品分布于胃黏膜壁细胞的酸性环境后，转变为有活性的代谢物与存在于酸生成部位的 H^+，K^+ – ATP 酶的巯基结合，通过抑制 H^+，K^+ – ATP 酶的活性而抑制胃酸的分泌。兰索拉唑抑制胃酸分泌作用呈剂量依赖性，给药后 24h 内对基础和刺激引起的胃酸分泌呈现持续的抑制作用。本药升高胃内 pH 而改善血液凝固与血小板聚集功能，抑制胃蛋白酶的活性而发挥抑制出血的作用，亦促进了损伤黏膜的修复。

【适应证】 主要用于十二指肠溃疡、胃溃疡、吻合口部溃疡、反流性食管炎、卓 – 艾综合征（胃泌素瘤）等。

【不良反应】 偶有过敏反应，应及时中止用药和处理；常见恶心、呕吐、腹痛、腹泻、消化不良、头痛、头晕、感觉异常、味觉异常、皮疹和血管扩张，亦可见白细胞减少、氨基转移酶轻度升高等。

【禁忌证】 对本品中任一成分过敏的患者禁止使用本品；正在使用硫酸阿扎那韦的患者禁止使用本品。

【药物相互作用】 本品通过肝脏细胞色素 P450 酶系统（主要为 CYP3A4 和 CYP2C19）代谢，可显著且长时间抑制胃酸分泌，理论上可促进或抑制一些合用药物的吸收，如对乙酰氨基酚、地西泮、苯妥英钠、罗红霉素、克拉霉素、茶碱、伊曲康唑、酮康唑等，易产生药物相互作用，需特别关注。

【给药剂量】 通常成人单次剂量 30mg，一日 2 次，疗程不超过 7 天。肝功能不全及老年患者应减量使用。

【药代动力学能数】 ①吸收：静脉给药时，血药浓度存在个体差异。健康人静脉注射兰索拉唑 30mg（30min），血药浓度呈双指数降低，终末半衰期为（1.3 ±0.5）h，血药峰浓度（C_{max}）为（1705±292）ng/ml，AUC 为（3192±1745）（ng·h）/ml，每日一次静脉注射用药 30mg，7 天后的药代学参数不随时间变化而变化。不同程度慢性肝病患者，口服兰索拉唑的平均药物半衰期从 1.5h 延长到 3.2~7.2h，肝损伤患者稳态时 AUC 与健康人比较可增加至 500%，故严重肝功能损伤患者静脉给药剂量应减少。②分布：兰索拉唑的表观分布容积约为（15.7±1.9）L，主要分布在细胞外液。血浆蛋白结合率为 97%，当血药浓度在 0.05~5.0μg/ml 时，血浆蛋白结合恒定。③代谢：兰索拉唑的血浆消除半衰期与抑制胃酸分泌的作用时间无关。兰索拉唑的消除半衰期低于 2h，而抑制胃酸分泌的作用时间至少在 24h 以上。兰索拉唑通过细胞色素 P450 酶系统代谢（特别是 CYP2C19 酶和 CYP3A4 酶），在肝内广泛代谢，血浆中可检测到两个主要代谢产物（羟基化亚磺酰基和磺基衍生物）。这些代谢物只在胃壁细胞小管内转变为抑制 H^+，K^+-ATP 酶的活性成分，但它们在体循环中测不出。④消除：静脉注射兰索拉唑的平均清除率为（11.1±3.8）L/h。健康成年男子，1 次静脉给药 30mg，尿中未见原形药，全部为代谢产物，至给药结束 24h 后的尿中累积排泄率为 12%~17%。

【给药方式】静脉滴注，且应使用配有孔径为 1.2μm 过滤器的专用输液装置。

【溶媒】0.9% 氯化钠注射液。

【配液说明】单次剂量 30mg，以 0.9% 氯化钠注射液 100ml 充分溶解后使用。

【滴速】1~3.4ml/min 推荐静脉滴注时间为 30min。

【成品输液稳定性】按所推荐条件配制滴注溶液，勿久存（有文献资料显示配置溶液应 4h 内使用完毕）。

【配伍禁忌】严禁与 0.9% 氯化钠注射液以外的液体和其他药物混合输注。

注射用埃索美拉唑钠

Esomeprazole Sodium for Injection

【成分】本品主要成分为埃索美拉唑钠；辅料为依地酸二钠、氢氧化钠。

【分子式】$C_{17}H_{18}N_3NaO_3S$

【分子量】367.4

【药理作用】埃索美拉唑为弱碱，是奥美拉唑的 S-异构体，通过特异性的靶向作用减少胃酸分泌，为胃壁细胞质子泵的特异性抑制剂；在胃壁细胞泌酸微管的高酸环境中浓集并转化为活性形式，对基础胃酸分泌和刺激导致的胃酸分泌均产生持久而显著的抑制作用。

【适应证】胃食管反流性疾病（GERD）、糜烂性反流性食管炎的治疗；已经治愈的食管炎患者防止复发的长期维持治疗；胃食管反流性疾病（GERD）的症状控制；胃灼热；与适当的抗菌疗法联合用药根除幽门螺杆菌引起的胃及十二指肠溃疡。

【不良反应】常见的不良反应（1%～10%）为头痛、腹痛和腹泻、胃肠道紊乱、肠胀气、恶心和呕吐、便秘。其他的不良反应（0.1%～1%）有皮炎、瘙痒、荨麻疹、眩晕和口干。

【禁忌证】对苯并咪唑类药物过敏者禁用埃索美拉唑钠。罕见的遗传性果糖不耐受者、葡萄糖－半乳糖吸收障碍者、蔗糖酶－异麦芽糖酶缺乏者禁用。哺乳期妇女禁用。

【药物相互作用】埃索美拉唑钠可降低酮康唑和伊曲康唑的吸收；与本品合用时，应减少经 CYP2C19 酶代谢的药物，如地西泮、西酞普兰、丙米嗪、氯米帕明和苯妥英钠等减少使用剂量。当与本品合用或停用本品时，应监测苯妥英钠的血浆浓度；本品与阿莫西林、奎尼丁或华法林之间无相互作用；且与克拉霉素同用无须调整剂量。

【给药剂量】推荐每日 1 次静脉注射或静脉滴注本品 20～40mg；反流性食管炎患者 40mg，每日 1 次；对于反流性疾病的症状治疗应使用 20mg，每日 1 次；严重肝功能损害的患者每日剂量不应超过 20mg；肾功能损害的患者则无须调整剂量，严重肾功能不全的患者使用本品的经验有限，应慎用。

【药代动力学参数】①吸收与分布：健康受试者稳态时的表观分布容积约为 0.22L/kg 体重。本品的血浆蛋白结合率为 97%。②代谢与排泄：本品经肝脏细胞色素 P450 酶系统（CYP）代谢，主要依靠特异性同工酶 CYP2C19，生成埃索美拉唑的羟化物和去甲基代谢物；剩余部分依靠另一特异性同工酶 CYP3A4 代谢生成埃索美拉唑砜，后者是血浆中的主要代谢物。

【给药方式】静脉滴注或静脉注射。

【溶媒】0.9%氯化钠注射液。

【配液说明】注射液的制备是通过加入 5ml 的 0.9%氯化钠注射液至本品小瓶中供静脉注射使用。滴注液的制备是将本品 40mg 溶解至 0.9%氯化钠注射液 100ml，供静脉滴注使用。

【滴速】滴速 3～4ml/min，推荐静脉滴注时间为 10～30min。

【成品输液稳定性】配制后的注射用或滴注用液体均是无色至极微黄色的澄清溶液，常温储存，12h 内使用。

【配伍禁忌】配制溶液的稳定性对 pH 的依赖性很强，因此必须按照使用指导应用。本品只能溶于 0.9% 氯化钠注射液中供静脉使用；严禁与其他药物混合输注。

注射用泮托拉唑钠
Pantoprazole Sodium for Injection

【成分】本品主要成分为泮托拉唑钠。

【分子式】$C_{16}H_{14}F_2N_3NaO_4S$

【分子量】405.36

【药理作用】泮托拉唑钠为第三代质子泵抑制药，可选择性地作用于胃黏膜壁细胞，抑制壁细胞中 H^+，K^+ – ATP 酶的活性，使壁细胞内的 H^+ 不能转运到胃中，从而抑制胃酸的分泌。其在弱酸环境中比同类药物更为稳定，被激活后仅与质子泵上活化部位的两个位点结合，从分子水平上体现出与质子泵结合的高度选择性。与奥美拉唑和兰索拉唑相比，泮托拉唑对肝脏细胞色素 P450 酶系的抑制作用较弱。此外，泮托拉唑还能减少胃液分泌量并抑制胃蛋白酶的分泌及其活性。泮托拉唑与奥美拉唑疗效类似，但止痛效果优于奥美拉唑；泮托拉唑能治愈常规或高剂量 H_2 受体拮抗药治疗无效的消化性溃疡。本品安全性高，肝、肾功能障碍及老年患者亦可应用，且无须调整剂量。

【适应证】十二指肠溃疡、胃溃疡、急性胃黏膜病变、复合性溃疡及所致急性上消化道出血；反流性食管炎；胃泌素瘤；与其他抗菌药物（如克拉霉素、阿莫西林和甲硝唑）配伍应用，能根除幽门螺杆菌感染，减少十二指肠溃疡和胃溃疡复发。

【不良反应】本品耐受性好。偶有头晕、失眠、嗜睡、恶心、腹泻、便秘、皮疹、肌肉疼痛等症状；个别病例可出现水肿、发热和一过性视力障碍（视物模糊）；大剂量使用时可出现心律失常、氨基转移酶增高、肾功能改变、粒细胞降低等。

【禁忌证】对本品过敏者、哺乳期及妊娠期妇女禁用。

【药物相互作用】本品与肝脏细胞色素 P450 酶的亲和力较低，并有 Ⅱ 期代谢的途径，因而与通过细胞色素 P450 酶系代谢的其他药物相互作用较奥美拉唑和兰索拉唑少。泮托拉唑可减少生物利用度取决于胃内 pH 的药物（如酮康唑）的吸收，这也适用于口服泮托拉唑之前的短暂时间内所应用的药物；泮托拉唑的活性成分在肝脏内通过细胞色素 P450 酶系代谢，因此凡通过该酶系代谢的药物均与之有相互作用的可能性；然而，专门检测许多这类药物如卡马西平、咖啡因、地西泮等，却未观察到泮托拉唑与它们之间有明显临床意义的相互作用；泮托拉唑与同时使用的碱性抗酸药亦无相互作用。

【给药剂量】单次剂量 40～80mg，每日 1～2 次。

【药代动力学参数】本品具有较高的生物利用度，静脉注射与口服给药的生物利用度比值为 1.2。约 80% 静脉注射本品的代谢物经尿中排泄，肾功能不全不影响药代动力学，肝功能不全时可延缓清除。半衰期、清除率和表观分布容积均与给药剂量无关。

【给药方式】静脉滴注。

【溶媒】0.9% 氯化钠注射液。

【配液说明】临用前将 10ml 0.9% 氯化钠注射液注入冻干粉小瓶内，充分溶解后的药液加入 0.9% 氯化钠注射液 100～250ml 中稀释后供静脉滴注。

【滴速】滴速 1.7～6.7ml/min，推荐静脉滴注时间为 15～60min。

【成品输液稳定性】本品溶解和稀释后必须在 4h 内用完。

【配伍禁忌】本品只能溶于 0.9% 氯化钠注射液中供静脉使用，严禁与其他药物混合输注。

第二节　胃肠解痉药

间苯三酚注射液
Phloroglucinol Injection

【成分】本品主要成分为间苯三酚；辅料为三甲基间苯三酚、氯化钠、亚硫酸氢钠、枸橼酸、十二水合磷酸氢二钠。

【分子式】$C_6H_6O_3 \cdot 2H_2O$

【分子量】162.14

【药理作用】间苯三酚直接作用于胃肠道和泌尿生殖道平滑肌，是亲肌性非阿托品非罂粟碱类纯平滑肌解痉药。与其他平滑肌解痉药相比，间苯三酚的特点是不具有抗胆碱作用，在解除平滑肌痉挛的同时，不会产生一系列抗胆碱样副作用。间苯三酚不会引起低血压、心率加快、心律失常等症状，对心血管功能没有影响。动物药理试验显示，它只作用于痉挛平滑肌，对正常平滑肌影响极小。亚急性毒性和长期毒性试验显示间苯三酚对动物生长、重要器官的宏观和微观组织学、血液和生化指标没有不良影响；特殊毒性试验研究表明间苯三酚没有致畸、致突变（致癌）性。

【适应证】消化系统和胆道功能障碍引起的急性痉挛性疼痛；急性痉挛性尿道、膀胱、肾绞痛；妇科痉挛性疼痛。

【不良反应】极少有过敏反应，如皮疹、荨麻疹等。

【禁忌证】对本药过敏者。

【药物相互作用】与吗啡及其衍生物类药一起具有致痉挛作用。

【给药剂量】肌内或静脉注射：每次 1 ~ 2 支（40 ~ 80mg），每日 1 ~ 3 支（40 ~ 120mg）。静脉滴注：每日剂量可达 5 支（200mg），稀释于 5% 或 10% 葡萄糖注射液中静脉滴注。

【药代动力学参数】静脉注射本品，血药浓度半衰期约为 15min，给药后 4h 内血药浓度很快降低，之后缓慢降低。给药 15min 后，在肝、肾和小肠组织分布浓度最高，脑组织内极低，48h 后体内仅有少量的药物残留。该药在体内的代谢主要通过肝脏的葡萄糖偶合作用，经尿路和粪便排泄，药物经尿路排泄全部以葡萄糖偶合物的形式排出。

【给药方式】肌内注射、静脉注射、静脉滴注。

【溶媒】5% 或 10% 葡萄糖注射液。

【配液说明】本药粉针剂注射前用适量注射用水完全溶解，静脉滴注前用 5% 或 10% 葡萄糖注射液稀释。

【滴速】2 ~ 3ml/min，用于促进产程时，根据宫缩强度调节滴速。

【成品输液稳定性】间苯三酚与 5% 葡萄糖注射液、10% 葡萄糖注射液、0.9% 氯化钠注射液、葡萄糖氯化钠注射液、复方氯化钠注射液配伍后在室温条件下放置 6h 稳定。

【配伍禁忌】该注射液不能与安乃近在同一注射针筒混合使用（可引起血栓性静脉炎）。

第三节 肝胆疾病辅助药

注射用还原型谷胱甘肽
Reduced Glutathione for Injection

【成分】本品主要成分为还原型谷胱甘肽；辅料为氢氧化钠。

【分子式】$C_{10}H_{17}N_3O_6S$

【分子量】307.32

【药理作用】还原型谷胱甘肽是甘油醛磷酸脱氢酶的辅基，又是乙二醛酶及磷酸丙糖脱氢酶的辅酶，参与体内三羧酸循环及糖代谢。它能激活体内 SH 酶等，促进碳水化合物、脂肪及蛋白质的代谢。还原型谷胱甘肽还可通过巯基与体内的自由基结合，促进易代谢的低毒化合物的形成，因此对部分外源性毒性物质具有减毒作用。

【适应证】①用于肝脏疾病及其他化学物质毒性引起的肝脏损害。②用于接受放射治疗及化疗的患者。③用于治疗低氧血症，如急性贫血、成人呼吸窘迫综合征、败血症等。④用于有机磷、胺基或硝基化合物中毒的辅助治疗。⑤用于解药物毒性。

【不良反应】①胃肠道，使用本药含片可见轻度口腔黏膜白斑、溃疡、舌苔剥脱和疼痛。偶见食欲缺乏、恶心、呕吐、胃痛、上腹痛。②眼，偶见刺激感，极少见瘙痒感、结膜充血、一过性视物模糊。③过敏反应，偶见过敏（如脸色苍白、血压下降、脉搏异常、皮疹等）。④其他注射局部轻度疼痛。

【禁忌证】对本品过敏者。

【药物相互作用】与丝裂霉素合用本品可减轻丝裂霉素的不良反应。本品不得与维生素 B_{12}、维生素 K_3、甲萘醌、泛酸钙、乳清酸、抗组胺药、磺胺药或四环素合用。

【给药剂量】①化疗患者：给化疗药物前 15min 内将 $1.5g/m^2$ 本品溶解于 100ml 生理盐水中，于 15min 内静脉输注。用顺氯铵铂化疗时，建议本品的用量不宜超过 35mg/mg 顺氯铵铂，以免影响化疗效果。②肝脏疾病的辅助治疗：对于病毒性肝炎：1.2g，qd，iv，30 天；重症肝炎：1.2~2.4g，qd，iv，30 天；活动性肝硬化：1.2g，qd，iv，30 天；脂肪肝：1.8g，qd，iv，30 天；酒精性肝炎：1.8g，qd，iv，14~30 天；药物性肝炎：1.2~1.8g，qd，iv，14~30 天；滴注时间为 1~2h。③用于放疗辅助用药，照射后给药，剂量 $1.5g/m^2$，或遵医嘱。

【药代动力学参数】小鼠肌内注射约 5h 达血峰浓度，$t_{1/2}$ 约 24h。资料显示，动物静脉注射 35S GSH 后，GSH 在很短时间里较好地分布于各器官内，尤其是肝、肾、皮肤和脾内分布较多。

【给药方式】于化疗药物给予前 15min 内滴注完。使用环磷酰胺（CTX）时，为预防泌尿系统损害，建议在 CTX 注射完后立即静脉注射本品，于 15min 内滴注完毕。

【溶媒】0.9%氯化钠注射液或5%葡萄糖注射液。

【配液说明】首次给药1.5g/m^2，溶于100ml 0.9%氯化钠注射液中静脉滴注。

【滴速】静脉滴注0.5~1h，给化疗药物前15min内将1.5g/m^{2}本品溶解于100ml生理盐水中，于15min内静脉输注，即1~7ml/min。

【成品输液稳定性】国产与进口制剂在5%葡萄糖注射液、0.9%氯化钠注射液配伍中4h内均无氧化型谷胱甘肽的产生。还原型谷胱甘肽在5%葡萄糖中2h内的含量变化<5%，在0.9%氯化钠注射液中则变化不一，但2h内含量变化<10%。为了保证临床用药的安全、有效，注射用还原型谷胱甘肽钠与5%葡萄糖注射液、0.9%氯化钠注射液配伍后，必须在2h内使用完毕。

【配伍禁忌】门冬胰岛素、精蛋白锌重组人胰岛素、硝酸甘油、异丙嗪、维生素B$_{12}$。

注射用复方二氯醋酸二异丙胺

Compound Diisopropylamine Dichloroacetate for Injection

【成分】本品为复方制剂，其组分为二氯醋酸二异丙胺40mg和葡萄糖酸钠38mg，或二氯醋酸二异丙胺80mg和葡萄糖酸钠76mg。

【药理作用】①对脂肪肝的影响：消耗肝脂肪；转运肝脂肪；本品能降低动脉血中的甘油及游离脂肪酸的浓度，减少肝脏对甘油的吸收。②对脂代谢的影响：抑制脂肪动员抑制胆固醇的合成，抑制脂肪酸的合成。③肝保护作用：改善肝细胞的能量代谢。

【适应证】用于急慢性肝炎、肝肿大、早期肝硬化、脂肪肝、肝内胆汁淤积、一般肝功能障碍。

【不良反应】偶见眩晕、口渴、食欲不振等，可自行消失。

【禁忌证】对本品过敏者禁用，如出现过敏反应，停药后症状即消失。

【给药剂量】一次40~80mg（以二氯醋酸二异丙胺计），一日1~2次。

【给药方式】静脉滴注。

【溶媒】5%葡萄糖注射液、10%葡萄糖注射液或0.9%氯化钠注射液。

【配液说明】以适量注射用水溶解后，再以5%葡萄糖注射液、10%葡萄糖注射液或0.9%氯化钠注射液稀释至适量体积（50~100ml）后静脉滴注。

【滴速】静脉滴注本品时需减慢滴速1~2ml/min，并使患者卧床，低血压者慎用。

【成品输液稳定性】尚不明确。

【配伍禁忌】甲磺酸培氟沙星、硫酸镁培氟沙星。

注射用肝水解肽

Heparolysate for Injection

【成分】本品系由健康猪的肝脏经酶水解提取制得的含有多肽类、核酸类、氨基酸类物质的无菌冻干粉；辅料为甘露醇。

【药理作用】本品能促进蛋白质合成、减少蛋白质分解，促进正常肝细胞的增殖和再生。对四氯化碳诱导的肝细胞损伤有较好的保护作用，降低丙氨酸氨基转移酶，促进病变组织恢复。

【适应证】慢性肝炎、肝硬化等疾病的辅助治疗。

【禁忌证】对本品过敏者禁用；肝昏迷、严重氮质血症及氨基酸代谢障碍者禁用。

【给药剂量】单次剂量 100mg，一日 1 次。

【给药方式】静脉滴注。

【溶媒】5% 葡萄糖注射液、10% 葡萄糖注射液。

【配液说明】以 5% 或 10% 葡萄糖注射液 500ml 稀释后，缓慢滴注。

【滴速】以 2～3ml/min 为宜。

【成品输液稳定性】本品为生物制剂，长时间高温，能使本品变浊或沉淀，应立即停止使用。

【配伍禁忌】建议单独应用，勿与其他药物混合输注（文献报道本品与注射用对氨基水杨酸钠存在配伍禁忌）。

注射用硫普罗宁钠

Sodium Tiopronin for Injection

【成分】本品主要成分为硫普罗宁；辅料为右旋糖酐 40。

【分子式】$C_5H_9NO_3S$

【分子量】163.2

【药理作用】硫普罗宁是一种与青霉胺性质相似的含巯基药物，具有保护肝脏组织及细胞的作用，并对慢性肝损伤导致的甘油三酯蓄积有抑制作用；可降低肝细胞线粒体中 ATP 酶的活性，从而保护肝脏线粒体结构，改善肝功能。此外，本品可以通过巯基与自由基的可逆结合，有效清除自由基。

【适应证】用于改善各类急慢性肝炎的肝功能；用于脂肪肝、酒精肝、药物性肝损伤及重金属的解毒；用于降低放化疗的不良反应，并可预防放化疗所致的外周白细胞减少；并可用于老年性早期白内障和玻璃体浑浊的治疗。

【不良反应】皮肤反应是本药最常见的不良反应，表现为皮疹、皮肤瘙痒发红、荨麻疹、皮肤眼睛黄染等，其中皮肤皱纹通常仅在长期治疗后发生。其他不良反应还有恶心、呕吐、过敏样反应等。本品可能引起青霉胺所具有的所有不良反应，但发生率较青霉胺低；少见粒细胞缺乏症，偶见血小板减少。可出现蛋白尿，味觉减退、口腔溃疡等。另有报道可出现胆汁淤积、肝功能检测指标上升；有个案报道可引起肌无力；长期、大量应用罕见蛋白尿或肾病综合征，罕见胰岛素性自体免疫综合征，出现疲劳感和肢体麻木应停用。

【禁忌证】对本品成分过敏的患者；重症肝炎并伴有高度黄疸、顽固性腹腔积液、消化道出血等并发症的肝病患者；肾功能不全合并糖尿病者；孕妇及哺乳妇女；儿童；急性重症铅、汞中毒患者；既往使用本品时发生过粒细胞缺乏症、再生障碍性贫血、血小板减少或其他严重不良反应者。

【药物相互作用】本品不应与具有氧化作用的药物合用。

【给药剂量】单次剂量 0.2g，一日 1 次。

【药代动力学参数】大鼠口服硫普罗宁，自尿中排泄量较低（0.015%）；静脉注射后，尿中排泄量则明显增高（22.35%）。静脉注射后，血浆浓度水平高，且至 30min 均可检出。

【给药方式】静脉滴注。

【溶媒】5%/10% 的葡萄糖注射液或 0.9% 氯化钠注射液。

【配液说明】本品 0.1g 以 2ml 专用溶媒 5% 碳酸氢钠注射液（pH 8.5）溶解，再扩容至 5%/10% 的葡萄糖注射液或 0.9% 氯化钠注射液 250~500ml 中。

【滴速】常速静脉滴注，以 2~3ml/min 为宜。

【成品输液稳定性】注射用硫普罗宁用专用溶媒（5% 碳酸氢钠溶液，pH 7.5~8.5）溶解后，分别与 5% 葡萄糖注射液、0.9% 氯化钠注射液配伍。在 20℃、12h 内，注射用硫普罗宁采用专用溶媒配制后扩容，其外观和不溶性微粒数均无明显变化，pH 逐渐增大，含量显著下降。注射用硫普罗宁用专用溶媒配制后应尽早使用，以确保其质量的稳定。

【配伍禁忌】建议单独应用，勿与其他药物混合输注（有文献报道本品与阿洛西林钠、美洛西林钠等药物存在配伍禁忌）。

注射用复方甘草酸苷

Compound Glycyrrhizin for Injection

【成分】本品为复方制剂，其组分为甘草酸苷、甘氨酸、盐酸半胱氨酸；辅料为磷酸二氢钠、磷酸氢二钠、氨水。

【药理作用】抗炎症作用；免疫调节作用；对实验性肝细胞损伤的抑制作用；抑制病毒增殖和对病毒的灭活作用；而组分甘氨酸及盐酸半胱氨酸可以抑制或减轻由于大量长期使用甘草酸苷可能出现的电解质代谢异常所致的假性醛固酮症状。

【适应证】用于治疗慢性肝病，改善肝功能异常；亦可用于治疗湿疹、皮肤炎、荨麻疹。

【不良反应】严重不良反应包括休克、过敏性休克（发生频率不明）；其他可见过敏样症状（呼吸困难、潮红、颜面水肿等）、假性醛固酮症（发生频率不明）；增大药量或长期连续使用，可出现重度低血钾症、增加低血钾症发生率、血压上升、钠及液体潴留、水肿、体重增加等假性醛固酮增多症状；另外，可见皮疹、皮肤异样感、头痛；高血压及低血钾症导致的乏力感、肌力低下等症状。

【禁忌证】对本品有过敏史患者、醛固酮症患者、肌病患者、低钾血症患者（可加重低钾血症和高血压症）禁用。

【给药剂量】成人单次剂量 10～40mg（以甘草酸苷计），一日 1 次；慢性肝病 80～120mg（以甘草酸苷计），一日 1 次，可依年龄、症状适当增减，最大用药剂量为 1 日 200mg（以甘草酸苷计）。

【给药方式】静脉滴注或静脉注射。

【溶媒】0.9%氯化钠注射液或 5%葡萄糖注射液。

【配液说明】以 0.9%氯化钠注射液或 5%葡萄糖注射液适量充分溶解后静脉滴注或注射，给药浓度以 20（以甘草酸苷计）～40mg/ml 为宜。

【滴速】尽量缓慢速度给药。建议 1～2ml/min。

【成品输液稳定性】有文献报道复方甘草酸苷在与以上溶媒配伍在 6h 内稳定。

【配伍禁忌】明确资料有限，建议单独使用药物（有文献报道注射用复方甘草酸酸苷与葡萄糖注射液、葡萄糖酸钙注射液、维生素 C 注射液 3 种药物可以配伍使用；与注射用丁二磺酸腺苷蛋氨酸（思美泰）存在配伍禁忌）。

注射用复方甘草酸单铵 S

Compound Ammonium Glycyrrhetate S for Injection

【成分】本品为复方制剂，其组分为甘草酸单铵 S、甘氨酸、盐酸半胱氨酸；辅料为氯化钠、无水亚硫酸钠、乙二胺四乙酸二钠。

【药理作用】甘草酸单铵对肝脏胆固醇代谢酶有较强的亲和力，从而阻碍皮质醇与醛固醇的灭活，使用后显示明显的皮质激素样效应，如抗炎作用、抗过敏及保护膜结构等作用，却无明显皮质激素样副作用。本品可促进色素代谢，减少 ALT、AST 释放；诱生 γ - 干扰素及白细胞介素 II，提高 NK 细胞活性和 OKT4/OKT8 比值和激活网状内皮系统；抑制肥大细胞释放组织胺；抑制细胞膜磷脂酶 A_2（PL - A_2）和前列腺素 E_2（PGE_2）的形成和肉芽肿性反应；抑制自由基和过氧化脂的产生和形成，降低脯氨羟化酶的活性；调节钙离子通道，保护溶酶体膜及线粒体，减轻细胞的损伤和坏死；促进上皮细胞产生黏多糖。

【适应证】用于急、慢性迁延型肝炎引起的肝功能异常；对中毒性肝炎、外伤性肝炎以及癌症有一定的辅助治疗作用。亦可用于食物中毒、药物中毒、药物过敏等。

【不良反应】主要为口干、纳差、恶心、呕吐、腹胀，以及皮肤瘙痒、荨麻疹和水肿等；心脑血管系统则常见头痛、头晕、心悸及血压增高，以上症状一般较轻，不影响治疗。

【禁忌证】对本品有过敏者禁用；严重低钾血症、高钠血症患者禁用；高血压、心衰患者禁用；肾功能衰竭患者禁用。

【给药剂量】单剂量 40～160mg（以甘草酸单铵计），一日 1 次。

【给药方式】静脉滴注。

【溶媒】0.9% 氯化钠注射液或 5% 葡萄糖注射液。

【配液说明】以 0.9% 氯化钠注射液或 5% 葡萄糖注射液 250～500ml 稀释后使用。

【滴速】缓慢静脉滴注，以 2～3ml/min 为宜。

【成品输液稳定性】现配现用，不宜储存，性状发生改变时禁用。

【配伍禁忌】明确资料有限，建议单独使用药物（有文献报道本品与转化糖电解质、依诺沙星注射液存在配伍禁忌）。

注射用门冬氨酸鸟氨酸

L – Ornithine L – Aspartate for Injection

【成分】本品主要成分为门冬氨酸鸟氨酸。

【分子式】$C_9H_{19}N_3O_6$

【分子量】265.27

【药理作用】由于门冬氨酸鸟氨酸能直接参与肝细胞的代谢，并能激活肝脏解毒功能中的两个关键酶，因而能够协助清除对人体有害的自由基，增强肝脏的排毒功能，迅速降低过高的血氨，促进肝细胞自身的修复和再生，从而有效地改善肝功能，恢复机体的能量平衡。本品所含的两种氨基酸均为构成食物的氨基酸，无致癌、致畸和致突变作用。

【适应证】用于治疗因急、慢性肝病如肝硬化、脂肪肝、肝炎所致的高血氨症，特别适用于因肝脏疾患引起的中枢神经系统症状的解除及肝昏迷的抢救。

【不良反应】轻微，大剂量静脉注射（>40g/L）会有轻、中度的消化道反应。

【禁忌证】对氨基酸类药物过敏者及严重的肾功能衰竭（血清肌酐 >3mg/100ml）患者禁用。

【给药剂量】急性肝炎，每日 5～10g；慢性肝炎或肝硬化，每日 10～20g（病情严重者可酌量增加，以每天≤40g 为宜）。

【药代动力学参数】据文献报道：本品单剂量静脉给药（5g 加入到 250ml 的 0.9% 氯化钠溶液中，给 10 名空腹健康受试者静脉滴注 30min），发现血药浓度呈双项分布，在开始滴注后 30min 鸟氨酸的峰浓度接近基线值 10 倍并在 7h 内降到正常水平，鸟氨酸药时曲线下面积（AUC）为 1390（μmol·h）/L。

【给药方式】静脉滴注。

【溶媒】0.9% 氯化钠注射液、5% 葡萄糖注射液、10% 葡萄糖注射液、果糖注射液。

【配液说明】先将本品用适量注射用水充分溶解，再稀释到 0.9% 氯化钠注射液或 5%、10% 葡萄糖注射液中，使浓度不超过 2%。

【滴速】缓慢静脉滴注，1～2ml/min 为宜。

【成品输液稳定性】注射用门冬氨酸鸟氨酸与上述溶媒配伍均在 8h 内稳定，因此尽可能在 8h 内输注完成。

【配伍禁忌】明确资料有限，建议单独使用药物（有文献报道本品与果糖注射液、注射用泮托拉唑、注射用脂溶性维生素（Ⅱ）等药物存在配伍禁忌）。

多烯磷脂酰胆碱注射液

Polyene Phosphatidylcholine Injection

【成分】本品主要成分为天然多烯磷脂酰胆碱；辅料为苯甲醇、维生素 E、BHT、BHA、核黄素磷酸钠、胆酸、氢氧化钠、乙醇。

【分子式】$C_{44}H_{82}O_9PN$

【分子量】800（平均）

【药理作用】本品从植物中提取。具有肝脏保护作用，可抑制肝脂肪变性和纤维化作用。已有研究提示，本品可以加速膜的再生和稳定，抑制脂质过氧化，抑制胶原合成；通过直接影响膜结构使受损的肝功能和酶活力恢复正常；还可调节肝脏的能量平衡，促进肝组织再生。

【适应证】用于辅助改善中毒性肝损伤（如药物、毒物、化学物质和酒精引起的肝损伤等）以及脂肪肝和肝炎患者的食欲不振、右上腹压迫感。

【不良反应】大剂量服用时偶尔会出现胃肠道紊乱，例如胃部不适、软便和腹泻；在极罕见的情况下，可能会出现过敏反应，如皮疹、荨麻疹、瘙痒等。

【禁忌证】已知对大豆制剂、磷脂酰胆碱过敏和（或）对本品中任何成分过敏的患者禁用；新生儿、早产儿及 12 岁以下儿童禁用。

【药物相互作用】本品与抗凝剂药物之间的相互作用尚无法排除。因此，需要对抗凝剂药物的剂量进行调整。

【给药剂量】成人和青少年，每日 1～2 支；严重病例每日 2～4 支。如需要，每天剂量可增至 6～8 支。

【药代动力学参数】未见相关研究报告。

【给药方式】缓慢静脉注射或静脉滴注。

【溶媒】不含电解质的葡萄糖溶液（如 5%、10% 葡萄糖注射液；5% 木糖醇注射液）。

【配液说明】严禁用电解质溶液（0.9% 氯化钠注射液、林格液等）稀释！若要配制静脉输液，只能用不含电解质的葡萄糖溶液稀释；若用其他输液配制，混合液 pH 不得低于 7.5，配制好的溶液在输注过程中应保持澄清。

【滴速】正常滴速，无特殊要求，2～3ml/min。

【成品输液稳定性】有文献报道本品与 5% 葡萄糖注射液、10% 葡萄糖注射液、果糖注射液配伍后在 8h 内稳定，尽量在 8h 内输完液。

【配伍禁忌】不可与其他任何注射液混合输注。

异甘草酸镁注射液

Magnesium Isoglycyrrhizinate Injection

【成分】本品主要成分为异甘草酸镁；辅料为氯化钠。

【分子式】$C_{42}H_{60}MgO_{16} \cdot 4H_2O$

【分子量】917.28

【药理作用】异甘草酸镁是一种肝细胞保护剂，具有抗炎、保护肝细胞膜及改善肝功能的作用。

【适应证】本品适用于慢性病毒性肝炎和急性药物性肝损伤；改善肝功能异常。

【不良反应】可出现假性醛固酮症；其他不良反应有心悸、眼睑水肿、头晕、皮疹、呕吐，便秘，发热等；高剂量使用可见关节疼痛、失眠、白细胞减少及肝功能指标异常。

【禁忌证】严重低钾血症、高钠血症、心力衰竭、肾功能衰竭和未能控制的重度高血压患者禁用。

【药物相互作用】与依他尼酸、呋塞米等噻嗪类及三氯甲噻嗪、氯噻酮等降压利尿剂并用时，可增强本品的排钾作用，易导致血清钾值的下降。

【给药剂量】单次剂量 0.1～0.2g，一日 1 次。

【药代动力学参数】人体单次静脉滴注本品后表现为一级消除二室模型，药物的分布较为迅速，分布半衰期 $t_{1/2\alpha}$ 为（1.13～1.72）h，消除半衰期 $t_{1/2\beta}$ 为（23.10～24.60）h。健康志愿者单次静脉滴注本品 0.1g、0.2g 和 0.3g，消除速度常数 β、消除半衰期 $t_{1/2\beta}$、清除率 CL 各组间在统计学上无显著性差异，与给药剂量无关。各剂量组峰浓度 C_{max}、药时曲线下面积 AUC_{0-72}、$AUC_{0-\infty}$ 随给药剂量的增加而加大，而 C_{max}/dose、AUC_{0-72}/dose、$AUC_{0-\infty}$/dose 各剂量组间无显著性差异，其药–时曲线均符合二室模型。

【给药方式】静脉滴注。

【溶媒】10% 葡萄糖注射液、5% 葡萄糖注射液及 0.9% 氯化钠注射液。

【配液说明】单次剂量以 10% 葡萄糖注射液、5% 葡萄糖注射液或 0.9% 氯化钠注射液 100～250ml 稀释后静脉滴注。

【滴速】正常滴速，无特殊要求。建议 2～3ml/min。

【成品输液稳定性】有文献报道与维生素 B_6 注射液、维生素 C 注射液、门冬氨酸钾镁注射液等药配伍使用，24h 内稳定。

【配伍禁忌】有文献报道本品与乳酸环丙沙星、氨溴索注射液等药物存在配伍禁忌。

第四节 其他消化系统药

注射用乌司他丁
Ulinastatin for Injection

【成分】本品主要成分为乌司他丁，为新鲜人尿中提取的一种能抑制多种蛋白水解酶活力的糖蛋白；辅料为甘露醇、氯化钠、磷酸缓冲溶液。

【药理作用】本品系从人尿提取精制的糖蛋白，属蛋白酶抑制剂。具有抑制胰蛋白酶等各种胰酶活性的作用。此外，通过稳定溶酶体膜、抑制溶酶体酶的释放和抑制心肌抑制因子产生等作用，用于急性循环衰竭的抢救治疗。

【适应证】急性胰腺炎；慢性复发性胰腺炎；急性循环衰竭的抢救辅助用药。

【不良反应】血液系统：偶见白细胞减少或嗜酸粒细胞增多；消化系统：偶见恶心、呕吐、腹泻，偶有 AST、ALT 上升；注射部位：偶见血管痛、发红、瘙痒感、皮疹等；如出现过敏症状应立即停药，并适当处理。

【禁忌证】对本品过敏者禁用。

【给药剂量】①急性胰腺炎、慢性复发性胰腺炎初期每次 100000 单位溶于 5% 葡萄糖注射液或氯化钠注射液中静脉滴注，每次静脉滴注 1~2h，每日 1~3 次，以后随症状消退而减量。②急性循环衰竭，每次 100000 单位溶于 5% 葡萄糖注射液或氯化钠注射液中静脉滴注，每次静脉滴注 1~2h，每日 1~3 次，或每次 100000 单位溶于 5~10ml 氯化钠注射液中，每日缓慢静推 1~3 次。并可根据年龄、症状适当增减。

【给药方式】静脉滴注、静脉推注。

【溶媒】5% 葡萄糖注射液或 0.9% 氯化钠注射液。

【配液说明】溶于 5% 葡萄糖注射液或 0.9% 氯化钠注射液中静脉滴注，或每 100000 单位溶于 5~10ml 0.9% 氯化钠注射液中供静脉推注。

【滴速】正常滴速，无特殊要求。建议 2~3ml/min。

【成品输液稳定性】本品与 0.9% 氯化钠注射液、5% 葡萄糖注射液配伍后，在 25℃ 和 37℃ 条件下，24h 内保持稳定，可在输液泵中持续给药。

【配伍禁忌】本品避免与加贝酯或蛋白制剂混合使用。

注射用生长抑素

Somatostatin for Injection

【成分】本品主要成分为生长抑素,为人工合成的环状十四肽;辅料为甘露醇。

【药理作用】静脉注射生长抑素抑制生长激素、甲状腺刺激激素、胰岛素和胰高血糖素的分泌,并抑制胃酸的分泌;它还影响胃肠道的吸收、动力、内脏血流和营养功能;抑制胃泌素和胃酸以及胃蛋白酶的分泌,治疗上消化道出血;明显减少内脏器官的血流量,而又不引起体循环动脉血压的显著变化,治疗食管静脉曲张出血;减少胰腺的内分泌和外分泌,预防和治疗胰腺外科手术后并发症;抑制胰高血糖素的分泌,从而有效地治疗糖尿病酮症酸中毒。

【适应证】严重急性食管静脉曲张出血;严重急性胃或十二指肠溃疡出血,或并发急性糜烂性胃炎或出血性胃炎;胰腺外科手术后并发症的预防和治疗;胰、胆和肠瘘的辅助治疗;糖尿病酮症酸中毒的辅助治疗。

【不良反应】少数病例用药后出现恶心、眩晕、面部潮红。当注射速度超过每分钟 0.05mg 时,患者会发生恶心和呕吐现象。

【禁忌证】对本品过敏者禁用;孕妇及哺乳期妇女禁用。

【给药剂量】0.25mg 3~5min 慢速冲击注射,或0.25mg/h连续给药,一般用药量 0.0035mg/(kg·h)。

【给药方式】慢速冲击注射或静脉滴注。

【溶媒】0.9% 氯化钠注射液或5% 葡萄糖注射液。

【配液说明】负荷量 0.25mg 以 1ml 0.9% 氯化钠注射液溶解后缓慢静脉推注;持续静脉滴注给药,需用本品 3mg 配备够使用 12h 的药液(溶剂可为 5% 葡萄糖注射液或 0.9% 氯化钠注射液)。

【滴速】0.25mg/h。

【成品输液稳定性】本品与 0.9% 氯化钠注射液或 5% 葡萄糖注射液配伍后 12h 内稳定。

【配伍禁忌】单独输注,避免与其他药物混合输注。

注射用甲磺酸加贝酯

Gabexate Mesylate for Injection

【成分】本品主要成分为甲磺酸加贝酯;辅料为甘露醇。

【分子式】$C_{16}H_{23}N_3O_4 \cdot CH_4O_3S$

【分子量】417.84

【药理作用】加贝酯是一种非肽类蛋白酶的抑制剂。可抑制胰蛋白酶、激肽释放酶、纤维蛋白溶解酶、凝血酶等蛋白酶的活性，从而制止这些酶所造成的病理生理变化。

【适应证】用于急性轻型（水肿型）胰腺炎的治疗，也可用于急性出血坏死型胰腺炎的辅助治疗。

【不良反应】少数患者滴注本品后可能出现注射血管局部疼痛、皮肤发红等刺激症状及轻度浅表静脉炎，偶有皮疹、颜面潮红及过敏症状，极个别患者可能发生胸闷、呼吸困难和血压下降等过敏性休克现象。

【禁忌证】对本品有过敏史者禁用；妊娠妇女及儿童禁用。

【药物相互作用】与左羟丙哌嗪有相互作用。

【给药剂量】本品仅供静脉滴注用，每次100mg，治疗开始前3d每日用量300mg，症状减轻后改为100mg/d，疗程6~10d。

【药代动力学参数】大鼠静脉注射放射性同位素标记的本品，30min后，肝脏、肾脏放射性为给药总放射性的27.3%及17.3%。家兔静脉注射30s时达到最大血药浓度，2min后消失，兔血中生物半衰期约为0.4min。静脉注射给药24h，体内放射度几乎完全消失。尿中代谢产物主要为胍基己酸。用RP－HPLC法测定人体血液中本品的半衰期为（66.8±3）s，分解产物为对羟基苯甲酸乙酯。

【给药方式】静脉滴注。

【溶媒】5%葡萄糖注射液或林格液。

【配液说明】先以5ml注射用水注入本品的冻干粉针瓶内，待溶解后再稀释于5%葡萄糖注射液或林格液500ml中。

【滴速】供静脉滴注用。点滴速度不宜过快，应控制1mg/（kg·h）以内，不宜超过2.5mg/（kg·h）。

【成品输液稳定性】甲磺酸加贝酯与葡萄糖注射液（10%，5%）、葡萄糖氯化钠注射液、复方氯化钠注射液、氯化钠注射液在4℃、25℃、37℃下配伍，结果发现，7h各配伍液外观无变化，pH及甲磺酸加贝酯含量无明显变化，故7h内稳定。

【配伍禁忌】文献提示：与硫酸头孢噻利、米卡芬净钠、注射用乌司他丁等药物存在配伍禁忌，建议单独使用本品。

（尚清　李倩）

第六章　血液系统药物

第一节　抗贫血药

蔗糖铁注射液
Iron Sucrose Injection

【成分】本品主要成分为蔗糖铁。

【分子式】$[Na_2Fe_5O_8(OH)\cdot3(H_2O)]n\cdot m(C_{12}H_{22}O_{11})$

【分子量】$34000\sim60000Da$

【药理作用】多核氢氧化铁（Ⅲ）核心表面被大量非共价结合的蔗糖分子所包围，从而形成一个平均分子量为43kDa的复合物。这种大分子结构可以避免从肾脏被消除。这种复合物结构稳定，在生理条件下不会释放出铁离子。多核核心的铁被环绕的结构与生理状态下的铁蛋白结构相似。使用本品会引起人体生理的改变，其中包括对铁的摄入。本品毒性很低。

【适应证】口服铁剂不能耐受的患者；口服铁剂吸收不好的患者。

【不良反应】罕见过敏性反应；偶尔出现：金属味、头痛、恶心、呕吐、腹泻、低血压、肝酶升高、痉挛/腿部痉挛、胸痛、嗜睡、呼吸困难、肺炎、咳嗽、瘙痒等；极少出现副交感神经兴奋、胃肠功能障碍、肌肉痛、发热、风疹、面部潮红、四肢肿胀、呼吸困难、过敏（假过敏）反应，在输液的部位可发生静脉曲张、静脉痉挛。

【禁忌证】非缺铁性贫血、铁过量或铁利用障碍、已知对单糖或二糖铁复合物过敏者禁用。

【药物相互作用】和所有非肠道铁剂一样，本品会减少口服铁剂的吸收。所以本品不能与口服铁剂同时使用。因此口服铁剂的治疗应在注射完本品的5天之后开始。

【给药剂量】成年人和老年人，根据血红蛋白水平每周用药2~3次，每次

5~10ml（100~200mg 铁），给药频率应不超过每周 3 次；儿童：根据血红蛋白水平每周用药 2~3 次，每次每千克体重 0.15ml 本品（3mg 铁/kg 体重）。最大耐受单剂量成年人和老年人：注射时：用至少 10min 注射给予本品 10ml（200mg 铁）。输液时：如果临床需要，给药单剂量可增加到 0.35ml 本品/kg 体重（7mg 铁/kg 体重），最多不可超过 25ml 本品（500mg 铁）；应稀释到 500ml 0.9% 氯化钠注射液中，至少滴注 3.5h，每周一次。

【药代动力学参数】蔗糖铁静脉注射后，被网状内皮系统解离为蔗糖和铁。给健康志愿者单剂量静脉注射含 100mg 铁的本品，10min 后铁的水平达到最高，平均为 538μmol/L。中央室分布容积与血浆容积相等（大约 3L）。注射的铁在血浆中快速被清除，半衰期约为 6h。稳态分布容积约为 8 L，提示铁在体液中分布量少。由于本品比转铁蛋白稳定性低，可以看到铁到转铁蛋白的竞争性交换。结果铁的转运速率为 31mg 铁/24h。注射本品后的前 4h 铁的肾清除量不到全部清除量的 5%。在 24h 后，血浆中铁的水平下降到注射前铁的水平，约 75% 的蔗糖被排泄。

【给药方式】静脉滴注、缓慢注射。

【溶媒】0.9% 氯化钠注射液。

【配液说明】1ml 本品最多只能稀释到 20ml 0.9% 氯化钠注射液中，为保证药液的稳定，不允许将药液配成更稀的溶液。

【滴速】本品可不经稀释缓慢静脉注射，推荐速度为 1ml/min（至少注射 1min），每次的最大注射剂量是 10ml 本品（200mg 铁）。稀释液配好应立即使用。100mg 铁至少滴注 15min，200mg 铁至少滴注 30min，300mg 铁至少滴注 1.5h，400mg 铁至少滴注 2.5h，500mg 铁至少滴注 3.5h。

【成品输液稳定性】日光 4~25℃，0.9% 氯化钠注射液稀释后的本品应在 12h 内使用。

【配伍禁忌】单独使用，不得与其他的治疗药品混合输注。

第二节　促凝血药

酚磺乙胺注射液
Etamsylate Injection

【成分】本品主要成分为酚磺乙胺；辅料为焦亚硫酸钠、依地酸二钠。

【分子式】 $C_{10}H_{17}NO_5S$

【分子量】 263.31

【药理作用】 本品能使血管收缩，降低毛细血管通透性，也能增强血小板聚集性和黏附性，促进血小板释放凝血活性物质，缩短凝血时间，达到止血效果。

【适应证】 用于防治各种手术前后的出血，也可用于血小板功能不良、血管脆性增加而引起的出血。

【不良反应】 本品毒性低，可有恶心、头痛、皮疹、暂时性低血压等，偶有静脉注射后发生过敏性休克的报道。

【禁忌证】 血栓栓塞性疾病或有此病史者及肾功能不全者慎用。过敏者禁用。

【药物相互作用】 右旋糖酐抑制血小板聚集，延长出血及凝血时间，理论上与本品呈拮抗作用；本品可与维生素 K 注射液混合使用，但不可与氨基己酸注射液混合使用。

【给药剂量】 通常一次 0.25～0.5g，每日 2～3 次，肌内或静脉注射；或一次0.25～0.75g，每日 2～3 次，稀释后静脉滴注。预防手术后出血，术前 15～30min 静脉滴注或肌内注射 0.25～0.5g，必要时2h 后再注射 0.25g。

【药代动力学参数】 静脉注射后 1h 血药浓度达高峰，作用持续 4～6h，大部分以原形从肾排泄，小部分从胆汁、粪便排出。

【给药方式】 肌内注射、静脉注射、静脉滴注。

【溶媒】 0.9%氯化钠注射液或 10%葡萄糖注射液。

【配液说明】 以适宜的溶媒适量稀释后使用。

【滴速】 静脉注射5min，静脉滴注 1～2h，滴速 5mg/min。

【成品输液稳定性】 与 0.9%氯化钠注射液或 10%葡萄糖注射液配伍后 4h 内稳定。

【配伍禁忌】 本品与碱性药物有配伍禁忌。

氨基己酸注射液

Aminocaproic Acid Injection

【成分】 本品主要成分为氨基己酸；辅料为注射用水。

【分子式】 $C_6H_{13}NO_2$

【分子量】 131.17

【药理作用】 本品是抗纤维蛋白溶解药。本品的化学结构与赖氨酸相似，能定性阻抑纤溶酶原与纤维蛋白结合，防止其激活，从而抑制纤维蛋白溶解，高浓度（100mg/L）则直接抑制纤溶酶活力，达到止血。

【适应证】适用于预防及治疗血纤维蛋白溶解亢进引起的各种出血。

【不良反应】常见的不良反应为恶心、呕吐和腹泻，其次为眩晕、瘙痒、头晕、耳鸣、全身不适、鼻塞、皮疹、红斑、不泄精等。当每日剂量超过16g时尤易发生。快速静脉注射可出现低血压、心动过速、心律失常，少数人可发生惊厥及心脏或肝脏损害。大剂量或疗程超过4周可产生肌痛、软弱、疲劳、肌红蛋白尿，甚至肾功能衰竭等。

【药物相互作用】本品即刻止血作用较差，对急性大出血宜与其他止血药物配伍应用；本品不宜与酚磺乙胺注射液（止血敏）混合注射。

【给药剂量】本品在体内的有效抑制纤维蛋白溶解的浓度至少为130μg/ml。4～6g溶于100ml生理盐水或5%～10%葡萄糖溶液中，于15～30min滴完。维持剂量为每小时1g。

【药代动力学参数】本品分布于血管内外间隙，并迅速进入细胞、胎盘。本品在血中以游离状态存在，不与血浆蛋白结合，在体内维持时间短，不代谢，给药后12h，有40%～60%以原形从尿中迅速排泄。$t_{1/2}$为61～120min。

【给药方式】静脉滴注或口服。

【溶媒】0.9%氯化钠注射液或5%/10%葡萄糖注射液。

【配液说明】以适宜的溶媒足量稀释后使用。

【滴速】130μg/ml，3.33～6.67ml/min。

【配伍禁忌】有文献报道本品与氯化钾注射液存在配伍禁忌。建议单独使用本品。

第三节 抗凝血及抗血栓药

阿加曲班注射液

Argatroban Injection

【成分】本品主要成分为阿加曲班；辅料为山梨醇、丙二醇、注射用水。

【分子式】$C_{23}H_{36}N_6O_5S \cdot H_2O$

【分子量】526.66

【药理作用】阿加曲班是一种凝血酶抑制剂，可逆地与凝血酶活性位点结合。其抗血栓作用不需要辅助因子抗凝血酶Ⅲ，通过抑制凝血酶催化或诱导的反应，包括血纤维蛋白的形成，凝血因子Ⅴ、Ⅷ和Ⅷ的活化，蛋白酶C的活化及血小板聚集发挥其抗凝血作用；对凝血酶具有高度选择性。治疗浓度时，阿加曲班对相关的丝氨酸蛋白酶（胰蛋白酶、因子Ⅹa、血浆酶和激肽释放酶）几乎没有影响；对游离的及与血凝块相联的凝血酶均具有抑制作用；与肝素诱导的抗体间没有相互作用。

【适应证】用于发病48h内的缺血性脑梗死急性期患者的神经症状（运动麻痹）、日常活动（步行、起立、坐位保持、饮食等）的改善。

【不良反应】较严重的不良反应有出血性脑梗死、脑出血、消化道出血、过敏性休克等；其他可出现凝血时间延长、出血、血尿、贫血（红细胞、血红蛋白、血细胞压积的减少）、白细胞增多、白细胞减少、血小板减少；皮疹（红斑性皮疹等）；血管痛；肝功能障碍；消化道症状；肾功能变化（BUN、肌酐升高）。

【禁忌证】出血的患者、脑栓塞或有可能患脑栓塞症的患者（有引起出血性脑梗死的危险）、伴有严重意识障碍的严重梗死患者（用于严重脑梗死患者时，有引起出血性脑梗死的危险）、对本品成分过敏的患者。

【药物相互作用】本品与以下药物合并使用时，可引起出血倾向增加，应注意减量：抗凝剂如肝素、华法林等；抑制血小板凝集作用的药物如阿司匹林、奥扎格雷钠、盐酸噻氯匹定、双嘧达莫（潘生丁）等；血栓溶解剂如尿激酶、链激酶等；降低纤维蛋白原作用的去纤酶（巴曲酶 batroxobin）等。

【给药剂量】通常成人开始2日，1日6支（阿加曲班60mg），24h持续静脉滴注；其后5日，1日2支（阿加曲班20mg），早晚各1次，每次1支（阿加曲班10mg），持续3h静脉滴注。可根据年龄、症状适当增减。

【药代动力学参数】据国外文献报道，健康成人用30min静脉滴注阿加曲班2.25mg，血药浓度的最高值为0.08μg/ml（0.144μmol）。阿加曲班从血中消除迅速，半衰期为15min（α相）、30min（β相）。健康成人用3h静脉滴注阿加曲班9.0mg，1日1次，连续给药3天，血药浓度迅速上升后达稳态，没有蓄积性。阿加曲班（5×10^{-7}M）在人血清蛋白及人血清白蛋白的结合率为53.7%及20.3%。健康成人使用阿加曲班以300μg/min的速度静脉滴注30min，到给药后24h之内，22.8%以原形药、1.7%以代谢物由尿中排泄，12.4%以原形药、13.1%以代谢产物在粪便中排泄。给药后24h内在尿、粪中的原药、代谢物的总排泄量为50.1%，主要代谢物为喹啉环的氧化物。

【给药方式】静脉滴注。

【溶媒】0.9%氯化钠注射液或5%葡萄糖注射液。

【配液说明】根据使用剂量，足量稀释后使用。

【滴速】静脉滴注 10mg/250ml 约 2h 滴完。

【成品输液稳定性】与 0.9%氯化钠注射液或 5%葡萄糖注射液配伍后的成品液在室温 24h 内稳定。文献报道，本品与甘露醇注射液、葡萄糖氧化钠注射液、复方氯化钠注射液、甘油果糖注射液、右旋糖酐 40 葡萄糖注射液中配伍使用 8h 内稳定。

【配伍禁忌】尚不明确。

肝素钠注射液

Heparin Sodium Injection

【成分】本品主要成分为肝素钠；辅料为苯酚、注射用水。

【药理作用】本品带强负电荷，能干扰血凝过程的许多环节，体内外都有抗凝血作用。主要通过与抗凝血酶Ⅲ（AT－Ⅲ）结合，而增强后者对活化的Ⅱ、Ⅸ、Ⅹ、Ⅺ和Ⅻ凝血因子的抑制作用，阻止血小板凝集和破坏，妨碍凝血激活酶的形成；阻止凝血酶原变为凝血酶；抑制凝血酶，从而妨碍纤维蛋白原变成纤维蛋白。

【适应证】用于防治血栓形成或栓塞性疾病（如心肌梗死、血栓性静脉炎、肺栓塞等）；各种原因引起的弥漫性血管内凝血（DIC）；也用于血液透析、体外循环、导管术、微血管手术等操作中及某些血液标本或器械的抗凝处理。

【不良反应】毒性较低；主要不良反应是用药过多可致自发性出血；偶可引起过敏反应及血小板减少，常发生在用药初 5~9 天；偶见一次性脱发和腹泻；尚可引起骨质疏松和自发性骨折；肝功能不良者长期使用可引起抗凝血酶－Ⅲ耗竭而血栓形成倾向。

【禁忌证】对肝素过敏、有自发出血倾向者、血液凝固迟缓者（如血友病、紫癜、血小板减少）、溃疡病、创伤、产后出血者及严重肝功能不全者禁用。

【给药剂量】深部皮下注射，首次 5000~10000U，以后每 8h 8000~10000U 或每 12h 15000~20000U，24h 总量 30000~40000U。静脉注射，首次 5000~10000U，之后按体重每 4h 100U/kg。静脉滴注，每日 20000~40000U，加至 0.9%氯化钠注射液 1000ml 中持续滴注。滴注前可先静脉注射 5000U 作为初始剂量。预防性治疗高危血栓形成患者，在外科手术前 2h 先给 5000U 肝素皮下注射，但麻醉方式应避免硬膜外麻醉，然后每隔 8~12h 5000U，共约 7 日。儿童患者：

50U/kg 静脉注射，以后每 4h 给予 50～100U；或 50U/kg 静脉滴注，再按体表面积 24h 给予 20000U/m²。

【给药方式】深部皮下注射、静脉注射、静脉滴注。

【溶媒】0.9％氯化钠注射液。

【配液说明】根据病情需要，以 0.9％氯化钠注射液足量稀释后使用。

【滴速】静脉给药时，最好按 100U/kg 用微量泵泵入。

【成品输液稳定性】4～22℃可稳定 24h。

【配伍禁忌】有文献报道硝酸甘油注射液与本品不宜配伍，本品与多种药物存在配伍禁忌，建议尽量单独使用本品。

注射用纤溶酶
Fibrinogenase for Injection

【成分】本品主要成分为从长白山白眉蝮蛇蛇毒中提取的蛋白水解酶；辅料为右旋糖酐。

【药理作用】本品作用于纤维蛋白原及纤维蛋白，使其降解为小分子可溶片段，而容易分解和从血循环中清除，产生去纤维蛋白效应；促组织纤溶酶原激活物（t-PA）由内皮细胞释放，并增强其活性，产生抗血栓作用；可降低血小板聚集及血液黏度；还具有降低心肌耗氧量，改善微循环的功能。

【适应证】用于脑梗死、高凝血状态及血栓性脉管炎等外周血管疾病。

【不良反应】可发生创面、注射部位、皮肤及黏膜出血；可引起头痛、头晕或氨基转移酶（氨基转移酶）升高。极少量患者可致过敏反应。

【禁忌证】凝血机制障碍、出血倾向患者禁用；严重肝肾功能损伤、活动性肺结核空洞及消化性溃疡患者禁用；皮试阳性反应者禁用；孕妇及哺乳期妇女禁用。

【给药剂量】高凝血状态预防用药，一次 100U，一日 1 次；一般状况较好患者治疗用药，第一次 100U，以后每次 200～300U，每日使用 1 次；若患者一般状况较差，第一次 100U，以后可隔日使用 200U。

【给药方式】静脉滴注。

【溶媒】0.9％氯化钠注射液或 5％葡萄糖注射液。

【配液说明】适量注射用水溶解后，再稀释至足量 0.9％氯化钠注射液或 5％葡萄糖注射液中。

【滴速】2.25～2.5ml/min。

【成品输液稳定性】使用时应检查药液有无浑浊、沉淀现象，若有上述现象不得使用。

【配伍禁忌】文献提示本品与缩宫素、氨甲苯酸等药物存在配伍禁忌。建议单独使用本品。

注射用阿替普酶
Alteplase for Injection

【成分】本品主要活性成分为阿替普酶；辅料为精氨酸、磷酸、吐温80及注射用水。

【药理作用】本品为抗血栓药物，是一种糖蛋白，可直接激活纤溶酶原转化为纤溶酶。静脉用药，本品在循环系统中表现出相对的非活性状态，与纤维蛋白结合后被激活，诱导纤维溶酶原转化为纤溶酶，导致纤维蛋白降解，血块溶解；且本品具有纤维蛋白相对特异性，100mg本品可导致循环系统中纤维蛋白原4h内减少至60%左右，24h后可恢复到80%以上，只有少数患者出现明显的较长时间的循环系统中纤维蛋白原水平下降。

【适应证】急性心肌梗死；血流不稳定的急性大面积肺栓塞；急性缺血性脑卒中。

【不良反应】最常见的不良反应是出血，如血管损伤处出血、呼吸道出血、胃肠道出血、泌尿生殖器出血，可导致红细胞比积和（或）血红蛋白下降；颅内出血、心包积血不常见；实质脏器的出血罕见；眼出血则非常罕见。免疫系统异常表现为过敏反应或过敏样反应，严重病例少见。神经系统异常、心脏系统异常亦可见，可能有生命危险甚至导致死亡。罕见胆固醇结晶栓塞，可导致相关器官发生相应后果。

【禁忌证】对本品的活性成分和辅料过敏者；有高危出血倾向者，如目前或过去6个月中有显著的出血疾病、已知出血体质、口服抗凝血药、显著的或是近期有严重的或危险的出血、已知有颅内出血史或疑有颅内出血、疑有蛛网膜下隙出血或处于因动脉瘤而导致蛛网膜下隙出血状态、有中枢神经系统病变史或创伤史、最近（10天内）曾进行有创的心外按压、分娩或非压力性血管穿刺（如锁骨下或颈静脉穿刺）、严重的未得到控制的动脉高血压、细菌性心内膜炎或心包炎；急性胰腺炎、最近3个月有胃肠溃疡史、食管静脉曲张、动脉瘤或动脉（静脉）畸形史、出血倾向的肿瘤、严重的肝病；血小板计数低于 100×10^9/L；收缩压高于185mmHg或舒张压高于110mmHg，或需要强力（静脉内用药）治疗手段以控制血压在限制范围内；血糖低于 50mg/dl 或高于 400mg/dl；儿童及老年患者用药，18 岁以下及 80 岁以上的急性脑卒中患者禁用。

【给药剂量】症状发生后尽快给药。按指导剂量 10、20 或 50mg 给药。

【给药方式】静脉滴注或静脉注射。

【溶媒】注射用水、0.9%氯化钠注射液。

【配液说明】无菌条件下，阿替普酶干粉（10、20 或 50mg）按照表 6 - 1 所示，用注射用水溶解为 1mg/ml 或 2mg/ml 的浓度。20 或 50mg 阿替普酶使用包装中的移液套管完成上述溶解操作；10mg 本品，则需使用注射器。

表 6 - 1　配制表

规格（mg）	10	20	50
终浓度	加入干粉中的注射用水体积（ml）		
1mg/ml	10	20	50
2mg/ml	5	10	25

配制的溶液可用 0.9% 灭菌氯化钠注射液进一步稀释至 0.2mg/ml 的最小浓度。

【滴速】1. 心肌梗死

（1）对于在症状发生 6 小时以内的患者，采取 90 分钟加速给药法（表 6 -2）。

表 6 - 2　滴速表 1

	终浓度	
	1mg/ml	2mg/ml
15mg 静脉推注	15ml	7.5ml
随后 30 分钟持续静脉滴注 50mg	50ml	25ml
剩余的 35mg 60 分钟持续静脉滴注，直至最大剂量达 100mg	35ml	17.5ml

体重在 65kg 以下的患者，给药总剂量应按体重调整，见表 6 - 3。

表 6 - 3　滴速表 2

	终浓度	
	1mg/ml	2mg/ml
15mg 静脉推注	15ml	7.5ml
然后按 0.75mg/kg 体重的剂量持续静脉滴注 30 分钟（最大剂量 50mg）	0.75ml	0.375ml
剩余的按 0.5mg/kg 体重的剂量持续静脉滴注 60 分钟（最大剂量 35mg）	0.5ml	0.25ml

（2）对于症状发生 6～12 小时以内的患者，采取 3 小时给药法（表 6 -4）。

表 6 - 4　滴速表 3

	终浓度	
	1mg/ml	2mg/ml
10mg 静脉推注	10ml	5ml
其后 1 小时持续静脉滴注 50mg	50ml	25ml
剩余剂量每 30 分钟静脉滴注 10mg，至 3 小时末滴完，最大剂量为 100mg	10ml	5ml

体重在 65kg 以下的患者，给药总剂量不应超过 1.5mg/kg 体重。

本品最大剂量为 100mg。

2. 肺栓塞　本品 100mg 应持续 2h 静脉滴注。最常用的给药方法如表 6 - 5 所示。

表 6 - 5　滴速表 4

	终浓度	
	1mg/ml	2mg/ml
10mg 在 1~2 分钟内静脉推注	10ml	5ml
90mg 在随后 2 小时持续静脉滴注	90ml	45ml

体重不足 65kg 的患者，给药总剂量不应超过 1.5mg/kg 体重。

3. 急性缺血性脑卒中　推荐剂量为 0.9mg/kg 体重（最大剂量为 90mg），总剂量的 10% 先从静脉推入，剩余剂量在随后 60min 持续静脉滴注。治疗应在症状发作后的 3h 内开始。

【成品输液稳定性】溶液配制后，推荐立即使用。已经证实，配制好的溶液在 2~8℃稳定 24h，勿冷冻。

【配伍禁忌】本品不能与其他药物混合输注，单独使用。

注射用尿激酶

Urokinase for Injection

【成分】本品主要成分为从健康人尿中分离的或从人肾组织培养中获得的一种酶蛋白；辅料为磷酸盐、人血白蛋白和右旋糖酐。

【药理作用】本品直接作用于内源性纤维蛋白溶解系统，催化裂解纤溶酶原成纤溶酶，后者不仅能降解纤维蛋白凝块，亦能降解血循环中的纤维蛋白原、凝血因子 V 和凝血因子Ⅷ等，发挥溶栓作用；对新形成的血栓起效快、效果好；本品还能提高血管 ADP 酶活性，抑制 ADP 诱导的血小板聚集，预防血栓形成；其溶栓效应与药物剂量、给药的时间窗有明显的相关性。本品毒性很低，无明显抗原性、致畸性、致癌性和致突变性。但是，鉴于本品增加纤溶酶活性，降低血循环中的未结合型纤溶酶原和与纤维蛋白结合的纤溶酶原，可能出现严重的出血危险。

【适应证】主要用于血栓栓塞性疾病的溶栓治疗。包括急性广泛性肺栓塞、胸痛、6～12h 内的冠状动脉栓塞和心肌梗死、症状短于 3～6h 的急性期脑血管栓塞、视网膜动脉栓塞和其他外周动脉栓塞症状严重的髂 - 股静脉血栓形成者。也用于人工心瓣膜手术后预防血栓形成、保持血管插管和胸腔及心包腔引流管的通畅等。

【不良反应】最常见的不良反应是出血倾向；其次为组织内出血，严重者可致脑出血；本品用于冠状动脉再通溶栓时，常伴随血管再通后出现房性或室性心律失常；过敏反应发生率极低；可能会出现头痛、头重感、食欲不振、恶心、呕吐等胃肠反应。

【禁忌证】绝对禁忌为急性内脏出血、急性颅内出血、陈旧性脑梗塞、近两个月内进行过颅内或脊髓内外科手术、颅内肿瘤、动静脉畸形或动脉瘤、出血性体质及严重难控制的高血压患者；相对禁忌证包括延长的心肺复苏术、严重高血压、近 4 周内的外伤、3 周内手术或组织穿刺、妊娠、分娩后 10 天、活跃性溃疡病及重症肝脏疾患。

【给药剂量】肺栓塞，初次 4400U/kg 体重，10min 内滴完；其后每小时 4400U，持续 2～12h；也可按 15000U/kg 体重的给药剂量经肺动脉内注入。必要时，间隔 24h 重复给药 1 次，最多使用 3 次。心肌梗死，6000U/min 的给药速度冠状动脉内连续滴注 2h，滴注前应先行静脉给予肝素 2500～10000U。也可将本品 200 万～300 万 U 配制后静脉滴注，45～90min 滴完。外周动脉血栓，以 2500U/ml 的浓度（0.9% 氯化钠注射液稀释），4000U/min 的给药速度经导管注入血凝块，每 2h 夹闭导管 1 次；注入速度可调整为 1000U/min，直至血块溶解。防治心脏瓣膜替换术后的血栓形成，4400U/kg 体重，用 0.9% 氯化钠注射液配制后 10～15min 滴完，然后以 4400U/（kg·h）静脉滴注维持。保持脓胸或心包积脓引流管通畅，可经胸腔或心包腔内注入灭菌注射用水配制的本品 1 万～25 万 U（5000U/ml）。眼科前房冲洗，常用量为 5000U。

【给药方式】静脉滴注。

【溶媒】0.9% 氯化钠注射液或 5% 葡萄糖注射液。

【配液说明】按所需药物浓度，以足量溶媒稀释后，正常使用。

【滴速】参照"给药剂量"项建议，使用输液泵控制。

【成品输液稳定性】水溶液不稳定，需新鲜配置，已配制的药液置于室温下不能超过 8h，低温（2~8℃）不可超过 48h。

【配伍禁忌】文献显示，本品与多种药物存在配伍禁忌；情况复杂，不建议与其他药物混合滴注。

注射用尤瑞克林
Urinary Kallidinogenase for Injection

【成分】本品主要成分为人尿激肽原酶，系从新鲜人尿中提取精制的一种由 238 个氨基酸组成的糖蛋白；辅料为甘露醇、右旋糖酐 40、枸橼酸钠、磷酸。

【药理作用】本品是自人尿液中提取得到的蛋白水解酶，能将激肽原转化为激肽和血管舒张素。体外研究显示，尤瑞克林对离体动脉具有舒张作用，并可抑制血小板聚集、增强红细胞变形能力和氧解离能力。家兔颈内动脉注入玻璃珠导致脑微血管损伤，静脉注射给予尤瑞克林可舒张脑血管、增加脑血液中血红蛋白含量，降低脑梗死面积的扩展，改善梗死引起的脑组织葡萄糖和氧摄取降低，改善葡萄糖代谢，并可改善自发性皮质脑电图异常。

【适应证】轻 – 中度急性血栓性脑梗死。

【不良反应】可能有关的不良反应主要为呕吐、颜面潮红和脸部发热感、头疼、腹泻、结膜充血、心慌胸闷、注射部位红痒等症状，一般都较轻，不需要特殊处理；有个别病例可能对尤瑞克林反应特别敏感，发生血压急剧下降；宜有可能出现心绞痛、心悸、头晕、乏力、发热、剧烈咳嗽等反应。

【禁忌证】脑出血及其他出血性疾病的急性期。

【给药剂量】每次 0.15PNA 单位，每日 1 次，3 周为一疗程。

【给药方式】静脉滴注。

【溶媒】0.9% 氯化钠注射液。

【配液说明】单剂量溶于 50ml 或 100ml 0.9% 氯化钠注射液中。

【滴速】应在起病 48h 内开始用药。每次 0.15PNA 单位，溶于 100ml 0.9% 氯化钠注射液中，静脉滴注时间不少于 50min，可根据患者情况增加溶媒和（或）减慢滴速。

【成品输液稳定性】本品溶解后应立即使用。

【配伍禁忌】缺乏明确资料，建议单独用药，勿与其他药物混合输注。

注射用重组人尿激酶原

Recombinant Human Prourokinase for Injection

【成分】 本品主要成分为重组人尿激酶原（简称 rhPro – UK），分子量为 50kDa ± 5kDa，rhPro – UK 是通过基因工程方法构建的中国仓鼠卵巢细胞（CHO 细胞）表达获得。每支含：重组人尿激酶原 5mg；人血白蛋白 6mg；甘露醇 120mg。

【药理作用】 注射用重组人尿激酶原是一种纤溶酶原激活剂，能够直接激活血栓表面的纤溶酶原转变为纤溶酶。静脉给予该药物，在循环系统中 rhPro – UK 表现相对非活性状态，对血浆内源性纤溶酶原影响很小，只有在血栓表面，被激肽酶或纤溶酶激活，部分变成双链 UK，后者激活结合在血栓表面构型有所改变的纤溶酶原变成纤溶酶，使血栓纤维蛋白部分溶解。当血栓纤维蛋白暴露出 E – 片段，rhPro – UK 能直接激活结合在该片段 C – 端两个赖氨酸残基上的纤溶酶原，其活性增加 500 倍，产生大量纤溶酶使血栓纤维蛋白迅速降解，血栓溶解。r hPro – UK 是特异性的纤溶酶原激活剂，可以特异性地溶解体内血栓。药效学试验结果显示，rhPro – UK 对实验动物的冠脉血栓和肺血栓有明显的溶栓作用，而对其体内的纤溶系统无明显影响。

【适应证】 急性 ST 段抬高性心肌梗死的溶栓治疗。本药应在症状发生后时间窗内尽可能早期使用。

【不良反应】 最常见不良反应是出血。

【禁忌证】 注射用重组人尿激酶原不可用于有高危出血倾向者。

【药物相互作用】 注射用重组人尿激酶原不能与其他药物混合，既不能用于同一输液瓶，也不能应用同一输液管道（包括肝素）。

【给药剂量】 用于急性 ST 段抬高性心肌梗死治疗，一次用量 50mg。先将 20mg 注射用重组人尿激酶原用 10ml 0.9% 氯化钠注射液溶解后，3min 内静脉推注完毕，其余 30mg 溶于 90ml 0.9% 氯化钠注射液，30min 内静脉滴注完毕。

【药代动力学参数】 注射用重组人尿激酶原在人体内主要在肝脏清除，从尿中排泄。Ⅰ期临床试验显示，系统清除率随剂量增加逐渐减慢，半衰期随剂量增加而减少，表明 rhPro – UK 在体内存在非线性动力学过程。

【给药方式】 静脉滴注、静脉注射。

【溶媒】 0.9% 氯化钠注射液。

【配液说明】 加入生理盐水后轻轻翻倒 1 ~ 2 次，不可剧烈摇荡，以免注射用重组人尿激酶原溶液产生泡沫、降低疗效。

【滴速】用于急性 ST 段抬高性心肌梗死治疗，一次用量 50mg。先将 20mg（4 支）注射用重组人尿激酶原用 10ml 生理盐水溶解后，3min 内静脉推注完毕，其余 30mg（6 支）溶于 90ml 生理盐水，30min 内静脉滴注完毕，即 3ml/min。

【成品输液稳定性】需新鲜配制，已配制的药液置于室温下不能超过 8h，低温（2～8℃）不可超过 48h。

【配伍禁忌】注射用重组人尿激酶原不能与其他药物混合，既不能用于同一输液瓶，也不能应用同一输液管道（包括肝素）。

（尚清　李颖）

第七章　泌尿系统药物

第一节　利　尿　药

托拉塞米注射液
Torsemide Injection

【成分】本品主要成分为托拉塞米；辅料为乙醇、聚乙二醇 400、1, 2 - 丙二醇、氨丁三醇、氢氧化钠、盐酸。

【分子式】$C_{16}H_{20}N_4O_3S$

【分子量】348.43

【药理作用】本品为一种较新的髓袢利尿药，抑制 Na^+、K^+、Cl^- 的重吸收，使尿中钠、氯和水的排泄量增加，发挥利尿作用，而不影响肾小球滤过率；本品能抑制前列腺素分解酶活性，增加血浆中 PGE_2、PGI_2 浓度，竞争性拮抗 TXA_2、TXB_2 的缩血管作用，扩张血管，可以在一定程度上预防急性肾衰竭，保护残余肾功能；本品降低心脏前负荷，降低肺毛细血管通透性，抑制肺水肿形成和发展。

【适应证】用于各种原因所致水肿、急慢性心力衰竭、原发或继发性高血压、急慢性肾衰、肝硬化腹腔积液、急性毒物或药物中毒等。

【不良反应】常见有头痛、眩晕、疲乏、肌肉痉挛、恶心呕吐、高血糖、高尿酸血症、便秘和腹泻、多尿、低血压、血栓性并发症、心绞痛、急性心肌梗死或昏厥、低血钾、皮肤过敏、口干等不良反应；长期大量使用可能发生水和电解质平衡失调。

【禁忌证】肾功能衰竭无尿患者、严重排尿困难（如前列腺肥大）患者禁用；肝昏迷前期或肝昏迷患者禁用；对本品或磺酰脲类过敏患者禁用；低血压、低钾或低钠血症患者禁用。

【药物相互作用】非甾体类抗炎药（如消炎痛）、丙磺舒可降低本品的利尿和降压作用；本品可加强盐和糖皮质类固醇和轻泻剂的钾消耗作用；本品引起的低钾可加重强心苷类的不良反应；本品可加强抗高血压药物、箭毒样肌松药、茶碱类药物的作用，降低抗糖尿病药物、去甲肾上腺素、肾上腺素的作用；本品在高剂量使用时可能会加重氨基糖苷类抗生素（如卡那霉素、庆大霉素、妥布霉素）、顺铂类制剂、头孢类的耳毒性与肾毒性；当使用大剂量水杨酸盐类时本品可增加水杨酸盐类的毒性。

【给药剂量】充血性心力衰竭所致水肿、肝硬化腹腔积液，一次 5～40mg，每日 1 次；肾衰竭及肾脏疾病所致水肿，一次 20～100mg，每日 1 次。

【药代动力学参数】本品 80% 在肝脏代谢，20% 经肾脏排泄，消除半衰期（$t_{1/2\beta}$）为 3.5h，在健康成年人，轻至中度肾衰及充血性心力衰患者中的分布容积为 12～15L，肝硬化患者的分布容积大约加倍。老年人除有肾功能减退，肾清除率下降者外，一般与年轻受试者具有基本相似的药代动力学过程。失代偿性充血性心衰患者在使用托拉塞米后的肝、肾清除率均减少，血浆半衰期和 AUC 值增加，肾功能受损患者血浆总清除率和消除半衰期仍可保持在正常范围内，肝硬化患者的分布容积、血浆半衰期和肾脏清除率升高，但总清除率无变化。

【给药方式】静脉注射、静脉滴注。

【溶媒】5% 葡萄糖注射液、0.9% 氯化钠注射液。

【配液说明】用 5% 葡萄糖注射液或 0.9% 氯化钠注射液稀释后进行静脉输注。本品不应与其他药物混合使用。

【滴速】缓慢静脉注射，静脉滴注 2～3ml/min。

【成品输液稳定性】本品与 5% 葡萄糖注射液配伍后于 24℃ 下 72h 内保持稳定。

【配伍禁忌】脑蛋白水解物、青霉素。

布美他尼注射液

Bumetanide Injection

【成分】本品主要成分为布美他尼；辅料为氢氧化钠。

【分子式】$C_{17}H_{20}N_2O_5S$

【分子量】364.42

【药理作用】本品利尿作用为呋塞米的 20～60 倍，能抑制肾小管髓袢升支后壁段对 NaCl 的主动重吸收，抑制前列腺素的分解，使前列腺素 E_2 含量升高，从而扩张血管，增加肾血流量，但对肾小球的滤过率无影响。

【适应证】用于水肿性疾病、高血压、预防急性肾衰竭、高钾血症及高钙血症、稀释性低钠血症、抗利尿激素分泌过多症（SIADH）、急性药物或毒物中毒。

【不良反应】常见直立性低血压、休克、低钾血症、低氯血症、低氯性碱中毒、低钠血症、低钙血症、口渴、乏力、肌肉酸痛、心律失常等不良反应，耳鸣、听力障碍多见于大剂量静脉快速注射时，高钙血症时可引起肾结石。

【禁忌证】对本品以及磺胺药、噻嗪类利尿药过敏者禁用；妊娠 3 个月以内的孕妇禁用。

【药物相互作用】非甾体类消炎镇痛药、拟交感神经药物、抗惊厥药物、肾上腺糖盐皮质激素、促肾上腺皮质激素、雌激素能降低本品的利尿作用；本品与氯贝丁酯（安妥明）合用时，两药的作用均增强，可出现肌肉酸痛、强直；与多巴胺、饮酒及含乙醇制剂、可引起血压下降的药物合用，利尿作用加强，与巴比妥类药物、麻醉药物合用易引起直立性低血压，与治疗痛风的药物合用可使血尿酸升高，与两性霉素、头孢霉素、氨基糖苷类等抗生素合用，肾毒性和耳毒性增加，与抗组胺药物与合用时耳毒性增加，与锂合用肾毒性明显增加，与碳酸氢钠合用发生低氯性碱中毒机会增加，与水合氯醛合用可致出汗、面色潮红和血压升高，以上药物应尽量避免合用；本品能降低降血糖药、抗凝药物、抗纤溶药物的疗效，加强非去极化肌松药的作用。

【给药剂量】成人，治疗水肿性疾病或高血压，静脉注射起始 0.5 ~ 1mg，必要时每隔 2 ~ 3h 重复，最大剂量为每日 10mg；治疗急性肺水肿，静脉注射起始 1 ~ 2mg，必要时隔 20min 重复，也可 2 ~ 5mg 稀释后缓慢滴注（不短于 30 ~ 60min）。小儿，静脉注射一次按体重 0.01 ~ 0.02mg/kg，必要时 4 ~ 6h/次。

【药代动力学参数】静脉注射本品约 5min 开始利尿。达峰时间（t_{max}）为 30min，持效 2 ~ 4h；半衰期（$t_{1/2}$）约 1.5h，但水肿患者伴明显钠潴留时的各项时间均延长。本品部分在肝脏降解代谢，77% ~ 85% 经尿排泄，其中 45% 为原形，15% ~ 23% 由胆汁和粪便排泄。用药后 24h 内可排出服用量的 65%，48h 排出 80%。本品不被透析清除。

【给药方式】静脉注射、静脉滴注。

【溶媒】0.9% 氯化钠注射液。

【配液说明】本品 2 ~ 5mg 用 500ml 0.9% 氯化钠注射液溶解后静脉滴注。忌钠的水肿、心力衰竭患者可用 5% 葡萄糖注射液 500ml 稀释。

【滴速】静脉注射 2 ~ 4min，静脉滴注 0.5 ~ 1h。

【成品输液稳定性】布美他尼与 0.9% 氯化钠注射液或 5% 葡萄糖注射液配伍

后于 25℃ 下 8h 内保持稳定。

【配伍禁忌】阿米卡星、苄星青霉素钠、重组人脑利钠肽、酚磺乙胺氯化钠、10% 果糖注射液、5% 果糖注射液、果糖氯化钠注射液、甲氨蝶呤钠、硫酸奈替米星、硫酸庆大霉素、拉氧头孢钠、尼莫地平、奈西立肽、顺铂氯化钠、水解蛋白、妥布霉素氯化钠、头孢唑林、维生素 C、盐酸雷莫司琼、盐酸利托君、盐酸咪达唑仑、盐酸去甲万古霉素、卡铂、两性霉素 B、四环素、妥布霉素、盐酸肼屈嗪等。

第二节　其　他

醋酸去氨加压素注射液
Desmopressin Acetate Injection

【成分】本品主要成分为为醋酸去氨加压素；辅料为氯化钠、注射用水。

【分子式】$C_{46}H_{64}N_{14}O_{12}S_2 \cdot CH_3COOH$

【分子量】1129.35

【药理作用】本品所含去氨加压素，与天然激素精氨酸加压素的结构类似；它与精氨酸加压素的区别主要是对半胱氨酸作脱氨基处理和以 D – 精氨酸取代 L – 精氨酸，这些结构改变后，使临床剂量的去氨加压素的作用时间延长，而不产生加压的副作用。按 0.3μg/kg 静脉注射醋酸去氨加压素，使血浆中凝血因子 Ⅷ（Ⅷ:C）的活力增加 2~4 倍，该剂量也可缩短出血时间或使出血时间正常化。使用本品可避免因使用第Ⅻ因子制剂而导致人类免疫缺陷病毒（HIV）及肝炎病毒感染的危险。

【适应证】用于先天性或药物诱发的血小板功能障碍、尿毒症、肝硬化及不明病因所致出血时间延长的患者、对本品试验剂量呈阳性反应的轻度甲型血友病及血管性血友病的患者、中枢性尿崩症和肾尿液浓缩功能试验患者。

【不良反应】可见头痛、疲劳、血压一过性降低、反射性心动过速、面部潮红、胃痛、恶心、眩晕、情绪障碍等不良反应。

【禁忌证】习惯性及精神性烦渴症者、不稳定性心绞痛患者、代偿失调的心功能不全患者、ⅡB 型血管性血友病的患者、需服用利尿剂的其他疾病患者禁用。

【药物相互作用】本品与一些可引起释放抗利尿激素的药物如三环类抗抑郁

剂、氯丙嗪、卡马西平等合用可增加抗利尿作用和水潴留的危险；吲哚美辛（消炎痛）会加强患者对本品的反应，但不会影响药效的持续时间。

【给药剂量】控制出血或手术前预防出血，按 0.3μg/kg 的剂量静脉滴注，若效果显著，可间隔时间为 6~12h 重复给药 1~2 次，若再次重复给药可能会降低疗效；中枢性尿崩症，成人每次 1~4μg，每日 1~2 次，一岁以上儿童每次 0.1~1μg，每天 1~2 次，由于一岁以下儿童的用药经验有限，建议首剂量为 0.05μg，然后根据患者的尿量和电解质状态进行调整。

【药代动力学参数】按 0.3μg/kg 给药后，血浆达峰浓度（C_{max}）约在 60min，平均值约为 600pg/ml。血浆半衰期（$t_{1/2}$）在 3~4h 之间，凝血效用依据Ⅷ:C 的血浆半衰期（$t_{1/2}$），大约 8~12h。皮下注射的生物利用度约为静脉注射生物利用度的 85%。本品静脉给药 2~4μg，抗利尿作用可达 5~20h。

【给药方式】静脉滴注。

【溶媒】0.9% 氯化钠注射液。

【配液说明】按 0.3μg/kg 的剂量，用 0.9% 氯化钠注射液稀释到 50~100ml。

【滴速】静脉滴注 50~100ml，15~30min。

【成品输液稳定性】本品在强光、高温、强酸、强碱环境中不稳定，易发生降解。

【配伍禁忌】50/50 混合人胰岛素、精蛋白锌重组人胰岛素、门冬胰岛素、生物合成人胰岛素。

（白万军　李宵）

第八章　生殖系统药物

缩宫素注射液
Oxytocin Injection

【成分】本品主要成分为猪或牛的脑垂体后叶中提取或化学合成的九肽；辅料为注射用水。

【分子式】$C_{43}H_{66}N_{12}O_{12}S_2$

【分子量】1007.19

【药理作用】本品为多肽类激素子宫收缩药，能刺激子宫平滑肌收缩，模拟正常分娩的子宫收缩作用，导致子宫颈扩张，子宫对缩宫素的反应在妊娠过程中逐渐增加，足月时达高峰，能刺激乳腺的平滑肌收缩，有助于乳汁自乳房排出，但并不增加乳腺的乳汁分泌量。

【适应证】用于引产、催产、产后及流产后因宫缩无力或缩复不良而引起的子宫出血，了解胎盘储备功能（催产素激惹试验）。

【不良反应】偶有恶心、呕吐、心率增快或心律失常、过敏反应、皮疹、面部潮红或苍白、心悸、胸闷、腹痛、过敏性休克、水潴留等不良反应。新生儿可出现低钠血症、惊厥。静脉注射后可能形成血栓。

【禁忌证】骨盆过窄、产道受阻、明显头盆不称及胎位异常、有剖腹产史、子宫肌瘤剔除术史者及脐带先露或脱垂、前置胎盘、胎儿窘迫、宫缩过强、子宫收缩乏力长期用药无效、产前出血、多胎妊娠、子宫过大、严重的妊娠高血压综合征患者禁用。

【药物相互作用】环丙烷等碳氢化合物吸入全麻时，使用本品可导致产妇出现低血压，窦性心动过缓或（和）房室节律失常；恩氟烷浓度 >1.5%，氟烷浓度 >1.0% 吸入全麻时，子宫对缩宫素的效应减弱，恩氟烷浓度 >3.0% 可消除反应，并可导致子宫出血；其他宫缩药与本品合用可使子宫张力过高，产生子宫破裂或宫颈撕裂。

【给药剂量】引产或催产，每次 2.5~5U；控制产后出血，每次 5~10U。

【药代动力学参数】静脉滴注时立即起效，15～60min 内子宫收缩的频率与强度逐渐增加，然后稳定，滴注完毕后 20min，其效应逐渐减退。本品经肝、肾代谢，经肾排泄，极少量是原形物，半衰期（$t_{1/2}$）一般为 1～6min。

【给药方式】静脉滴注。

【溶媒】5% 葡萄糖注射液、0.9% 氯化钠注射液。

【配液说明】引产或催产：静脉滴注，一次加入 5% 葡萄糖注射液 500ml 稀释后缓慢静脉滴注。

【滴速】0.5～1.5ml/min，开始时须慢滴，以 0.4～0.5ml/min 为宜，根据宫缩和胎儿情况随时调节。最快不超过 0.02U/min，通常为 0.002～0.005U/min。如静脉滴注太快，可使子宫收缩强直，而致胎死宫内、胎盘早期剥离或子宫破裂。

【成品输液稳定性】缩宫素注射液与 5% 葡萄糖注射液配伍后于室温下至少 6h 内保持稳定。

【配伍禁忌】氨茶碱、苄星青霉素、地西泮、甲硫酸新斯的明、硫酸庆大霉素、硫酸鱼精蛋白、泮托拉唑钠、去甲肾上腺素、青霉素钾、阿糖胞苷、长春新碱、硫酸奈替米星、硫酸特布他林、盐酸去甲肾上腺素、盐酸去氧肾上腺素、头孢噻肟钠。

盐酸利托君注射液

Ritodrine Hydrochloride Injection

【成分】本品主要成分为盐酸利托君。

【分子式】$C_{17}H_{21}NO_3 \cdot HCl$

【分子量】323.82

【药理作用】本品为 β_2 肾上腺素受体激动剂，可激动子宫平滑肌中的 β_2 受体，抑制子宫平滑肌的收缩频率和强度，减少子宫的活动而延长妊娠期，本品可使腺苷酸环化酶的活性增强（cAMP 增多）而产生保胎作用。临床用于延长孕期，防止早产。

【适应证】用于预防妊娠 20 周以后的早产。目前本品用于子宫颈开口大于 4cm 或开全 80% 以上时的有效性和安全性尚未确立。

【不良反应】可见母亲和胎儿心率增快（分别平均为 130 次/分和 164 次/分）、血压升高、心悸、心动过速、胸闷、胸痛、面红、发汗、心律失常、震颤、恶心、呕吐、头痛、神经过敏、心烦意乱、焦虑不适、红斑、皮疹等不良反应，罕见肺水肿、肺水肿合并心功能不全、白细胞减少、粒细胞缺乏、横纹肌溶解症、过敏性休克、呼吸困难、溶血性黄疸、肝功能损害等严重不良反应，严重者应中断治疗。

【禁忌证】妊娠不足 20 周的孕妇禁用；延长妊娠对孕妇和胎儿构成危险的情况禁用，包括：分娩前任何原因的大出血（特别是前置胎盘及胎盘剥落）、子痫及严重的先兆子痫、胎死腹中、绒毛膜羊膜炎、孕妇有心脏病及危及心脏功能的情况、肺性高血压、孕妇甲状腺功能亢进、未控制的糖尿病患者、重度高血压、对本品中任何成分过敏者。

【药物相互作用】本品避免与 β 受体激动剂和抑制剂同时使用；本品与皮质类激素合用可致肺水肿；本品与硫酸镁、二氮嗪、哌替啶、强效麻醉剂药物合用可加重对心血管的影响，特别是心律失常或低血压；本品与副交感神经阻滞剂如阿托品合用可导致高血压，与外科使用的麻醉剂合用应考虑对低血压患者的影响可能被加强。

【给药剂量】每次 100mg，每日 1 次。

【药代动力学参数】以 0.15mg/min 静脉滴注盐酸利托君注射液 1h，最高血药浓度 32~52ng/ml，分布半衰期（$t_{1/2}$）为 6~9min，消除半衰期（$t_{1/2}$）为 1.7~2.6h，90% 的盐酸利托君在 24h 内由尿液排出。药物能透过胎盘到达胎儿血液循环。

【给药方式】静脉滴注。

【溶媒】5% 葡萄糖注射液、0.9% 氯化钠注射液。

【配液说明】取本品 2 支共 100mg 用静脉滴注溶液 500ml 稀释为 100mg/500ml（0.2mg/ml）的溶液；输注液应用 5% 葡萄糖注射液，对糖尿病患者可用 0.9% 氯化钠注射液稀释。

【滴速】静脉滴注时应保持左侧卧姿势，以减少低血压危险。密切观察滴注速度，使用可控制的输注装置或调整分钟滴数。开始时应控制滴速使剂量为 0.05mg/min（0.25ml/min），每 10min 增加 0.05mg/min（即 0.25ml/min），直至达到预期效果，通常保持在 0.15~0.35mg/min（0.75~1.75ml/min），待宫缩停止，继续输注至少 12~18h。

【成品输液稳定性】配制的输注液变色、有沉淀物和颗粒或配制超过 48h 不得使用。

【配伍禁忌】艾司洛尔、布美他尼、呋塞米、高血糖素、硫酸异丙肾上腺素、重组胰高血糖素、依他尼酸钠等。

（白万军　王祁民　李宵）

第九章 激素及其有关药物

地塞米松磷酸钠注射液
Dexamethasone Sodium Phosphate Injection

【成分】本品主要成分为地塞米松磷酸钠；辅料为丙二醇、磷酸氢二钠、依地酸二钠。

【分子式】$C_{22}H_{28}FNa_2O_8P$

【分子量】516.41

【药理作用】肾上腺皮质激素类药。具有抗炎、抗过敏、抗风湿、免疫抑制作用，其作用机制为：①抗炎作用。本品减轻和防止组织对炎症的反应，从而减轻炎症的表现。能够抑制炎症细胞，包括巨噬细胞和白细胞在炎症部位的集聚，并抑制吞噬作用、溶酶体酶的释放以及炎症化学中介物的合成和释放。②免疫抑制作用。包括防止或抑制细胞介导的免疫反应，延迟性的过敏反应，减少T淋巴细胞、单核细胞、嗜酸性粒细胞的数目，降低免疫球蛋白与细胞表面受体的结合能力，并抑制白介素的合成与释放，从而降低T淋巴细胞向淋巴母细胞转化，并减轻原发免疫反应的扩展。本品还降低免疫复核物通过基底膜，并能减少补体成分及免疫球蛋白的浓度。

【适应证】主要用于过敏性与自身免疫性炎症性疾病。多用于结缔组织病、活动性风湿病、类风湿性关节炎、红斑狼疮、严重支气管哮喘、严重皮炎、溃疡性结肠炎、急性白血病等，也用于某些严重感染及中毒、恶性淋巴瘤的综合治疗。

【不良反应】①长程使用可引起以下不良反应：医源性库欣综合征面容和体态、体重增加、下肢水肿、紫纹、易出血倾向、创口愈合不良、痤疮、月经紊乱、肱或股骨头缺血性坏死、骨质疏松及骨折（包括脊椎压缩性骨折、长骨病理性骨折）、肌无力、肌萎缩、低血钾综合征、胃肠道刺激（恶心、呕吐）、胰腺炎、消化性溃疡或穿孔、儿童生长受到抑制、青光眼、白内障、良性颅内压升高综合征、糖耐量减退和糖尿病加重。②患者可出现一些精神改变如欣快感、激动、谵妄、不安、定向力障碍等；可并发感染；可出现糖皮质激素停药综合征。

【禁忌证】对本品及肾上腺皮质激素类药物有过敏史患者禁用，特殊情况下权衡利弊使用，注意病情恶化的可能：高血压、血栓症、胃与十二指肠溃疡、精神病、电解质代谢异常、心肌梗死、内脏手术、青光眼等患者一般不宜使用。

【药物相互作用】①与巴比妥类、苯妥因、利福平同服，本品代谢促进作用减弱。②与水杨酸类药合用，增加其毒性。③可减弱抗凝血剂、口服降糖药作用，应调整剂量。

【给药剂量】一般剂量静脉注射每次 2～20mg；静脉滴注时，应以 5% 葡萄糖注射液稀释，可 2～6h 重复给药至病情稳定，但大剂量连续给药一般不超过 72h。还可用于缓解恶性肿瘤所致的脑水肿，首剂静脉推注 10mg，随后每 6h 肌内注射 4mg，一般 12～24h 患者可有所好转，2～4 天后逐渐减量，5～7 天停药。对不宜手术的脑肿瘤，首剂可静脉推注 50mg，以后每 2h 重复给予 8mg，数天后再减至每天 2mg，分 2～3 次静脉给予。

【药代动力学参数】肌内注射本品于 1h 达血药峰浓度。本品血浆蛋白结合率较其他皮质激素类药物低。

【给药方式】静脉注射、静脉滴注。

【溶媒】5% 葡萄糖注射液、10% 葡萄糖注射液、葡萄糖氯化钠注射液。

【配液说明】静脉注射：2～20mg 稀释于 5% 葡萄糖注射液 5～20ml；静脉滴注：2～20mg 稀释于 5%/10% 葡萄糖注射液 100～250ml。

【滴速】静脉注射：2～4min；静脉滴注：0.25～0.5h。

【成品输液稳定性】地塞米松与 5% 葡萄糖注射液配伍，在 PVC（聚氯乙烯）容器中测试，24℃放置避光贮藏 14 日，经 HPLC（高压液相色谱法）分析，药物没有损失。地塞米松与 10% 葡萄糖注射液混合后 4h 内，无外观及物理性质改变。地塞米松与葡萄糖氯化钠注射液混合后 4h 内，无外观及物理性质改变。

【配伍禁忌】氨苄西林、氨力农、替硝唑、头孢匹胺钠、美罗培南、去甲万古霉素、环丙沙星、格拉司琼、华法林、泮托拉唑等。

注射用氢化可的松琥珀酸钠
Hydrocortisone Sodium Succinate for Injection

【成分】本品主要成分为氢化可的松琥珀酸钠；辅料为磷酸二氢钠、磷酸氢二钠、氢氧化钠。

【分子式】$C_{25}H_{33}NaO_8$

【分子量】484.52

【药理作用】肾上腺皮质激素类药。本品是氢化可的松的盐类化合物，具有抗炎、抗过敏和抑制免疫等多种药理作用。

【适应证】用于抢救危重患者如中毒性感染、过敏性休克、严重的肾上腺皮质功能减退症、结缔组织病、严重的支气管哮喘等过敏性疾病，并可用于预防和治疗移植物急性排斥反应。

【不良反应】①长程使用可引起以下副作用：医源性库欣综合征面容和体态、体重增加、下肢水肿、紫纹、易出血倾向、创口愈合不良、痤疮、月经紊乱、肱或股骨头缺血性坏死、骨质疏松或骨折（包括脊椎压缩性骨折、长骨病理性骨折）、肌无力、肌萎缩、低血钾综合征、胃肠道刺激（恶心、呕吐）、胰腺炎、消化性溃疡或穿孔、儿童生长受到抑制、青光眼、白内障、良性颅内压升高综合征、糖耐量减退和糖尿病加重；②患者可出现精神改变；并发感染；下丘脑－垂体－肾上腺轴受到抑制；过敏反应等。

【禁忌证】严重的精神病（过去或现在）和癫痫，活动性消化性溃疡病，新近胃肠吻合手术，骨折，创伤修复期，角膜溃疡，肾上腺皮质功能亢进症，高血压，糖尿病，孕妇，抗菌药物不能控制的感染如水痘、麻疹、霉菌感染、较重的骨质疏松等。

【药物相互作用】与非甾体消炎镇痛药合用可加强其致溃疡作用；可增强对乙酰氨基酚的肝毒性；与两性霉素 B 或碳酸酐酶抑制剂合用时，可加重低钾血症，长期与碳酸酐酶抑制剂合用，易发生低血钙和骨质疏松；与蛋白质同化激素合用，可增加水肿的发生率，使痤疮加重；与抗胆碱能药（如阿托品）长期合用，可致眼压增高；三环类抗抑郁药可使其引起的精神症状加重；与降糖药如胰岛素合用时，因可使糖尿病患者血糖升高，应适当调整降糖药剂量；甲状腺激素可使其代谢清除率增加，故甲状腺激素或抗甲状腺药与其合用时，应适当调整后者的剂量；与强心苷合用，可增加洋地黄毒性及心律紊乱的发生；与排钾利尿药合用，可致严重低血钾，并由于水钠潴留而减弱利尿药的排钠利尿效应；与麻黄碱合用，可增强其代谢清除；与免疫抑制剂合用，可增加感染的危险性，并可能诱发淋巴瘤或其他淋巴细胞增生性疾病。

【给药剂量】静脉注射：用于治疗成人肾上腺皮质功能减退及垂体前叶功能减退危象，严重过敏反应，哮喘持续状态、休克，每次游离型 100mg 或氢化可的松琥珀酸钠 135mg 静脉滴注，可用至每日 300mg，疗程不超过 3～5 日。

【药代动力学参数】本品为水溶性制剂，可用于静脉注射或作为迅速吸收的肌内注射剂而迅速发挥作用，其 $t_{1/2}$ 约为 100min，血中 90% 以上的氢化可的松与血浆蛋白相结合。本品主要经肝脏代谢，转化为四氢可的松和四氢氢化可的松，大多数代谢产物结合成葡萄糖醛酸酯，极少量以原形经尿排泄。

【给药方式】静脉注射、静脉滴注。

【溶媒】5% 葡萄糖注射液、0.9% 氯化钠注射液。

【配液说明】临用前，以 0.9% 氯化钠注射液或 5% 葡萄糖注射液 100 ~ 250ml 稀释后使用。

【滴速】静脉注射：3 ~ 5min；静脉滴注：20 ~ 40min。

【成品输液稳定性】本品与 5% 葡萄糖注射液在玻璃容器和 PVC（聚氯乙烯）容器中配伍，5℃ 放置 24h，药物效价保持不变；与 5% 葡萄糖注射液配伍，药物效价 48h 保持不变。

【配伍禁忌】氨苄西林、阿莫西林、氨甲苯酸、地高辛、洛贝林、去甲万古霉素、环丙沙星、华法林、泮托拉唑等。

注射用甲泼尼龙琥珀酸钠

Methylprednisolone Sodium Succinate for Injection

【成分】本品主要成分为甲泼尼龙琥珀酸钠；辅料为一水磷酸二氢钠、磷酸氢二钠。

【分子式】$C_{26}H_{33}NaO_8$

【分子量】496.53

【药理作用】本品为可供静脉及肌内注射用的甲泼尼龙，是一种合成的糖皮质激素。这种高浓度的水溶液特别适用于需用作用强、起效快的激素治疗的疾病状态。甲泼尼龙具有很强的抗炎、免疫抑制及抗过敏活性。

糖皮质激素扩散透过细胞膜，并与胞浆内特定的受体相结合。此结合物随后进入细胞核内与 DNA（染色体）结合，启动信使核糖核酸（mRNA）的转录，继而合成各种酶蛋白，糖皮质激素最终靠这些酶发挥其多种全身作用。糖皮质激素不仅对炎症和免疫过程有重要作用，而且影响碳水化合物、蛋白质和脂肪代谢，并且对心血管系统、骨骼肌肉系统及中枢神经系统也有作用。

【适应证】除非用于某些内分泌疾病的替代治疗，糖皮质激素仅仅是一种对症治疗的药物。抗感染治疗；免疫抑制治疗；治疗血液疾病及肿瘤；治疗休克；其他：①神经系统；②与适当的抗结核化疗法合用，用于伴有蛛网膜下隙阻塞或趋于阻塞的结核性脑膜炎；③累及神经或心肌的旋毛虫病；④预防癌症化疗引起的恶心、呕吐；⑤内分泌失调；⑥先天性肾上腺增生；⑦非化脓性甲状腺炎；⑧癌症引起的高钙血症。

【不良反应】糖皮质激素在应用生理剂量替代治疗时无明显不良反应，不良反应多发生在应用药理剂量时，而且与疗程、剂量、用药种类、用法及给药途径等有密切关系。常见不良反应有以下几类：①医源性库欣综合征面容和体态、体重增加、下肢水肿、紫纹、易出血倾向、创口愈合不良、痤疮、月经紊乱、肱或股骨头缺血性坏死、骨质疏松或骨折（包括脊椎压缩性骨折、长骨病理性骨折）、肌无力、肌萎缩、低钾血症、胃肠道刺激（恶心、呕吐）、胰腺炎、消化性溃疡或穿孔、儿童生长受到抑制、青光眼、白内障、良性颅内压升高综合征、糖耐量减退和糖尿病加重。②患者可出现精神改变；并发感染；下丘脑 – 垂体 – 肾上腺轴受到抑制；过敏反应等。

【禁忌证】①全身性霉菌感染的患者；②已知对甲泼尼龙或者配方中的任何成分过敏者的患者；③鞘内注射途径给药的使用。④禁止对正在接受皮质类固醇类免疫抑制剂量治疗的患者使用活疫苗或减毒活疫苗。⑤特殊危险人群，对属于下列特殊危险人群的患者应采取严密的医疗监护并应尽可能缩短疗程：儿童；糖尿病患者；高血压患者；有精神病史者；有明显症状的某些感染性疾病，如结核病；有明显症状的某些病毒性疾病，如波及眼部的疱疹及带状疱疹。为避免相容性和稳定性问题，应尽可能将本品与其他药物分开给药。

【药物相互作用】甲泼尼龙是细胞色素 P450 酶（CYP）的底物，其主要经 CYP3A4 酶代谢。CYP3A4 抑制剂抑制 CYP3A4 活性的药物，通常降低肝脏清除，并增加 CYP3A4 底物药物的血浆浓度，例如甲泼尼龙。由于 CYP3A4 抑制剂的存在，可能需要调整甲泼尼龙的剂量，以避免类固醇毒性。CYP3A4 诱导剂即诱导 CYP3A4 活性的药物通常增加肝脏清除，导致 CYP3A4 底物药物的血浆浓度降低。同时服用可能需要增加甲泼尼龙的剂量，以达到预期的效果。CYP3A4 底物由于另一个 CYP3A4 底物的存在，甲泼尼龙的肝脏清除可能受到抑制或者诱导，需要调整相应的剂量。使用任一种药物引起的不良反应可能在两种药物同时使用时更容易发生。

【给药剂量】静脉滴注或静脉注射，每次 10 ~ 40mg，最大剂量可用至 30mg/kg，必要时 4h 可重复用药。

【药代动力学参数】甲泼尼龙的药代动力学呈线性，不受给药途径的影响。采用高效液相色谱分析方法测定甲泼尼龙的血浆浓度。给药后 1h 达到平均峰浓度 454ng/ml。给药后 12h，甲泼尼龙的血浆浓度下降至 31.9ng/ml，给药后 18h

检测不到甲泼尼龙。甲泼尼龙广泛地分布到组织中，穿过血－脑屏障，可经乳汁分泌。甲泼尼龙的人血浆蛋白结合率约为 77%。甲泼尼龙经人肝脏代谢为无活性的代谢产物，其中主要有 20α－羟基甲泼尼龙和 20β－羟基甲泼尼龙。在肝脏主要通过 CYP3A4 代谢。总甲泼尼龙的平均消除半衰期在 1.8～5.2h，其表观分布容积约为 1.4ml/kg，总清除率为 5～6ml/（min·kg）。与许多 CYP3A4 底物类似，甲泼尼龙也可能是三磷酸腺苷结合盒（ABC）转运蛋白 P－糖蛋白的底物，影响组织分布以及与其他药物的相互作用。对于肾功能衰竭的患者不需要调整剂量。甲泼尼龙可经血透析。

【给药方式】静脉注射、静脉滴注。

【溶媒】5%/10% 葡萄糖注射液，0.9% 氯化钠注射液。

【配液说明】静脉注射：10～40mg 溶于 25% 葡萄糖注射液 10ml；静脉滴注：800～1000mg 溶于 5%/10% 葡萄糖注射液 250～500ml 或 0.9% 氯化钠注射液50～100ml。

【滴速】静脉给药速度勿少于 30min。大剂量冲击治疗、红斑狼疮和肾炎性狼疮静脉滴注 1h 以上，大剂量静脉注射时速度不应过快。

【成品输液稳定性】甲泼尼龙琥珀酸钠与 10% 葡萄糖混合后 4h 内，无外观及物理性质改变。本品与 5% 葡萄糖注射液或 0.9% 氯化钠注射液配伍，24h 内可用。

【配伍禁忌】氨苄西林、氟康唑、昂丹司琼、伊曲康唑、阿糖胞苷、地高辛、头孢西丁、去甲万古霉素、环丙沙星、华法林、泮托拉唑等。

氢化泼尼松注射液
Hydroprednisone Injection

【成分】本品主要成分为氢化泼尼松；辅料为丙二醇、乙醇。

【分子式】$C_{21}H_{28}O_5$

【分子量】360.45

【药理作用】糖皮质激素减轻和防止组织对炎症的反应，从而减轻炎症的表现。本品可防止或抑制细胞介导的免疫反应，迟钝性的过敏反应，并减轻原发免疫反应的扩展。糖皮质激素能对抗细菌内毒素对机体的刺激反应，减轻细胞损伤，发挥保护机体的作用。

【适应证】主要用于过敏性与自身免疫性炎症性疾病，胶源性疾病，如风湿病、类风湿性关节炎、红斑狼疮、严重支气管哮喘、肾病综合征、血小板减少性紫癜、粒细胞减少症、急性淋巴细胞性白血病、肾上腺皮质功能减退症、剥脱性皮炎、天疱疮、神经性皮炎、湿疹。

【不良反应】①长期使用可引起以下副作用：医源性库欣综合征面容和体态、体重增加、下肢水肿、皮肤紫纹、易出血倾向、创口愈合不良、痤疮、月经紊乱、肱或股骨头缺血性坏死、骨质疏松及骨折（包括脊椎压缩性骨折、长骨病理性骨折）、肌无力、肌萎缩、低血钾综合征、胃肠道刺激（恶心、呕吐）、胰腺炎、消化性溃疡或穿孔、儿童生长受到抑制、青光眼、白内障、良性颅内压升高综合征、糖耐量减退和糖尿病加重。②患者可出现精神改变；并发感染；下丘脑 – 垂体 – 肾上腺轴受到抑制；过敏反应等。

【禁忌证】①对本品及其他甾体激素过敏者禁用。②孕妇及哺乳期妇女禁用。

【药物相互作用】非甾体消炎镇痛药可加强其致溃疡作用；可增强对乙酰氨基酚的肝毒性；与两性霉素 B 或碳酸酐酶抑制剂合用时，可加重低钾血症，长期与碳酸酐酶抑制剂合用，易发生低血钙和骨质疏松；与蛋白质同化激素合用，可增加水肿的发生率，使痤疮加重；与抗胆碱能药（如阿托品）长期合用，可致眼压增高；三环类抗抑郁药可使其引起的精神症状加重；与降糖药如胰岛素合用时，因可使糖尿病患者血糖升高，应适当调整降糖药剂量；甲状腺激素可使其代谢清除率增加，故甲状腺激素或抗甲状腺药与其合用时，应适当调整后者的剂量；与强心苷合用，可增加洋地黄毒性及心律失常的发生；与排钾利尿药合用，可致严重低血钾，并由于水钠潴留而减弱利尿药的排钠利尿效应；与麻黄碱合用，可增强其代谢清除；与免疫抑制剂合用，可增加感染的危险性，并可能诱发淋巴瘤或其他淋巴细胞增生性疾病。

【给药剂量】静脉滴注，一次 10～20mg，加入 5% 葡萄糖注射液 500ml 中滴注。

【药代动力学参数】本品不溶于水。制成稀乙醇溶液（50%）后，可稀释后用于静脉滴注，半衰期（$t_{1/2}$）为 2～3h。在血中本品大部分与血浆蛋白结合（但结合率低于氢化可的松），游离型和结合型代谢物自尿中排出，部分以原型排出，小部分可经乳汁排出。

【给药方式】静脉滴注、静脉注射。

【溶媒】5% 葡萄糖注射液、10% 葡萄糖注射液。

【配液说明】10～20mg 氢化泼尼松注射液加入 5% 葡萄糖注射液 500ml 中静脉滴注。

【滴速】2～3ml/min。

【成品输液稳定性】20～40mg 氢化泼尼松注射液与 250ml 5％葡萄糖注射液配伍后，室温下 8h 内稳定。

【配伍禁忌】草酸麻黄素、氨苄西林、肝素钠、氨甲苯酸、碘佛醇、美洛西林、去甲肾上腺素、氧氟沙星、多巴胺、维拉帕米等。

（刘洪涛　李倩）

第十章　免疫调节药

注射用复合辅酶
Coenzyme Complex for Injection

【成分】本品主要成分为辅酶 A、辅酶 I、还原型谷胱甘肽等生物活性物质，其活性成分来源于酵母；辅料为甘露醇、葡萄糖酸钙、盐酸半胱氨酸。

【药理作用】本品为以新鲜食用酵母为原料提取精制所得的多种辅酶和生物活性物质的复合物。其中辅酶 A、辅酶 I、还原型谷胱甘肽等成分大都是人体内乙酰化反应、氧化还原反应、转甲基反应和能量代谢的重要酶的辅酶，对体内糖、蛋白质、脂肪及能量代谢起着重要作用，在糖酵解、三羧酸循环、脂肪酸 β 氧化、肝糖原的合成和分解、乙酰胆碱的合成、组织呼吸、能量转移、保肝解毒、抗放射（辐射）作用等方面，均密切相关。由于细胞内的大多数生化反应都是连续的多步骤的反应或链式反应环，反应的完成需要多种辅酶和相关活性物质的参与，因此这些辅酶的同时存在，可相互补充和协调，共同调控和保证机体代谢全过程的顺利进行，维持或恢复细胞的正常功能。

【适应证】用于急、慢性肝炎，原发性血小板减少性紫癜，化、放疗所引起的白细胞和血小板降低；对冠状动脉硬化、慢性动脉炎、心肌梗死、肾功能不全引起的少尿、尿毒症等有一定的辅助治疗作用。

【不良反应】静脉注射速度过快可引起短时低血压、眩晕、颜面潮红、胸闷、气促。

【禁忌证】①对本品过敏者禁用。②孕妇禁用。③脑出血初期患者禁用。④房室传导阻滞患者禁用。

【给药剂量】静脉滴注：一次 1~2 支，加入 5% 葡萄糖注射液内稀释后静脉滴注。一日 1~2 次或隔日 1 次，严重消耗性疾病、肿瘤患者遵医嘱酌情加量。

【给药方式】静脉滴注。

【溶媒】5% 葡萄糖注射液。

【配液说明】一次 1～2 支复合辅酶（规格为辅酶 A 200U，辅酶 I 0.2mg），加入 5% 葡萄糖注射液内稀释后静脉滴注。

【滴速】2～3ml/min。

【配伍禁忌】长春新碱、地塞米松、阿糖胞苷、氟尿嘧啶、间羟胺、氯丙嗪、麦角新碱、氢化可的松琥珀酸钠。

注射用甘露聚糖肽
Mannatide for Injection

【成分】本品主要成分为 α-甘露聚糖肽；辅料为甘露醇。

【结构式】(Man)$_n$-GlcNAc- GlcNAc-Asn-X-Ser (Thr)

【分子量】平均为 30000～60000

【药理作用】本品能在体外抑制 S-180、艾氏腹腔积液癌和人舌鳞状细胞癌 Tca8113 等细胞株的 DNA 和 RNA6 的合成和葡萄糖代谢；在动物体内能抑制艾氏腹腔积液癌和 S-180 肉瘤、HePA 肝癌腹腔积液瘤的生长（抑瘤率 63%），能提升外周白细胞、增强网状内皮系统吞噬功能，活化巨噬细胞及淋巴细胞，诱导胸腺淋巴细胞产生活性物质，改善和增加机体免疫功能和应激能力。

【适应证】用于恶性肿瘤放、化疗中改善免疫功能低下的辅助治疗。

【不良反应】过敏反应：瘙痒、皮疹、红斑、风团、寒战、发烧、严重时可引起过敏性休克；呼吸系统：胸闷、呼吸困难，有发生呼吸骤停的报告；注射局部疼痛。

【禁忌证】对本品过敏者、风湿性心脏病、支气管哮喘、气管炎患者禁用，高敏体质者禁用。

【给药剂量】静脉滴注：一次 5～10mg（1～2 支），加入 100ml 生理盐水中静脉滴注，每日一次，7 日为一疗程。

【给药方式】静脉滴注。

【溶媒】5% 葡萄糖注射液、0.9% 氯化钠注射液。

【配液说明】注射用甘露聚糖肽静脉滴注时，用 5% 葡萄糖 250ml 溶解稀释成 0.01～0.04mg/ml 的溶液。

【滴速】2～3ml/min。

【配伍禁忌】本品与常用中药注射液配伍，对 pH 和外观存在影响，同时紫外检测含量变化较大，因此建议临床上将二者间隔使用，以确保安全性。

注射用胸腺五肽
Thymopentin for Injection

【成分】本品主要成分为胸腺五肽；辅料为甘露醇、磷酸二氢钠、磷酸氢二钠。

【分子式】$C_{30}H_{49}N_9O_9$

【分子量】679.77

【药理作用】本品为免疫调节药物，具有诱导 T 细胞分化、促进 T 淋巴细胞亚群发育、成熟并活化的功能，并能调节 T 淋巴细胞亚群的比例，使其趋于正常。在机体中，胸腺五肽通过提高 cAMP 水平，促进 T 细胞分化，并与 T 细胞特异受体结合，使细胞内 GMP 水平提高，从而诱发一系列胞内反应，起到调节机体免疫功能的作用。

【适应证】恶性肿瘤患者因放疗、化疗所致的免疫功能低下；用于 18 岁以上的慢性乙型肝炎患者；各种原发性或继发性 T 细胞缺陷病；某些自身免疫性疾病；各种细胞免疫功能低下的疾病；肿瘤的辅助治疗。

【不良反应】个别可见恶心、发热、头晕、胸闷、无力等不良反应，少数患者偶有嗜睡感；慢性乙型肝炎患者使用时可能 ALT 水平短暂上升，如无肝衰竭预兆出现，仍可继续使用本品。

【禁忌证】对本品有过敏反应者或器官移植初期需免疫抑制者禁用。

【药物相互作用】本品与许多常用药物合并使用，其中包括干扰素、消炎药、抗生素、激素、镇痛药、降压药、利尿药、治疗心血管疾病的药物、中枢神经系统药物、避孕药，没有任何干扰现象出现。与干扰素合用，对于改善免疫功能有协同作用。

【给药剂量】肌内注射或皮下注射。资料报道本品每天可以用到 50mg 的剂量。国内尚无此大剂量使用本品的安全性和有效性资料。

【药代动力学参数】本品在人血浆中很快由蛋白酶和氨肽酶降解，半衰期约为 30s，而在腹腔存留时间比血浆长，可达 3.5~7min，人唾液中 10min 后能保留 25% 不被降解。尽管胸腺五肽代谢较快，但单次注射后它很快作用于靶细胞，通过第二信使作用，能使体内效应维持数天至数周。

【给药方式】静脉滴注。

【溶媒】0.9% 氯化钠注射液。

【配液说明】胸腺五肽一次 1mg，溶于 250ml 0.9% 氯化钠注射液中静脉慢速单独滴注。

【滴速】2~3ml/min。

脱氧核苷酸钠注射液
Sodium Deoxyribonucleotide Injection

【成分】本品为复方制剂，其组分为脱氧核糖胞嘧啶核苷酸、脱氧核糖腺嘌呤核苷酸、脱氧核糖胸腺嘧啶核苷酸及脱氧核糖鸟嘌呤核苷酸钠盐。

【药理作用】本品是一种具有遗传特性的化学物质，与蛋白质相结合成核蛋白，为生物体的基本物质。它在个体的生长、繁殖、遗传、变异等生理生化功能方面起着重要作用，通过核糖核酸（RNA）控制蛋白质的合成，尤其对某些关键性酶蛋白的合成，起协调体内的一系列代谢作用。因此有促进细胞生长、增强细胞活力的功能，以及改变机体代谢的作用。

【适应证】用于急、慢性肝炎，白细胞减少症，血小板减少症及再生障碍性贫血等的辅助治疗。

【不良反应】偶有一过性血压下降。

【禁忌证】对本品过敏者禁用。

【给药剂量】静脉滴注一次 50~150mg，一日 1 次，30 天为一疗程。将本品加入到 250ml 的 5% 葡萄糖注射液中。

【给药方式】静脉滴注。

【溶媒】5% 葡萄糖注射液。

【配液说明】脱氧核苷酸钠一次 50~150mg，加至 250ml 5% 葡萄糖注射液中，缓慢滴注。

【滴速】缓慢滴注，2ml/min。

薄芝糖肽注射液
Bozhi Glycopeptide Injection

【成分】本品由 GC₁ 菌株经液体发酵培养法制得的灵芝属薄树芝 *Ganoderma capense*（Lloyd）Teng 干燥菌丝体粉末中提取制得的灭菌水溶液。其组分为多糖和多肽。

【药理作用】本品具有调节机体免疫功能的作用，对机体非特异性免疫、体液免疫及细胞免疫等均有促进作用；具有抗氧化作用，清除氧自由基；此外，尚有促进核酸、蛋白质生物合成等作用。

【适应证】用于进行性肌营养不良、萎缩性肌强直，以及前庭功能障碍、高血压等引起的眩晕和自主神经功能紊乱、癫痫、失眠等症。亦可用于肿瘤、肝炎的辅助治疗。

【不良反应】偶有发热、皮疹等。

【药物相互作用】本品能加强利血平、氯丙嗪的中枢镇静作用，拮抗苯丙胺的中枢兴奋作用，延长戊巴比妥钠和巴比妥钠的睡眠时间，加强戊巴比妥钠阈下剂量的睡眠作用。

【禁忌证】对本品有过敏反应者或器官移植初期需免疫抑制者禁用。

【给药剂量】静脉滴注。一日 4ml（2 支），1~3 个月为一疗程。

【给药方式】静脉滴注。

【溶媒】5% 葡萄糖注射液、0.9% 氯化钠注射液。

【配液说明】一日 4ml，用 250ml 0.9% 氯化钠注射液或 5% 葡萄糖注射液稀释后静脉滴注。

【滴速】2~3ml/min。

注射用香菇多糖

Lentinan for Injection

【成分】本品主要成分为香菇多糖，其化学名称为 β -（1→3）葡萄糖为主链，β -（1→6）葡萄糖为侧链的葡聚糖；辅料为山梨醇。

【分子式】$(C_6H_{10}O_5)_n$

【分子量】（40~80）万

【药理作用】香菇多糖是一种具有免疫调节作用的抗肿瘤辅助药物，能促进 T、B 淋巴细胞增殖，提高 NK 细胞活性。动物试验显示，本品对动物肿瘤（如 S180 肉瘤及 EC 实体瘤）有一定抑制作用。

【适应证】用于恶性肿瘤的辅助治疗。

【不良反应】偶见皮疹、发红、胸部压迫感、咽喉狭窄感、恶心、呕吐、食欲不振、头痛、头重、头晕、红白细胞及血红蛋白减少、发热、出汗、面部潮红等。罕见休克。

【禁忌证】对本品过敏者。

【药物相互作用】本品应避免与维生素 A 制剂混用。

【给药剂量】一次 1 瓶（1mg），一周两次或遵医嘱。用 2ml 注射用水振摇溶解，加入 250ml 0.9% 氯化钠注射液或 5% 葡萄糖注射液中静脉滴注，或用 5% 葡萄糖注射液 5~10ml 完全溶解后静脉注射。

【药代动力学参数】本品给药后血浓度曲线（大鼠）半衰期 $t_{1/2}$ 为 1.9 h，其后 72h 呈双指数衰减。主要分布于肝，其次为脾、肺、肾等脏器。绝大部分经尿排出。尚无人体试验的数据。

【给药方式】静脉滴注。

【溶媒】5% 葡萄糖注射液、0.9% 氯化钠注射液。

【配液说明】香菇多糖一次 1mg，用 2ml 注射用水振摇溶解，加入 250ml 5% 葡萄糖注射液中静脉滴注。注射用香菇多糖加入溶剂后要用力振摇使完全溶解即刻使用。香菇多糖一次 1mg，用 2ml 注射用水振摇溶解，加入 250ml 0.9% 氯化钠注射液中静脉滴注。注射用香菇多糖加入溶剂后要用力振摇使完全溶解即刻使用。

【滴速】2~3ml/min。

【配伍禁忌】维生素 A、维生素 C。

脾多肽注射液

Lienal Polypeptide Injection

【成分】本品由健康小牛脾脏提取物制成的分子量小于 6000Da 的多肽、游离氨基酸、核酸、总糖的无菌水溶液。本品每 1ml 含多肽应为 4.0mg，游离氨基酸应为 5.0mg，核酸应为 1.0mg，总糖应不低于 100μg；辅料为注射用水。

【药理作用】本品为免疫调节药，对机体免疫功能有双向调节作用，能够纠正机体免疫功能紊乱，具有激活和增强机体非特异性免疫功能的作用，能够促进 T 淋巴细胞成熟并可使未致敏淋巴细胞激活成为致敏淋巴细胞，从而提高了淋巴细胞免疫功能，触发和增强机体对感染的抵抗力；还可诱生干扰素，直接阻止病毒蛋白质的合成与复制，并能增强细胞表面抗原表达，促进 NK 细胞的细胞毒活性，调节淋巴细胞和巨噬细胞功能，可明显改善机体细胞免疫功能；本品能刺激骨髓细胞增殖，产生大量白细胞，使造血功能得到提高。

【适应证】可用于原发性和继发性细胞免疫缺陷病（如湿疹、血小板减少、多次感染综合征等）、呼吸道及肺部感染，可在治疗放化疗引起的白细胞减少症、白血病、再生性障碍贫血、淋巴瘤及其他恶性肿瘤、改善肿瘤患者恶变质、改善术后或重症患者身体虚弱时辅助使用。

【不良反应】本品一般耐受性良好，偶有发热、皮疹等反应，停药后症状可消失。

【禁忌证】对本品过敏者禁用。

【给药剂量】一次 10ml，溶于 500ml 的 0.9% 氯化钠注射液或 5%/10% 葡萄糖注射液中，一日 1 次。或遵医嘱。儿童酌减或遵医嘱。

【给药方式】静脉滴注。

【溶媒】5% 葡萄糖注射液、0.9% 氯化钠注射液。

【配液说明】脾多肽注射液一次 10ml 加入 5% 葡萄糖注射液 500ml 中缓慢静脉滴注。脾多肽注射液 10ml 溶于 500ml 0.9% 氯化钠注射液中静脉滴注。

【滴速】初始速度宜慢 1～2ml/min。如患者无不适 2～4ml/min。

小牛脾提取物注射液
Calf Spleen Extractive Injection

【成分】本品由健康乳牛（出生 24h 内）脾脏为原料提取而成的无菌水溶液，主要成分为多肽及核糖。

【药理作用】本品对机体免疫功能具有双向调节作用，可纠正机体免疫功能紊乱，激活和增强机体非特异性免疫功能；可促进 T 淋巴细胞成熟，从而提高淋巴细胞免疫功能，触发和增强机体对感染的抵抗力；可诱生干扰素，增强细胞表面抗原表达，明显改善机体细胞免疫功能；可刺激骨髓细胞增殖，产生大量白细胞，增强造血功能；能造成肿瘤细胞代谢过程发生障碍，起抗癌作用。

【适应证】用于提高机体免疫力。可在治疗再生障碍性贫血、原发性血小板减少症、放射线引起的白细胞减少症、各种恶性肿瘤、改善肿瘤患者恶病质时配合使用。

【不良反应】偶见皮疹、荨麻疹、丘疹、恶心、呕吐、腹痛或不适、注射部位疼痛、红肿或硬结、过敏等不良反应。

【禁忌证】对本品过敏者禁用。

【给药剂量】静脉滴注，每次 10ml，每日 1 次或遵医嘱。

【给药方式】静脉滴注。

【溶媒】5% 葡萄糖注射液、10% 葡萄糖注射液、0.9% 氯化钠注射液。

【配液说明】本品一次 10ml，溶于 500ml 的 0.9% 氯化钠注射液或 5%/10% 葡萄糖注射液中。

【滴速】为防止患者出现过敏反应，建议患者在第一次静脉输液时，开始速度应慢，0.5～1ml/min。

【配伍禁忌】单独使用，严格按照说明书的要求使用。

注射用英夫利西单抗

Infliximab for Injection

【成分】本品主要成分为英夫利西单抗；辅料为蔗糖、吐温 80、磷酸二氢钠（或磷酸二氢钠一水合物）、磷酸氢二钠（或磷酸氢二钠一水合物）。

【药理作用】本品为人－鼠嵌合性单克隆抗体，可与 TNFα 的可溶形式和跨膜形式以高亲和力结合，抑制 TNFα 与受体结合，从而使 TNF 失去生物活性。TNFβ（淋巴毒素 α）是一种与 TNFα 利用相同受体的细胞因子，但本品并不抑制 TNFβ 的活性。

【适应证】类风湿关节炎、瘘管性克罗恩病、强直性脊柱炎。

【不良反应】皮疹、瘙痒、头痛、眩晕、恶心、腹泻、上呼吸道感染、乏力、胸痛、病毒性感染、高血压、低血压、氨基转移酶升高、泌尿道感染、结膜炎、输注部位反应。

【药物相互作用】尚未进行特定的药物相互作用研究。不建议本品与阿那白滞素及阿巴西普合用。

【禁忌证】已知对鼠源蛋白或本品其他成分过敏的患者禁用。本品剂量高于 5mg/kg 时禁用于中重度心力衰竭患者。

【给药剂量】静脉输注。类风湿关节炎：首次给予本品 3mg/kg，然后在首次给药后的第 2 周和第 6 周及以后每隔 8 周各给予一次相同剂量。中重度活动性克罗恩病、瘘管性克罗恩病：首次给予本品 5mg/kg，然后在首次给药后的第 2 周和第 6 周及以后每隔 8 周各给予一次相同剂量。对于疗效不佳的患者，可考虑将剂量调整至 10mg/kg；强直性脊柱炎：首次给予本品 5mg/kg，然后在首次给药后的第 2 周和第 6 周及以后每隔 6 周各给予一次相同剂量。

【药代动力学参数】单次静脉输注本品 3～20mg/kg，最大血清药物浓度与剂量呈线性关系。稳态时的分布容积与剂量无关，说明本品主要分布于血管腔隙内。类风湿关节炎治疗剂量为 3～10mg/kg 和克罗恩病治疗剂量为 5mg/kg 时的药动学结果中值显示，本品半衰期为 7.7～9.5 天。每次治疗中，在本品首剂给药后的第 2 和 6 周重复输注，可以得到预期的药－时曲线。继续重复给药，未出现全身性蓄积。未发现清除率和分布容积在年龄或体重分组中有明显差异。

【给药方式】静脉滴注。

【溶媒】0.9% 氯化钠注射液。

【配液说明】英夫利昔单抗用 10ml 无菌注射用水配制。配制好产品总剂量必须进一步用 0.9% 氯化钠注射液稀释至 250ml，且必须经消毒、无热源、有低蛋白结合的滤器（孔大小 1.2μm 或更小）的输注器输注。

【滴速】滴速 1~2ml/min，输液时间不得少于 2h。

【成品输液稳定性】配制好的溶液应在 3h 内输注。英夫利西单抗与 0.9% 氯化钠注射液混合后 4h 内，无外观及物理性质改变，可通过同一给药途径给药。

【配伍禁忌】流行病疫苗。

人血白蛋白
Human Albumin

【成分】本品系由健康人血浆制备而成，含蛋白质 200g/L，主要成分为人血白蛋白，纯度为 96% 以上，含辛酸钠 0.140~0.180mmol/g 蛋白质，钠离子浓度小于 160mmol/g，钾离子浓度小于 2mmol/g。不含防腐剂和抗生素。

【药理作用】①增加血容量和维持血浆胶体渗透压：白蛋白占血浆胶体渗透压的 80%，主要调节组织与血管之间水分的动态平衡。由于白蛋白分子量较高，与盐类及水分相比，透过膜内速度较慢，使白蛋白的胶体渗透压与毛细管的静力压抗衡，以此维持正常与恒定的血容量；同时在血循环中，1g 白蛋白可保留 18ml 水，每 5g 白蛋白保留循环内水分的能力约相当于 100ml 血浆或 200ml 全血的功能，从而起到增加循环血容量和维持血浆胶体渗透压的作用。②运输及解毒：白蛋白能结合阴离子也能结合阳离子，可以输送不同的物质，也可以将有毒物质输送到解毒器官。③营养供给：组织蛋白和血浆蛋白可互相转化，在氮代谢障碍时，白蛋白可作为氮源为组织提供营养。

【适应证】失血、创伤和烧伤等引起的休克；治疗脑水肿及损伤引起的颅压升高；治疗肝硬化及肾病引起的水肿或腹腔积液；预防和治疗低蛋白血症；治疗新生儿高胆红素血症；用于心肺分流术、烧伤及血液透析的辅助治疗和成人呼吸窘迫综合征。

【不良反应】本品偶可出现寒战、发热、颜面潮红、皮疹、恶心呕吐等症状，快速输注可引起血管超负荷导致肺水肿，偶有过敏反应。

【禁忌证】对白蛋白有严重过敏者；高血压患者；急性心脏病者；正常血容量及高血容量的心力衰竭患者；严重贫血患者。

【药物相互作用】本品可与其他非肠道药物，如全血、血浆、生理盐水、葡萄糖和乳酸钠同时输注，但不宜与血管收缩药、蛋白水解酶、蛋白水解产物、氨基酸溶液或含乙醇溶剂的注射液混合使用。

【给药剂量】治疗低血容量患者时，成人首次给予 12.5 ~ 25g，婴幼儿为 0.6 ~ 1g/kg 体重，可间隔 30min 后再输注一次；低白蛋白血症患者，视其白蛋白缺乏程度而定，每千克体重每日补充不超过 2g；烧伤患者烧伤 24h 后，首次剂量 25g，一般严重烧伤或失血性休克，可直接输注本品 5 ~ 20g，隔 4 ~ 6h 重复一次。在治疗肾病和肝硬化等时，可每日输注 5 ~ 10g。

【药代动力学参数】肝细胞是合成白蛋白的唯一场所，但对白蛋白降解部位知之甚少。正常肝细胞合成白蛋白的速率为 100 ~ 200mg/（kg·d）。调节白蛋白合成的因素是合成部位的渗透压。正常人白蛋白每天代谢率小于可交换白蛋白总量 4%。肝脏不能控制白蛋白的代谢。白蛋白的半衰期为 15 ~ 20 天。

【给药方式】静脉滴注。

【溶媒】0.9% 氯化钠注射液、5% 葡萄糖注射液。

【配液说明】20% 人血白蛋白可经静脉途径直接输入。也可先用等渗溶液稀释（如 5% 葡萄糖注射液或 0.9% 氯化钠注射液），一般使用 10% 白蛋白溶液，应在 15min 内溶解完毕。本品瓶子有裂纹、瓶盖松动或超过有效期时不得使用。本品呈现浑浊、异物、絮状物或沉淀时不得使用。本品一旦开启应立即一次性用完，未用完部分应废弃，不得留作下次使用或分给他人使用。运输及贮存过程中严禁冻结。

【滴速】应不超过 1ml/min（约为 30 滴/分），持续 15min 后若无不良反应，可逐渐加快速度。但滴注速度最快不得超过 2ml/min（约为 60 滴/分）。

【成品输液稳定性】不要在容器开启超过 4h 后才开始输注。

【配伍禁忌】氨苄西林钠舒巴坦钠、阿莫西林克拉维酸钾、巴曲酶、精蛋白锌胰岛素、聚明胶肽、硫酸鱼精蛋白、糜蛋白酶、脑蛋白水解物、尿激酶、凝血酶、哌拉西林、人免疫球蛋白氨基酸、伏立康唑、精蛋白锌重组人胰岛素、硫酸麻黄碱、门冬酰胺酶、脂肪乳、脂肪乳氨基酸葡萄糖、维拉帕米、乙醇、胰蛋白酶、胰激肽原酶、中性低精蛋白锌胰岛素等。

静脉注射人免疫球蛋白（pH 4）

Human Immunoglobulin（pH 4）for Intravenous Injection

【成分】本品主要成分为免疫球蛋白，系由健康人血浆提取；辅料为麦芽糖。

【药理作用】本品含有广谱抗病毒、细菌或其他病原体的 IgG 抗体，另外免疫球蛋白的独特型和独特型抗体能形成复杂的免疫网络，所以具有免疫替代和免疫调节的双重治疗作用。经静脉输注后，能迅速提高受者血液中 IgG 水平，增强机体的抗感染能力和免疫调节功能。

【适应证】原发性免疫球蛋白缺乏症，如 X 联锁低免疫球蛋白血症、常见变异性免疫缺陷病、免疫球蛋白 G 亚型缺陷病等。继发性免疫球蛋白缺陷病，如重症感染、新生儿败血症等。自身免疫性疾病，如原发性血小板减少性紫癜、川崎病。

【不良反应】极个别患者在输注时出现一过性头痛、心慌、恶心等不良反应，可能与输注速度过快或个体差异有关。上述反应大多轻微且常发生在输液开始 1h 内，因此建议在输注的全过程定期观察患者的一般情况和生命特征，必要时减慢或暂停输注，一般无须特殊处理即可自行恢复。个别患者可在输注结束后发生上述反应，一般在 24h 内均可自行恢复。

【禁忌证】对人免疫球蛋白过敏或有其他严重过敏史者。有抗 IgA 抗体的选择性 IgA 缺乏者。

【药物相互作用】本品应单独输注，不得与其他药物混合输用。

【给药剂量】①原发性免疫球蛋白缺乏或低下症：首次剂量，每千克体重 400mg；维持剂量，每千克体重 200~400mg。②原发性血小板减少性紫癜：每日每千克体重 400mg。维持剂量每次，每千克体重 400mg，间隔时间视血小板计数和病情而定，一般每周一次。③重症感染：每日每千克体重 200~300mg，连续 2~3日。④川崎病：发病 10 日内应用，儿童治疗剂量每千克体重 2.0g，一次输注。

【给药方式】静脉滴注。

【溶媒】5% 葡萄糖注射液。

【配液说明】以 5% 葡萄糖溶液稀释 1~2 倍作静脉滴注，但糖尿病患者应慎用。药液呈现浑浊、沉淀、异物或瓶子有裂纹、过期失效，不得使用。使用时，用带有滤网的输液器进行静脉滴注。

【滴速】开始滴注速度为 1.0ml/min（约 20 滴/分），持续 15min 后若无不良反应，可逐渐加快速度，最快滴注速度不得超过 3.0ml/min（约 60 滴/分）。

【成品输液稳定性】因为本品是人血液制品，建议现配现用；开启后，应一次输注完毕，不得分次或给第二人输用。

【配伍禁忌】氨苄西林钠舒巴坦钠、阿莫西林克拉维酸钾、夫西地酸钠、氯化钠、伏立康唑、哌拉西林钠三唑巴坦钠、瑞芬太尼、人血白蛋白、乌司他丁、盐酸阿糖腺苷、脂肪乳氨基酸（17）葡萄糖、脂肪乳氨基酸葡萄糖、替卡西林钠克拉维酸钾等。

（刘洪涛　安静）

第十一章　神经系统药物

第一节　中枢兴奋药

盐酸多沙普仑注射液
Doxapram Hydrochloride Injection

【成分】本品主要成分为盐酸多沙普仑；辅料为注射用水。

【分子式】$C_{24}H_{30}N_2O_2$

【分子量】432.99

【药理作用】本品为呼吸兴奋剂，小剂量时通过颈动脉体化学感受器反射性兴奋呼吸中枢，大剂量时直接兴奋延髓呼吸中枢、脊髓及脑干，使潮气量加大。在阻塞性肺疾病患者发生急性通气不全应用此药后，潮气量、血二氧化碳分压、氧饱和度均有改善。

【适应证】用于成人、儿童、新生儿的呼吸衰竭，还可用于药物过量引起的轻、中度中枢神经抑制及加快患者麻醉术后苏醒。

【不良反应】可见心律失常、血压升高、胸痛、静脉炎、高血糖、咳嗽、呼吸急促、支气管痉挛、呃逆、腱反射亢进、肌肉震颤、头痛、惊厥、不自主运动、双侧巴宾斯基征阳性、尿潴留、血红蛋白及血细胞比容或红细胞计数下降、恐惧、极度兴奋等不良反应。

【禁忌证】惊厥、癫痫、重度高血压、嗜铬细胞瘤、甲状腺功能亢进、冠心病、颅高压、严重肺部疾病患者禁用。

【药物相互作用】本品能促进儿茶酚胺释放，在全麻药如氟烷、异氟烷等停用 10～20min 后才能使用；本品与咖啡因、哌醋甲酯、匹莫林、肾上腺素受体激动药等合用可能出现紧张、激动、失眠甚至惊厥或心律失常；本品与单胺氧化酶抑制药丙卡巴肼及升压药合用可使血压明显升高。

【给药剂量】静脉注射，每次 0.5～1.0mg/kg，不超过 1.5mg/kg，如需重复给药，至少间隔5min，不宜超过0.3g（3支）/h；静脉滴注，每次0.5~1.0mg/kg，临用前加葡萄糖氯化钠注射液稀释后静脉滴注直至获得疗效，总量不超过每日3g（30支）。

【药代动力学参数】本品静脉注射起效只需20~40s，1~2min效应最显著，持续时间仅5~12min。静脉注射后迅速代谢，代谢产物经肾排泄。半衰期（$t_{1/2}$）为3h。多沙普仑在不同民族、不同性别的人体内的药动学过程存在较大差异，多沙普仑的群体药动学有待进一步在更广泛的群体中进行完善。

【给药方式】静脉注射、静脉滴注。

【溶媒】葡萄糖氯化钠注射液。

【配液说明】本品用葡萄糖氯化钠注射液稀释后静脉滴注。

【滴速】①呼吸衰竭。静脉注射：一次0.5~1mg/kg，不超过1.5mg/kg，必要时5min后可重复1次。1h用量不宜超过300mg。静脉滴注：临用前用葡萄糖氯化钠注射液稀释至1mg/ml。一次0.5~1mg/kg，开始时5mg/min，起效后可减至1~3mg/min，滴注至获得疗效。总量不超过一日3000mg。②中枢抑制催醒静脉注射：一次1~2mg/kg，必要时5min后可重复1次。维持剂量为每1~2h注射1~2mg/kg，直至获得疗效。总量不超过一日3000mg。③术后催醒静脉注射：一次0.5~1mg/kg，必要时5min后可重复1次。总量不超过2mg/kg。静脉滴注：用5%葡萄糖注射液或生理盐水稀释至1mg/ml滴注。起始滴注速度为5mg/min，显效后可减至1~3mg/min，总量不超过4mg/kg。

【成品输液稳定性】临用前配置。在酸性环境中稳定，但在pH 7.5左右药液发生浑浊；pH>7.5时6h内有10%~15%的药物降解失效，配制时最好应用酸性溶剂。

【配伍禁忌】氨茶碱、安钠咖、阿曲库铵、巴比妥类、苄星青霉素、多巴胺、地高辛、地塞米松、克林霉素、氯胺酮、硫喷妥钠、氯筒箭毒碱、乳酸钠、头孢呋辛、替卡西林、碳酸氢钠、维库溴铵、维生素C、血管紧张素胺、麻黄碱、米卡芬净、乙酰丙嗪等。

第二节　抗癫痫药

注射用丙戊酸钠
Sodium Valproate for Injection

【成分】本品主要成分为丙戊酸钠，未使用辅料。

【分子式】$C_8H_{15}NaO_2$

【分子量】166. 20

【药理作用】本品具广谱抗癫痫活性。丙戊酸钠主要在中枢神经系统起作用，对各种癫痫类型具有抑制作用，与其在血浆和脑内的药物浓度有关，使 γ - 氨酪酸的浓度增加，降低与慢波睡眠相伴增加的睡眠中频时相的持续时间。

【适应证】本品用于治疗癫痫，在成人和儿童中，当暂时不能服用口服剂型时，用于替代口服剂型。

【不良反应】可见有恶心、眩晕、胰腺炎、肝功能异常、致畸危险、体重增加、闭经、月经周期不规律、血小板减少等不良反应。极少数病例可能出现可逆性帕金森综合征和肾功能紊乱。

【禁忌证】对丙戊酸钠过敏或对本品中任何成分过敏者禁用；急慢性肝炎、个人或家族有严重肝炎史尤其是与药物有关的严重肝炎史者禁用。

【药物相互作用】本品与丙咪嗪合用可发生无显著特点的癫痫发作危险；本品与卡马西平合用可增加血浆中卡马西平活性代谢产物的浓度，患者出现过量服用的症状，还可增加卡马西平的代谢，增加血浆丙戊酸钠浓度，与苯巴比妥、扑痫酮合用会降低其血浆浓度，与苯妥英钠、尼莫地平合用可升高苯妥英钠、尼莫地平的血浆浓度；本品与碳青霉烯类合用导致癫痫发作危险性增加；丙戊酸与托吡酯合用，会发生高氨血症和脑病。以上药物联合使用时均需密切监测临床症状，监测血浆药物浓度，及时调整药物剂量。

【给药剂量】用于临时替代时（例如等待手术时），末次口服给药 4～6h 后静脉给药，本品静脉注射剂溶于 0.9% 氯化钠注射液，或持续静脉滴注超过24h，或在最大剂量范围内［通常平均剂量20～30mg/（kg·d）］每日4次，每次时间需超过1h；需要快速达到有效血药浓度并维持时，以 15mg/kg 剂量缓慢静脉推注，超过5min，然后以 1mg/（kg·h）静脉滴注，使血浆丙戊酸钠浓度达到75mg/L，并根据临床情况调整静脉滴注速度；一旦停止静脉滴注，需要立刻口服给药，以补充有效成分。

【药代动力学参数】本品静脉给药时，丙戊酸钠的生物利用度接近100%，主要分布在血液，快速交换的细胞外液，通过脑脊液进入脑。其半衰期（$t_{1/2}$）为15～17h，治疗有效的最小血药浓度为40～50mg/L，治疗有效的血药浓度范围在40～100mg/L，超过200mg/L需要减量。

静脉给药后几分钟就能达到稳定的血浆浓度，之后通过静脉滴注维持。丙戊酸钠与血浆蛋白结合率非常高，蛋白结合率与剂量相关并可饱和。丙戊酸钠经葡

糖醛酸和 β - 氧化酶代谢，并从尿液排出，可被透析出，但血液透析仅对血浆中未结合的丙戊酸（大约10%）有作用。

【给药方式】静脉滴注、静脉注射。

【溶媒】0.9%氯化钠注射液。

【配液说明】本品可直接静脉慢推或静脉滴注，如需滴注其他药物，本品应使用单独静脉通道。以下溶液与本品物理化学性质相容，可配伍使用：0.9%氯化钠注射液、5%葡萄糖注射液、10%葡萄糖注射液、20%葡萄糖注射液、30%葡萄糖注射液、葡萄糖氯化钠注射液、2.5g 葡萄糖 + 0.45g NaCl/100ml。可将400mg 本品加入 500ml 上述溶液中。

【滴速】根据临床情况调整静脉滴注速度。需迅速达到有效血药浓度并维持时：以 15mg/kg 缓慢静脉注射，注射时间应大于 5min；随后以 1mg/（kg·h）的速度静脉滴注，使血药浓度达 75mg/L，此后应根据患者症状调整滴注速度。临时替代口服给药：于口服给药后 4～6h 开始静脉给药，剂量范围为平均一日20～30mg/kg，分 4 次静脉滴注（每次滴注约 1h）或持续滴注 24h。建议使用输液泵控制，50ml 溶媒，维持滴速 1.6ml/min，100ml 溶媒滴速为 3.2ml/min。

【成品输液稳定性】本品应在使用前溶解，溶解后应在 24h 内用完。未用完的部分应销毁。

【配伍禁忌】甲氟喹、拉莫三嗪、氟硝西泮、吗啡、依达拉奉、碳酸氢钠等。

第三节　治疗精神障碍药

氟哌啶醇注射液
Haloperidol Injection

【成分】本品主要成分为氟哌啶醇；辅料为乳酸、注射用水。

【分子式】$C_{21}H_{23}ClFNO_2$

【分子量】375.87

【药理作用】本品属丁酰苯类抗精神病药，抗精神病作用与其阻断脑内多巴胺受体并可促进脑内多巴胺的转化有关，有很好的抗幻觉妄想和抗兴奋躁动作用，阻断锥体外系多巴胺的作用较强，镇吐作用亦较强，但镇静、阻断 α 肾上腺素受体及胆碱受体作用较弱。

【适应证】用于急、慢性各型精神分裂症、躁狂症。肌内注射本品可迅速控制兴奋躁动、敌对情绪和攻击行为。也可用于脑器质性精神障碍和老年性精神障碍。

【不良反应】①锥体外系反应较重且常见，急性肌张力障碍在儿童和青少年更易发生，出现明显的扭转痉挛、吞咽困难、静坐不能及类帕金森病。②长期大量使用可出现迟发性运动障碍。③可出现口干、视物模糊、乏力、便秘、出汗等。④可引起血浆中泌乳素浓度增加，可能有关的症状为：溢乳、男子女性化乳房、月经失调、闭经。⑤少数患者可能引起抑郁反应。⑥偶见过敏性皮疹、粒细胞减少及恶性综合征。⑦可引起注射局部红肿、疼痛、硬结。

【禁忌证】基底神经节病变、帕金森病、帕金森综合征、严重中枢神经抑制状态者、骨髓抑制、青光眼、重症肌无力及对本品过敏者。

【药物相互作用】与乙醇或其他中枢神经抑制药合用，中枢抑制作用增强。与苯丙胺合用，可降低后者的作用。与巴比妥或其他抗惊厥药合用时，可改变癫痫的发作形式；不能使抗惊厥药增效。与抗高血压药物合用时，可产生严重低血压。与抗胆碱药物合用时，有可能使眼压增高。与肾上腺素合用，由于阻断了 α 受体，使 β 受体的活动占优势，可导致血压下降。与锂盐合用时，需注意观察神经毒性与脑损伤。与甲基多巴合用，可产生意识障碍、思维迟缓、定向障碍。与卡马西平合用可使本品的血药浓度降低，效应减弱。

【给药剂量】静脉滴注 10～30mg。

【药代动力学参数】注射 10～20min 血药浓度达峰值。经肝代谢，活性代谢物为还原氟哌啶醇。大约 15% 由胆汁排出，其余由肾排出。

【给药方式】静脉滴注。

【溶媒】葡萄糖注射液。

【配液说明】10～30mg 加入 250～500ml 葡萄糖注射液内静脉滴注。

【滴速】静脉滴注 1～2h，滴速约为 4ml/min。

【成品输液稳定性】氟哌啶醇与 5% 葡萄糖在玻璃容器和 PVC（聚氯乙烯）容器中配伍，24℃放置 38 天，药物效价保持不变。

【配伍禁忌】氨苄西林、氨茶碱、氨甲苯酸、阿昔洛韦、苯巴比妥钠、苄星青霉素、苯唑西林、地西泮、氟康唑、氟尿嘧啶、阿米卡星、氨曲南、阿托品、阿昔洛韦钠、苯海拉明、地塞米松、多巴胺、呋塞米、环丙沙星、甲氨蝶呤、卡络磺钠、克林霉素、氯化钾、兰索拉唑、硫酸吗啡、硫酸庆大霉素、硫酸万古霉素、硫酸鱼精蛋白、美洛西林、哌拉西林钠、氢化可的松琥珀酸钠、去甲万古霉素、头孢吡肟、头孢呋辛、头孢哌酮钠、头孢曲松钠、头孢西丁、肝素钠、硫酸镁、碳酸氢钠、溴苄铵、氧氟沙星、异烟肼。

盐酸氯丙嗪注射液
Chlorpromazine Hydrochloride Injection

【成分】本品主要成分为盐酸氯丙嗪；辅料为焦亚硫酸钠（或亚硫酸氢钠、无水亚硫酸钠）、维生素 C、氯化钠、注射用水。

【分子式】$C_{17}H_{19}ClN_2S \cdot HCl$

【分子量】355.33

【药理作用】本品为吩噻嗪类抗精神病药，其作用机制主要与其阻断中脑边缘系统及中脑皮层通路的多巴胺受体（DA_2）有关。对多巴胺（DA_1）受体、5–羟色胺受体、M 型乙酰胆碱受体、α肾上腺素受体均有阻断作用，作用广泛。此外，本品小剂量时可抑制延脑催吐化学感受区的多巴胺受体，大剂量时直接抑制呕吐中枢，产生强大的镇吐作用。抑制体温调节中枢，使体温降低，体温可随外环境变化而改变，其阻断外周α肾上腺素受体作用，使血管扩张，引起血压下降，对内分泌系统也有一定影响。

【适应证】①对兴奋躁动、幻觉妄想、思维障碍及行为紊乱等阳性症状有较好疗效。用于精神分裂症、躁狂症或其他精神病性障碍。②止呕，各种原因所致的呕吐或顽固性呃逆。

【不良反应】①常见口干、上腹不适、食欲缺乏、乏力及嗜睡。②可引起直立性低血压、心悸或心电图改变。③可出现锥体外系反应，如震颤、僵直、流涎、运动迟缓、静坐不能、急性肌张力障碍。④长期大量用药可引起迟发性运动障碍。⑤可引起血浆中泌乳素浓度增加，可能有关的症状为：溢乳、男子女性化乳房、月经失调、闭经。⑥可引起注射局部红肿、疼痛、硬结。⑦可引起中毒性肝损害或阻塞性黄疸。⑧少见骨髓抑制。⑨偶可引起癫痫、过敏性皮疹或剥脱性皮炎及恶性综合征。

【禁忌证】基底神经节病变、帕金森病、帕金森综合征、骨髓抑制、青光眼、昏迷及对吩噻嗪类药过敏者。

【药物相互作用】本品与乙醇或其他中枢神经系统性抑制药合用时中枢抑制作用加强。与抗高血压药合用易致直立性低血压。与舒必利合用，有发生室性心律失常的危险，严重者可致尖端扭转心律失常。与阿托品类药物合用，不良反应加强。与碳酸锂合用，可引起血锂浓度增高。抗酸剂可以降低本品的吸收，苯巴比妥可加快其排泄，因而减弱其抗精神病作用。与单胺氧化酶抑制剂及三环类抗抑郁药合用时，两者的抗胆碱作用加强，不良反应加重。

【给药剂量】治疗剂量一日 100~200mg。

【药代动力学参数】注射给药生物利用度比口服高 3~4 倍，血浆蛋白结合率在 90% 以上，易于透过血 – 脑屏障，颅内药物浓度高 4~5 倍。在肝脏代谢，主要以代谢物形式从尿和粪便中排出。

【给药方式】静脉滴注。

【溶媒】葡萄糖氯化钠注射液。

【配液说明】25~50mg 稀释于 500ml 葡萄糖氯化钠注射液中缓慢静脉滴注。

【滴速】静脉滴注 0.1~0.5mg/min。速度过快易引起过度中枢抑制。

【成品输液稳定性】光照下提高温度可增大降解速率，避光保存。淡黄色的注射液并不表明有药效丢失。碱性溶液可能引起氧化和沉淀。PVC 器具对本品有吸附作用。

【配伍禁忌】氨苄西林、氨茶碱、氨基己酸、阿洛西林、奥美拉唑、阿莫西林、苯巴比妥、对氨基水杨酸钠、多巴胺、地塞米松、氟康唑、氟氯西林、辅酶A、呋塞米、肝素钙、环丙沙星、甲氨蝶呤、甲氧氯普胺、硫酸阿米卡星、兰索拉唑、两性霉素 B、氯唑西林钠、吗啡、哌拉西林、泼尼松龙、泮托拉唑钠、去甲肾上腺素、氢氯噻嗪、青霉素钠、头孢孟多、头孢哌酮钠、头孢曲松钠、西咪替丁、氨曲南、倍他司汀、氟达拉滨、酒石酸间羟胺、加替沙星、卡络磺钠、克林霉素、利奈唑胺、硫酸麻黄碱、硫酸鱼精蛋白、去甲万古霉素、清开灵成方、双黄连成方、三磷腺苷二钠、头孢硫脒、头孢米诺、头孢尼西、5% 碳酸氢钠、依达拉奉、盐酸表柔比星、盐酸加替沙星、盐酸肾上腺素、重酒石酸间羟胺、重酒石酸去甲肾上腺素。

盐酸硫必利注射液
Tiapride Hydrochloride Injection

【成分】本品主要成分为盐酸硫必利；辅料为氯化钠。

【分子式】$C_{15}H_{24}N_2O_4S \cdot HCl$

【分子量】364.89

【药理作用】本品为神经精神安定药，对中脑边缘系统多巴胺能 D_2 受体亢进有阻滞作用。实验表明，本品有对抗运动障碍、镇痛、抗焦虑作用和对抗酒精中毒所致神经精神症状的作用。

【适应证】慢性酒精中毒所致的神经精神障碍。

【不良反应】治疗量不良反应轻微，可有嗜睡、口干、头昏、乏力、便秘等，偶见锥体外系副反应如震颤、静坐不能等，罕见暂时性闭经、溢乳。一般停药或减量均可自行消失。个别对本品高度敏感的患者，可能发生重度锥体外系副反应，必要时可用抗胆碱能药物如东莨菪碱治疗即可迅速缓解。

【禁忌证】嗜铬细胞瘤、不稳定性癫痫。

【药物相互作用】与催眠药、中枢神经抑制药有协同作用，需减量使用。

【给药剂量】一次 100~200mg，一日 200~600mg。

【药代动力学参数】在体内分布迅速，符合药代动力学的线性二室模型，每日三次给药后 24~48h 血药浓度即达稳态，血浆蛋白结合率很低，平均清除半衰期为 3h，主要以原型随尿排出。

【给药方式】静脉滴注。

【溶媒】5% 葡萄糖注射液、0.9% 氯化钠注射液。

【配液说明】5% 葡萄糖或 0.9% 氯化钠注射液稀释后静脉滴注。

【滴速】初始速度宜慢，1~2ml/min，30min 后 2~3ml/min。

第四节　镇痛药

注射用盐酸瑞芬太尼
Remifentanil Hydrochloride for Injection

【成分】本品主要成分为盐酸瑞芬太尼；辅料为甘氨酸。

【分子式】$C_{20}H_{28}N_2O_5 \cdot HCl$

【分子量】412.91

【药理作用】瑞芬太尼为芬太尼类 μ 型阿片受体激动剂，在人体内 1min 左右迅速达到血 – 脑平衡，在组织和血液中被迅速水解，故起效快，维持时间短，与其他芬太尼类似物明显不同。瑞芬太尼的 μ 型阿片受体激动作用可被纳洛酮拮抗，另外瑞芬太尼也可引起呼吸抑制、骨骼肌（如胸壁肌）强直、恶心呕吐、低血压和心动过缓等，在一定剂量范围内，随剂量增加而作用加强。

【适应证】用于全麻诱导和全麻中维持镇痛。

【不良反应】本品常见于恶心、呼吸抑制、低血压、肌肉强直、寒战、发热、视觉障碍、瘙痒、心动过速、高血压、低氧血症、癫痫、潮红和过敏等 μ 型阿片受体类药物的典型不良反应，上述不良反应在停药或降低输注速度后几分钟内即可消失。

【禁忌证】本品不能单独用于全麻诱导，即使大剂量使用也不能保证使意识消失；本品处方中含有甘氨酸，因而不能于硬膜外和鞘内给药。已知对本品中各种组分或其他芬太尼类药物过敏的患者禁用；重症肌无力及易致呼吸抑制患者禁用；支气管哮喘患者禁用。本品禁与单胺氧化酶抑制药合用；禁与血、血清、血浆等血制品经同一路径给药。

【药物相互作用】本品与硫喷妥、异氟烷、丙泊酚及咪达唑仑有协同作用，合用时剂量减至75%；与中枢神经系统抑制药物也有协同作用，合用时应酌情减量。

【给药剂量】用于麻醉维持时，剂量为 0.05 ~ 2μg/（kg·min）。

【药代动力学参数】本品静脉给药后，瑞芬太尼1min可达有效浓度，作用持续时间仅 5 ~ 10min。药物浓度衰减符合三室模型，其分布半衰期（$t_{1/2\alpha}$）为1min；消除半衰期（$t_{1/2\beta}$）为6min；终末半衰期（$t_{1/2\gamma}$）为 10 ~ 20min；有效的生物学半衰期为 3 ~ 10min，与给药剂量和持续给药时间无关。瑞芬太尼血浆蛋白结合率约为70%，稳态分布容积约为 350ml/kg，清除率大约为 40ml/（min·kg），其代谢不受血浆胆碱酯酶及抗胆碱酯酶药物的影响，不受肝、肾功能及年龄、体重、性别的影响，主要通过血浆和组织中非特异性酯酶水解代谢，大约95%的瑞芬太尼代谢后经尿排泄。

【给药方式】静脉滴注。

【溶媒】灭菌注射用水、5% 葡萄糖注射液、0.9% 氯化钠注射液、5% 葡萄糖氯化钠注射液、0.45% 氯化钠注射液。

【配液说明】本品不含任何抗菌剂和防腐剂，因此在稀释的过程中应保持无菌状态，配制后应尽快使用，未使用完的稀释液应丢弃。本品用溶媒所示注射液稀释后可以与乳酸林格液或 5% 葡萄糖乳酸林格液共行一个快速静脉输液通路。本品连续输注给药，必须采用定量输注装置，可能情况下，应采用专用静脉输液通路。本品停药后，应清洗输液通路以防止残留瑞芬太尼的无意输入，避免当其他药物经同一输液通路给药时，可能出现呼吸抑制及胸壁肌强直。

【滴速】0.05 ~ 2μg/（kg·min）。

【成品输液稳定性】室温下保存不超过24h。

【配伍禁忌】重组人凝血因子Ⅷ、肝素、狂犬患者免疫球蛋白、抗人T淋巴细胞免疫球蛋白、硫酸小诺米星、凝血酶、人血白蛋白、人纤维蛋白原、小诺米星、血浆等。

枸橼酸舒芬太尼注射液
Sufentanil Citrate Injection

【成分】本品主要成分为枸橼酸舒芬太尼；辅料为枸橼酸、氯化钠、注射用水。

【分子式】$C_{22}H_{30}N_2O_2S \cdot C_6H_8O_7$

【分子量】578.69

【药理作用】舒芬太尼是一种强效的阿片类镇痛药，同时也是一种特异性 μ - 阿片受体激动剂，对 μ - 受体的亲和力比芬太尼（fentanyl）强 7～10 倍。舒芬太尼的镇痛效果比芬太尼强好几倍，而且有良好的血流动力学稳定性，可同时保证足够的心肌氧供应。根据剂量和静脉注射的速度，舒芬太尼有可能引起肌肉僵直、欣快感、缩瞳和心动过缓。所有这些舒芬太尼的作用均可通过使用其拮抗剂，如纳洛酮、烯丙吗啡或烯丙左吗喃迅速和完全地逆转。

【适应证】用于气管内插管，使用人工呼吸的全身麻醉：作为复合麻醉的镇痛用药；作为全身麻醉大手术的麻醉诱导和维持用药。

【不良反应】可见呼吸抑制、呼吸暂停、骨骼肌强直（胸肌强直）、肌阵挛、低血压、心动过缓、恶心、呕吐和眩晕、缩瞳和尿潴留等典型的阿片样症状。其他较少见的不良反应有：咽部痉挛；过敏反应和心搏停止，因在麻醉时使用其他药物，很难确定这些反应是否与舒芬太尼有关；偶尔可出现术后恢复期的呼吸再抑制；在注射部位偶有瘙痒和疼痛。

【禁忌证】分娩期间、实施剖腹产手术期间婴儿剪断脐带之前，静脉内禁用本品，因为舒芬太尼可以引起新生儿的呼吸抑制；对阿片类药物过敏者、新生儿、妊娠期和哺乳期的妇女、急性肝卟啉症患者、患有呼吸抑制疾病的患者、低血容量症，低血压患者、重症肌无力患者禁用。

【药物相互作用】本品与巴比妥类制剂、阿片类制剂、镇静剂、神经安定类制剂、乙醇及其他麻醉剂或其他对中枢神经系统有抑制作用的药物合用可致本品对呼吸和中枢神经系统抑制作用的加强；高剂量的本品与高浓度的 N_2O（笑气）合用可致血压、心率降低、心排血量的减少。

【给药剂量】当作为复合麻醉的一种镇痛成分进行诱导应用时：按 0.1～5.0μg/kg 体重作静脉内推注或者加入输液管中，在 2～10min 内滴完；在以枸橼酸舒芬太尼为主的全身麻醉中，舒芬太尼用药总量可为 8～30μg/kg，当临床表现显示镇痛效应减弱时可按 0.35～1.4μg/kg 体重追加维持剂量（相当于舒芬太尼注射液 0.5 ~ 2.0ml/70 kg 体重）。

【药代动力学参数】通过剂量为 250 ~ 1500μg 舒芬太尼的静脉给药后观测血液和血清中舒芬太尼的浓度，其分布相的半衰期（$t_{1/2\alpha}$）分别为 2.3 ~ 4.5min 和 35 ~ 73min。平均清除半衰期（$t_{1/2\beta}$）为 784min，变化范围为 656 ~ 938min。在中央室的分布容积为 14.2L，其稳态的分布容积为 344L，其清除率为 914ml/min。在有限的检测方法下，发现给药剂量为 250μg 时清除半衰期（240min）明显比 1500μg 时短。在研究的剂量范围内，舒芬太尼体现了线性药代动力学的特征。舒芬太尼的生物转化主要在肝和小肠内进行，在 24h 内所给药物的 80% 被排泄，仅有 2% 以原形被排泄，有 92.5% 的舒芬太尼与血浆蛋白结合。

【给药方式】静脉内快速推注给药、静脉滴注。

【溶媒】0.9% 氯化钠注射液。

【配液说明】本品 100 ~ 250μg 溶于 0.9% 氯化钠注射液 250 ~ 500ml。

【滴速】缓慢滴注，复合麻醉时以 0.5 ~ 5.0μg/kg 作静脉推注或静脉滴注；单独麻醉时，8 ~ 30μg/kg。

【成品输液稳定性】枸橼酸芬太尼注射液在 0.9% 氯化钠注射液中配伍后于室温放置 24h 内性质基本稳定。

【配伍禁忌】苯妥英钠、肝素钠、丹参成方、帕瑞昔布、参附成方、生脉成方、参麦成方、香丹成方、盐酸喷他佐辛、盐酸去甲肾上腺素、盐酸烯丙吗啡、重酒石酸肾上腺素、劳拉西泮、硫喷妥钠、尿激酶、纳洛酮、盐酸多巴胺等。

喷他佐辛注射液

Pentazocine Injection

【成分】本品主要成分为喷他佐辛；辅料为氯化钠、乳酸。

【分子式】$C_{19}H_{27}NO$

【分子量】285.43

【药理作用】本品为阿片受体的部分激动剂。镇痛效力较强，皮下注射 30mg（1 支）相当于吗啡 10mg 的镇痛效应，呼吸抑制作用约为吗啡的 1/2，增加剂量其镇痛和呼吸抑制作用并不成比例增加。对胃肠道平滑肌作用与吗啡相似，但对胆道括约肌作用较弱。对心血管作用不同于吗啡，大剂量反可引起血压上升，心率加快。

【适应证】用于各种慢性剧痛，如癌性疼痛、创伤性疼痛、手术后疼痛，也可用于手术前或麻醉前给药，作为外科手术麻醉的辅助用药。

【不良反应】可见视物模糊或复视、便秘、少尿、尿频、尿急、排尿困难、晕眩感、步态不稳、疲乏感、嗜睡、梦幻、口干、食欲不振、饮食乏味、恶心呕吐、面颊潮红、汗多、腹痛、情绪紧张不安、难以入眠等不良反应。

【禁忌证】中毒性腹泻，毒物聚集于肠腔尚未排尽时禁用；急性呼吸抑制，通气不足禁用；遇有血液病或血管损伤出现凝血异常时，以及需做穿刺的局部存在炎症时，不得硬膜外或蛛网膜下隙给药。

【药物相互作用】本品与吩噻嗪中枢性抑制药以及三环类抗抑郁药等合用时，呼吸抑制和（或）低血压更可明显，便秘也增加，依赖性更容易产生，用量应彼此配合互减；本品与高血压治疗用药不论是用于神经节的如胍乙啶或美卡拉明，利尿药如氢氯噻嗪等，或其他药物如金刚烷胺、溴隐亭、左旋多巴、利多卡因、亚硝酸盐、普鲁卡因胺、奎尼丁等合用时，有发生直立性低血压的危险，给药后立即随访监测；本品与 M 胆碱药尤其是阿托品合用时，不仅便秘严重，而且可有麻痹性肠梗阻和尿潴留的危险；静脉注射硫酸镁后的中枢性抑制，尤其是呼吸抑制和低血压，会因同时使用阿片类药而加剧；阿片类镇痛药，通过引起胃肠道蠕动徐缓，括约肌痉挛，可使甲氧氯普胺（胃复安）应有的效应不明显。

【给药剂量】每次 30mg（1 支），必要时每 3～4h 一次或遵医嘱，每日最大剂量不超过 240mg（8 支）。

【药代动力学参数】本品静脉注射后 2～3min 血浆浓度达高峰，$t_{1/2}$ 约为 2h，主要在肝脏代谢，经肾脏排出，24h 约排出总量的 60%。

【给药方式】静脉滴注。

【溶媒】注射用水。

【配液说明】静脉给药时用注射用水稀释。

【滴速】不超过 5mg/min。

【配伍禁忌】氨茶碱、氨丁三醇、苯巴比妥、肝素、硫喷妥钠、枸橼酸舒芬太尼、米卡芬净、帕瑞昔布、头孢西丁钠、异环磷酰胺等。

注射用帕瑞昔布钠
Parecoxib Sodium for Injection

【成分】本品主要成分为帕瑞昔布钠；辅料为磷酸氢二钠无水合物、磷酸和（或）氢氧化钠（用于调节 pH）。

【分子式】$C_{19}H_{17}N_2O_4SNa$

【分子量】392.41

【药理作用】帕瑞昔布是伐地昔布的前体药物，伐地昔布在临床剂量范围是选择性 COX - 2 抑制剂，通过降低组织（包括内皮组织）前列腺素的生成，达到解热镇痛消炎的作用。

【适应证】用于手术后疼痛的短期治疗。

【不良反应】常见术后贫血、低钾血症、焦虑、失眠、感觉减退、高血压或低血压、呼吸功能不全、咽炎、干燥症、消化不良、胃肠气胀、外周水肿、肌酐升高等不良反应。

【禁忌证】有严重药物过敏反应史，对磺胺类药物超敏者禁用；活动性消化道溃疡或胃肠道出血者禁用；支气管痉挛、服用非甾体抗炎药后过敏者禁用；妊娠晚期或哺乳期妇女禁用；严重肝功能损伤（血清白蛋白 < 25g/L 或 Child - Pugh 评分≥10）者禁用；炎症性肠病、充血性心衰（NYHA Ⅱ - Ⅳ）、冠状动脉搭桥术后的疼痛、缺血性心脏疾病、外周动脉血管和（或）脑血管疾病的患者禁用。

【药物相互作用】本品与抗凝血药物合用将增加发生出血并发症的风险；与 ACEI 或利尿药合用将增加发生急性肾功能不全的风险；与环孢素或他克莫司合用时应监测肾功能；与氟康唑合用时应降低本品剂量；本品慎与氟卡尼、美托洛尔、苯妥英、地西泮、锂剂等合用。

【给药剂量】推荐剂量为 40mg，每日总剂量不超过 80mg。

【药代动力学参数】帕瑞昔布在静脉注射或肌内注射后经肝脏酶水解，迅速转化为有药理学活性的物质伐地昔布。帕瑞昔布每日给药 2 次，静脉注射剂量不超过 50mg 及肌内注射剂量不超过 20mg 的情况下，其血药浓度 - 时间曲线下面积（AUC）以及峰浓度（C_{max}）两项指标近似线性表达，在 4 天内可达到伐地昔布的稳态血药浓度，血浆蛋白结合率在最高推荐剂量（80mg/d）时达到 98%，伐地昔布（而非帕瑞昔布）可广泛分布于红细胞内。帕瑞昔布在体内快速并几乎完全地转化为伐地昔布和丙酸，血浆半衰期（$t_{1/2}$）约为 22min。伐地昔布的消除在肝脏内通过多种途径广泛进行，少于 5% 的伐地昔布通过尿液以原型形式排泄，给药后，约 70% 的药物以非活性代谢物形式经尿排泄。伐地昔布的血浆清除率（CLp）约为 6L/h。静脉注射或肌内注射帕瑞昔布钠后，伐地昔布的消除半衰期（$t_{1/2\beta}$）约为 8h。

【给药方式】静脉注射、静脉滴注。

【溶媒】0.9% 氯化钠注射液、5% 葡萄糖注射液、0.45% 氯化钠注射液、乳酸林格液。

【配液说明】注射用帕瑞昔布钠使用前必须重新配制。由于不含防腐剂，要求采用无菌技术进行配制。由于可以导致帕瑞昔布在溶液中沉淀，故不推荐向含5%葡萄糖的乳酸林格液或其他未列出溶液中加入帕瑞昔布进行静脉滴注。采用无菌技术配制帕瑞昔布冻干粉（即帕瑞昔布钠），去除黄色（20mg）或紫色（40mg）启扣盖，暴露帕瑞昔布玻璃瓶橡胶瓶塞的中央部分，用无菌注射器及针头吸取适用溶剂（20mg帕瑞昔布钠用1ml溶剂配制，40mg帕瑞昔布钠用2ml溶剂配制），然后将针头插进橡胶瓶塞中央向瓶内注入溶剂，轻轻旋转瓶体使粉末完全溶解并在使用前仔细检查配制成的溶液，将瓶内全部药液抽出供单次给药。配制后，帕瑞昔布钠溶液应在使用前进行目测，确定溶液无不溶性微粒或发生变色，若观察到溶液发生变色，出现絮状物或不溶性微粒，则不得使用。

帕瑞昔布不得与其他规定之外的任何药物混合。不应与阿片类药物混合于同一注射器内给药。不推荐使用灭菌注射用水，因为得到的溶液不等渗。不得将帕瑞昔布溶液注入其他药物的静脉通路。帕瑞昔布溶液注射前后应用相容溶液充分冲洗静脉通路。

【滴速】1~2ml/min。

【成品输液稳定性】在25℃条件下，配制后药液的物理、化学稳定性可保持24h。从微生物学角度，无菌配制的溶液应立即使用。若不能立即使用，使用者必须在使用前控制其贮藏时间与条件。在25℃条件下保存不应超过12h，除非溶液的配制是在严格控制的、并经过验证的无菌环境中进行，配制后帕瑞昔布溶液应在24h内使用，否则应废弃。

【配伍禁忌】阿法罗定、布托啡诺、丁丙诺啡、酒石酸吗啡、枸橼酸舒芬太尼、纳美芬、喷他佐辛、氢溴酸烯丙吗啡、氢溴酸右美沙芬、乳酸喷他佐辛、盐酸阿法罗定、注射用水等。

注射用骨瓜提取物

Cervus and Cucumis Polypeptide for Injection

【成分】本品主要成分为多肽类骨代谢因子、甜瓜籽提取物、多种游离氨基酸以及有机钙、无机钙、磷离子、无机盐及微量元素；辅料为右旋糖酐40。

【药理作用】本品含多种骨代谢的活性肽类，具有调节骨代谢，刺激成骨细胞增殖，促进新骨形成，以及调节钙、磷代谢，增加骨钙沉积，防治骨质疏松，具有抗炎、镇痛作用。

【适应证】用于风湿、类风湿性关节炎、骨关节炎、腰腿疼痛、骨折创伤修复。

【不良反应】偶见发热或皮疹等不良反应，如发生请酌情减少用量或停药。

【禁忌证】对本品过敏者禁用；严重肾功能不全者禁用。

【给药剂量】每日 25 ~ 100mg，一般 20 ~ 30 日为一疗程，小儿酌减或遵医嘱。

【给药方式】静脉滴注。

【溶媒】0.9%氯化钠注射液、5%葡萄糖注射液。

【配液说明】本品 25 ~ 100mg，用 5%葡萄糖注射液或 0.9%氯化钠注射液 250 ~ 500ml 溶解稀释后静脉滴注。静脉滴注给药时，本品宜单独使用，不宜与其他药物同时滴注。使用时发现药品破损或瓶盖松动勿用。溶解稀释后发现有浑浊勿用。

【滴速】滴注速度宜控制在 1.5ml/min。

【成品输液稳定性】注射用骨瓜提取物易选用 0.9%氯化钠注射液作为药物溶媒，在临床应用过程中，8h 内稳定，应慢速滴入，观察患者情况。

天麻素注射液

Gastrodin Injection

【成分】本品主要成分为天麻素。

【分子式】$C_{13}H_{18}O_7 \cdot 1/2H_2O$

【分子量】295.38

【药理作用】本品可恢复大脑皮质兴奋与抑制过程间的平衡失调，具有镇静、安眠和镇痛等中枢抑制作用。

【适应证】用于神经衰弱、神强衰弱综合征及血管神经性头痛等症（如偏头痛、三叉神经痛、枕骨大神经痛等），亦可用于脑外伤性综合征、眩晕症如美尼尔病药性眩晕、外伤性眩晕、突发性耳聋、前庭神经元炎、椎基底劲脉供血不足等。

【不良反应】有少数患者出现口鼻干燥、头昏、胃不适等症状，但不致影响患者接受用药，也无须特殊处理。

【禁忌证】对本品中任何成分过敏者禁用。

【给药剂量】一次 0.6g，一日 1 次。

【药代动力学参数】注射给药后，血药浓度高低与镇静作用时间一致，消除半衰期为 4.44h。在体内分布以肾最高，其次为肝、肺、心、脾及脑。主要从尿中排出，从尿、粪便及胆汁排出的总量为给药剂量的76.8%，其中97%经尿排出，主要在前2h，胆汁和粪便排出很少。

【给药方式】静脉滴注。

【溶媒】5%葡萄糖注射液、0.9%氯化钠注射液。

【配液说明】一次0.6g，用5%葡萄糖注射液或0.9%氯化钠注射液250~500ml稀释后使用。

【滴速】2~3ml/min。

【成品输液稳定性】天麻素注射液在5%葡萄糖注射液、0.9%氯化钠注射液中溶解后，8h内可保持稳定。

（白万军　李宵）

第五节　抗脑血管病药

奥扎格雷钠注射液
Sodium Ozagrel Injection

【成分】本品主要成分是奥扎格雷钠；辅料为甘氨酸、枸橼酸、氯化钠、氢氧化钠。

【分子式】$C_{13}H_{11}N_2O_2Na$

【分子量】250.23

【药理作用】本品为血栓烷（TX）合酶抑制剂，能阻碍前列腺素 H_2（PGH_2）生成血栓烷 A_2（TXA_2），促使血小板所衍生的 PGH_2 转向内皮细胞，内皮细胞用以合成 PGI_2，从而改善 TXA_2 与前列腺素 PGI_2 的平衡异常，发挥抑制血小板的聚集和扩张血管作用；还能改善脑血栓急性期的运动障碍，改善脑缺血急性期的循环障碍及改善脑缺血时能量代谢异常。

【适应证】用于治疗急性血栓性脑梗死和脑梗死所伴随的运动障碍，以及改善蛛网膜下隙出血手术后的脑血管痉挛收缩和并发脑缺血症状。

【不良反应】可能有出血倾向，出现异常立即停止给药；偶有 GOT、GPT、BUN 升高等肝肾功能的异常；偶有恶心、呕吐、腹泻、食欲不振、胀满感等消化系统症状；偶见过敏反应荨麻疹、皮疹等；循环系统偶有室上心律不齐、血压下降，发现时减量或终止给药。其他偶有头痛、发烧、注射部位疼痛、休克及血小板减少等；严重不良反应可出现出血性脑梗死、硬膜外血肿、脑内出血、消化道出血、皮下出血等，应特别关注。

【禁忌证】对本品过敏者；脑出血或脑梗死并出血者；严重心、肺、肝、肾功能不全者，如严重心律不齐；血液病或有出血倾向者；严重高血压，收缩压超过 200mmHg 以上者。

【药物相互作用】本品与抗血小板聚集剂、血栓溶解剂及其他抗凝药合用，可增强出血倾向，应谨慎合用。

【给药剂量】成人每次 80mg，每日 2 次，可根据年龄、症状适当增减用量，2 周为一疗程。

【药代动力学参数】单次静脉注射本品，在血中消除较快。血中主要成分除该药的游离形式外，还有其 β – 氧化体和还原体，代谢物几乎没有药理活性；连续静脉注射，2h 内达到血浓度稳态，大部分 24h 内排泄。动物试验未发现本品有蓄积性和毒性。静脉滴注后，血药浓度 – 时间曲线符合二室开放模型，$t_{1/2\beta}$ 为（1.22 ±0.44）h，V_d 为（2.32 ±0.62）L/kg，AUC 为（0.47 ±0.08）（μg · h）/ml。CL 为（3.25 ±0.82）L/（h · g），受试者半衰期最长为 1.93h，血药浓度可测到停药后 3h。停药 24h，几乎全部药物经尿排出体外。

【给药方式】静脉滴注。

【溶媒】电解质溶液（不含钙）或 5% 葡萄糖注射液。

【配液说明】80mg 本品宜适量溶媒稀释后使用。

【滴速】脑梗死患者每次静脉滴注 1 ~ 2h 完成；术后脑血管痉挛的控制可将一日量 80mg 稀释至 1000ml，维持 24h 缓慢滴注，建议使用输液泵。

【成品输液稳定性】有文献报道，盐酸法舒地尔注射液与奥扎格雷钠注射液配伍 8h 内未发现明显变化。

【配伍禁忌】避免与含钙输液（格林氏溶液等）混合使用，以免出现白色浑浊；亦有文献报道，本品与银杏达莫注射液、胺碘酮注射液存在配伍禁忌。

尼莫地平注射液
Nimodipine Injection

【成分】本品主要成分为尼莫地平；辅料为聚维酮 K30（PVP）、聚乙二醇 – 400、乙醇、枸橼酸、枸橼酸钠。

【分子式】$C_{21}H_{26}N_2O_7$

【分子量】418.45

【药理作用】本品为双氢吡啶类钙拮抗药，能通过有效地阻止 Ca^{2+} 进入细胞内，抑制平滑肌收缩，达到解除血管痉挛的目的；能选择性扩张脑血管，增加脑血流量，从而起到脑保护作用；能改善协调功能，并改善学习过程；能作用于电压依赖性钙通道的双氢吡啶类受体，阻断钙离子内流，降低细胞内钙离子浓度。

【适应证】用于各种原因的蛛网膜下隙出血后的脑血管痉挛和急性脑血管病恢复期的血液循环改善。

【不良反应】蛛网膜下隙出血者应用本品治疗时约有 11.2% 的患者出现不良反应。常见有血压下降、肝炎、皮肤刺痛、胃肠道出血、血小板减少、头痛等不良反应，个别患者可发生碱性磷酸酶（ALP）、乳酸脱氢酶（LDH）、血小板数、血糖升高。

【禁忌证】对本药过敏者、严重肝功能损害者、脑水肿或颅内压明显升高者、妊娠期妇女、哺乳期妇女禁用。

【药物相互作用】本品与氟西汀、去甲替林、西咪替丁、安普那韦、奎奴普丁、达福普汀、沙奎那韦、丙戊酸、甲硫双喹脲、奎尼丁合用会增加本品血药浓度，毒性增加；与钙拮抗药（如硝苯地平、地尔硫䓬、维拉帕米等）合用时，必须对患者进行密切监测；与非甾体类抗炎药、口服抗凝药合用有增加胃肠道出血的危险；与氨基糖苷类、头孢菌素类、呋塞米等合用可引起肾功能减退，合用时应注意监测肾功能，如出现肾功能减退应考虑停药；与抗癫痫药物（如苯妥英、苯巴比妥、卡马西平、扑米酮等）合用可导致本品的血药浓度下降。

【给药剂量】静脉滴注时与 5% 葡萄糖或葡萄糖氯化钠配比可按 1ml:（25 ~ 50）ml 计算，分别经各自的输液管合并使用；0.5mg/h 起始，若耐受良好，2h 后剂量为 1mg/h；体重 70kg 以上患者，宜从 1mg/h 起始，2h 后如无不适可增至 2mg/h。日用量根据病情及患者耐受程度由医生掌握，如患者出现血压下降，可根据下降情况适当降低剂量，如有必要应考虑停药。

【药代动力学参数】静脉滴注尼莫地平 0.03mg/kg，AUC 为（38.8 ± 13.3）μg/（h·L），分布容积（V_d）为（0.9 ± 0.4）L/kg，总清除率为（0.8 ± 0.3）L/（kg·h），分布半衰期（$t_{1/2\alpha}$）为（7.3 ± 3.5）min，消除半衰期（$t_{1/2\beta}$）为（1.1 ± 0.2）h。15 名蛛网膜下隙出血患者静脉滴注本品 48mg/d，共 14d，平均血浆药物浓度为 36 ~ 72μg/L，均未发现药物蓄积情况，蛋白结合率为 96% ~ 99%，药物分布容积为 1.6 ~ 3.1L/kg，血浆中药物浓度下降快，代谢产物几无活性，通过胆囊排泄，80% 于粪便，20% 于尿液中排出体外。

【给药方式】静脉滴注。

【溶媒】5% 葡萄糖注射液、葡萄糖氯化钠注射液。

【配液说明】本品可被聚氯乙烯所吸附，故输注时应使用聚乙烯输液系统，并经中心静脉插管，用输液泵连续静脉输注，不可使用其他输液瓶或输液袋。联合输液时，聚乙烯管、联合输液管、中心导管应采用三通阀连接。本品与联合输注液体（5%葡萄糖注射液或0.9%氯化钠注射液）按约1:4的比例滴注。

【滴速】缓慢滴注，初始0.5mg/h，2h后酌增1mg/h，随后2mg/h。

【成品输液稳定性】本品在0.9%氯化钠注射液中稳定性最好，葡萄糖氯化钠注射液次之，在5%葡萄糖注射液中最不稳定。本品在玻璃容器中于一般输注时间8h后，浓度仍然基本保持在有效范围内，比较稳定；而PVC材质的包装袋对其影响较大，使其浓度迅速下降。本品在避光条件下比在不避光条件下放置稳定，故建议临床在输液过程中如有条件应将输液瓶用黑布或黑纸遮盖以减少含量下降。

【配伍禁忌】丙泊酚、阿米卡星、阿奇霉素、苯妥英钠、苄星青霉素、地尔硫䓬、呋塞米、甲基多巴、两性霉素B、头孢吡肟、头孢哌酮、肾上腺素、普萘洛尔、去甲肾上腺素、维拉帕米、硝苯地平、依他尼酸等。

长春西汀注射液
Vinpocetine Injection

【成分】本品主要成分为长春西汀；辅料为维生素C、偏亚硫酸氢钠、酒石酸、山梨醇、苯甲醇、注射用水。

【分子式】$C_{22}H_{26}N_2O_2$

【分子量】350.5

【药理作用】本品能够缓解兴奋性氨基酸诱发的细胞毒作用，抑制电压依赖的钠离子通道和钙离子通道、NMDA和AMPA受体，增强腺苷的神经保护作用；能增强大脑组织对葡萄糖和氧气的摄入与消耗，促进大脑新陈代谢；能抑制血小板聚集、降低病理性血黏度升高、抑制红细胞摄入腺苷；能通过降低红细胞的氧亲和力而促进组织的氧运输改善大脑微循环，增加大脑血流量。

【适应证】用于改善脑梗死后遗症、脑出血后遗症、脑动脉硬化症等诱发的各种症状。

【不良反应】可见睡眠障碍、头痛、恶心、血压下降、面色潮红、静脉炎、氨基转移酶升高等不良反应，偶尔出现侧肢的麻木感、食欲不振、腹泻、心动过速、血尿素氮升高等不良反应。

【禁忌证】已知对本品中任何成分过敏者禁用；颅内出血急性期、颅内出血后尚未完全止血者禁用；严重心脏缺血性疾病、严重心律失常者禁用；儿童（尚无足够的用药经验）、孕妇及哺乳期妇女禁用。

【药物相互作用】本品与甲基多巴合用，偶见降压作用轻微增加，所以合用时应监测血压；虽然临床研究中未发现长春西汀与作用于神经系统药物、抗心律失常药物、抗凝血药物相互作用，但仍建议联合用药时应注意观察。

【给药剂量】开始剂量每日 20mg，以后根据病情可增至每日 30mg。肝、肾疾病患者不必进行剂量调整。静脉滴注治疗后推荐每日口服长春西汀片，以继续治疗。

【药代动力学参数】长春西汀的总血浆清除率为（66.7±17.9）L/h。由于尿液中未发现长春西汀药物原形，所以药物的肾清除可以忽略。体内分布容积为（246.7±88.51）L，这种情况反映了药物与组织的结合力非常强。长春西汀可与血浆蛋白广泛结合，长春西汀的消除半衰期（$t_{1/2\beta}$）在人体内为（4.83±1.29）h。长春西汀在老年人中的动力学与青年人没有差异，而且不会在体内蓄积，肝、肾功能异常时也可服用常规剂量，因为即使在这些患者中长春西汀也不会蓄积，故可以长期治疗。

【给药方式】静脉滴注。

【溶媒】0.9% 氯化钠注射液、5% 葡萄糖注射液。

【配液说明】长春西汀与肝素不相容，故建议两者不要在同一注射器中混合，但可以同时进行抗凝治疗；本品也不可用含氨基酸的输液稀释；长春西汀静脉滴注的给药浓度不得超过 0.06mg/ml，否则有溶血的可能。

【滴速】不能超过 4ml/min。

【成品输液稳定性】新配制好的成品液需在 3h 内使用。

【配伍禁忌】阿莫西林舒巴坦、奥扎格雷、丹红、丹参多酚酸盐、丹参酮 $Ⅱ_A$ 磺酸钠、氟氯西林钠、呋塞米、磷酸肌酸钠、萘夫西林钠、肌苷、泮托拉唑钠、脑蛋白水解物、美罗培南、头孢西丁、氨基酸。

依达拉奉注射液
Edaravone Injection

【成分】本品主要成分为依达拉奉；辅料为丙二醇、焦亚硫酸钠。

【分子式】$C_{10}H_{10}N_2O$

【分子量】174.20

【药理作用】依达拉奉是一种脑保护剂（自由基清除剂），可抑制梗死周围局部脑血流量的减少，使脑中 NAA 含量明显升高，抑制迟发性神经元死亡；可清除自由基，抑制脂质过氧化，从而抑制脑细胞、血管内皮细胞、神经细胞的氧化损伤。

【适应证】用于改善、缓解急性脑梗死所致的神经症状、日常生活活动能力和功能障碍。

【不良反应】见有急性肾功能衰竭（程度不明）、肝功能异常、黄疸、血小板减少、弥漫性血管内凝血（DIC）等严重不良反应及发热、血压升高、甘油三酯升高等不良反应。

【禁忌证】重度肾功能衰竭的患者（有致肾功能衰竭加重的可能）、既往对本品有过敏史的患者禁用。

【药物相互作用】本品与头孢唑啉钠、盐酸哌拉西林钠、头孢替安钠等抗生素合用时，有致肾功能衰竭加重的可能，因此合并用药时需进行多次肾功能检测等观察；本品原则上必须用生理盐水稀释，不可和高能量输液、氨基酸制剂混合或由同一通道静脉滴注；不可与抗癫痫药（地西泮、苯妥英钠等）、坎利酸钾合用。

【给药剂量】每次 30mg，每日 2 次，一个疗程为 14 天。

【药代动力学参数】健康成年男性受试者和健康老年受试者，以 0.5mg/kg，每日 2 次，每次 30min 内静脉滴注，连续给药 2 日后，血药峰浓度（C_{max}）分别为（888 ± 171）ng/ml、（1041 ± 106）ng/ml，分布半衰期（$t_{1/2\alpha}$）分别为（0.27 ± 0.11）h、（0.17 ± 0.03）h；消除半衰期（$t_{1/2\beta}$）分别为（2.27 ± 0.80）h、（1.84 ± 0.17）h，均无蓄积。本药血清蛋白和血清白蛋白结合率分别为 92%、89% ~ 91%。主要代谢物为硫酸络合物、葡萄糖醛酸络合物。按上述方法每次给药至 12h，尿液中含原药0.7% ~ 0.9%，含代谢物 71.0% ~ 79.9%。

【给药方式】静脉滴注。

【溶媒】0.9% 氯化钠注射液。

【配液说明】本品每次 30mg，每日 2 次，加入适量 0.9% 氯化钠注射液中稀释后静脉滴注。尽可能在发病后 24h 内开始给药。

【滴速】2 ~ 4ml/min，30 ~ 40min 内滴完。

【成品输液稳定性】本品与输液配伍后 1 ~ 2h 内使用完毕，且临床使用上需谨慎观察。

【配伍禁忌】氨茶碱、氨司特利、丙氨酰谷氨酰胺、丙戊酸、地西泮、20%甘露醇、氯硝西泮、美司钠、葡萄糖、葡萄糖酸钙、11.2% 乳酸钠、5% 碳酸氢钠、细辛脑等。

巴曲酶注射液
Batroxobin Injection

【成分】本品成分为类凝血酶；辅料为氧化钠0.9%、三氯叔丁醇0.3%、盐酸适量。

【药理作用】本品能增强纤溶系统活性，抑制血栓形成，从而起到溶栓作用；能改善血液流变学，抑制红细胞聚集，从而有效改善微循环，防止血栓形成和扩大；能改善血流动力学作用，降低血管阻力，改善缺血脑组织的供血；具有明显保护神经细胞的作用，从而减轻缺血再灌注时神经细胞的坏死与凋亡，提高神经细胞的存活率，缩小梗死面积，降低病死率。

【适应证】用于急性脑梗死，改善各种闭塞性血管病（如血栓闭塞性脉管炎、深部静脉炎、肺栓塞等）引起的缺血性症状，改善末梢及微循环障碍（如突发性耳聋、振动病）。

【不良反应】可出现嗜酸粒细胞增高、白细胞增高或减少、呕吐、胃痛、食欲不振、皮疹、荨麻疹、耳鸣、眼痛、止血延迟、血管痛、胸痛、发热等不良反应，罕有休克。

【禁忌证】有出血患者、有出血可能的患者禁用；新近手术患者或正在使用具有抗凝抗栓作用及抑制血小板功能药物（如阿司匹林）的患者禁用；用药前血纤维蛋白原浓度低于0.1mg/ml者禁用；重度肝或肾功能障碍及其他如乳头肌断裂、心室中隔穿孔、心源性休克、多脏器功能衰竭症者禁用；对本制剂有过敏史者禁用。

【药物相互作用】本品与抗凝剂及血小板抑制剂（如阿司匹林等）合用可能会增加出血倾向或使止血时间延长；本品能生成 desA 纤维蛋白聚合物，可能引起血栓、栓塞症，故与溶栓剂合用应特别注意。

【给药剂量】成人首次剂量通常为10BU，维持量可视患者情况酌情给予，一般为5BU，隔日一次，药液使用前用100ml以上的生理盐水稀释；急性脑梗死患者首次剂量为10BU，另二次各为5BU，隔日一次，共三次，使用前用250ml生理盐水稀释。此后应有其他治疗脑梗死药物继续治疗。通常疗程为一周，必要时可增至3周，慢性治疗可增至6周，但在延长期间内每次用量减至5BU，隔日点滴。给药前血纤维蛋白原浓度达0.4mg/ml以上、突发性耳聋的重症患者的使用量应为20BU，以后维持量可减至5BU。

【药代动力学参数】本品静脉给药呈现一室模型方式，健康成年人静脉滴注给药，首次给药的半衰期为 5.9h，第二次给药为 3.0h，第三次给药为 2.8h。与初次给药相比，第二次给药后的半衰期随纤维蛋白原浓度的下降而缩短，在纤维蛋白原浓度恢复后给药半衰期与初次给药相同。动物实验表明用 Wistar 大白鼠，本品静脉注射后在肝、肾中分布较高，血液、脾、肺中亦有分布，雌雄性别间无显著分布差异。胎儿有一过性肝功能障碍的现象，健康成年人静脉给药后，大部分代谢产物由尿排出。

【给药方式】静脉滴注。

【溶媒】0.9% 氯化钠注射液。

【配液说明】以 0.9% 氯化钠注射液 100~250ml 稀释后使用。

【滴速】滴速 2~4ml/min，静脉滴注 1h 以上。

【成品输液稳定性】现用现配，避免高温使酶变性。

【配伍禁忌】氨甲苯酸、氨甲环酸、阿咖酚、精氨酸阿司匹林、赖氨匹林、人血白蛋白、水杨酸钠碘化钠、卫矛醇等。

曲克芦丁脑蛋白水解物注射液
Troxerutin and Cerebroprotein Hydrolysate Injection

【成分】本品为复方制剂，主要成分为曲克芦丁、活性多肽、多种氨基酸、核酸；辅料为聚山梨酯80、注射用水。

【药理作用】曲克芦丁能通过与血小板细胞膜上的腺苷载体蛋白可逆结合，增加血小板内 cAMP 的含量，从而抑制血小板的聚集，有防止血栓形成的作用。同时能对抗 5-羟色胺、缓激肽引起的血管损伤，增加毛细血管抵抗力，降低毛细血管通透性，可防止血管通透性升高引起的水肿。本品所含的大量活性多肽、多种氨基酸及核酸的代谢产物苷酸能透过血-脑屏障，调整和改善神经元的蛋白质合成及核酸代谢，促进突触的形成，诱导神经元的分化；并影响其呼吸链，改善脑内能量代谢，能增加脑组织对葡萄糖的利用，改善脑细胞缺氧状态，对缺氧的脑组织有保护作用；能够提供神经递质、肽类激素及辅酶前体，具有激活、改善脑内神经递质和酶的活性，保护神经细胞免受各种缺血和神经毒素的损害。

【适应证】用于治疗脑血栓、脑出血、脑痉挛等急慢性脑血管疾病，以及颅脑外伤及脑血管疾病（脑供血不全、脑梗死、脑出血）所引起的脑功能障碍等后遗症；闭塞性周围血管疾病、血栓性静脉炎、毛细血管出血以及血管通透性升高引起的水肿。

【不良反应】偶可发生寒战、轻度发热等反应，个别病例可引起过敏性皮疹。调慢滴速或停药后症状可自行消失。

【禁忌证】对本药任一成分过敏者、癫痫大发作者、严重肾功能不良者禁用。

【药物相互作用】不宜与平衡氨基酸注射液同用。同用抗抑郁药治疗可发生不良的相互作用，导致不适当的精神紧张。此时建议减少抗抑郁药剂量。

【给药剂量】静脉滴注，每次 10ml，每日 1 次，20 日为一个疗程，可用 1～3 个疗程，疗程间隔 3～7 天，或遵医嘱。

【给药方式】静脉滴注。

【溶媒】0.9% 氯化钠注射液、5% 葡萄糖注射液。

【配液说明】本品稀释于 250～500ml 0.9% 氯化钠注射液或 5% 葡萄糖注射液中使用。

【滴速】初始速度宜慢，为 1～2ml/min。无不适，为 2～3ml/min。

【配伍禁忌】氨基酸、阿莫西林克拉维酸钾、阿糖腺苷等。

谷红注射液
Safflower Extract and Aceglutamide Injection

【成分】本品主要成分为乙酰谷酰胺、红花提取液；辅料为葡甲胺、丙二醇、依地酸二钠、聚山梨酯 80、注射用水。

【药理作用】本品中的乙酰谷酰胺可以保护神经，红花提取液中的红花苷类和红花黄色素等具有活血化瘀、抗血栓形成、扩张血管、改善微循环、抗氧自由基等作用，从而抗心肌缺血、减轻缺血再灌注损伤，还具有降血脂、促进肝细胞再生和抗肝纤维化等作用。

【适应证】用于治疗脑血管疾病如脑供血不足、脑血栓、脑栓塞及脑出血恢复期、肝病、神经外科手术等引起的意识功能低下、智力减退、记忆力障碍等，还可用于治疗冠心病、脉管炎等。

【不良反应】偶见血压下降、发热、皮疹、过敏等不良反应。

【禁忌证】对本品过敏者禁用。

【给药剂量】静脉滴注，每次 10～20ml，每日 1 次，10～15 天为一疗程。

【给药方式】静脉滴注。

【溶媒】5% 葡萄糖注射液、10% 葡萄糖注射液、0.9% 氯化钠注射液。

【配液说明】本品用 5% 或 10% 葡萄糖注射液、0.9% 氯化钠注射液 250～500ml 稀释后应用。

【滴速】根据临床情况调整静脉滴注速度，2～3ml/min。

【成品输液稳定性】谷红注射液与5%葡萄糖注射液、10%的葡萄糖注射液及氯化钠注射液在4h内可配伍使用，使用过程中应尽量避免日光照射。

第六节　改善脑代谢药与促智药

注射用奥拉西坦

Oxiracetam for Injection

【成分】本品主要成分为奥拉西坦；辅料为山梨醇。

【分子式】$C_6H_{10}N_2O_3$

【分子量】158.16

【药理作用】本品为吡拉西坦的类似物，可通过血-脑屏障，对特异性中枢神经通路有刺激作用，并促进磷酰胆碱和磷酰乙醇胺的合成，使大脑中蛋白质和核酸的合成增加，从而改善老年性痴呆和记忆障碍症患者的记忆和学习功能。

【适应证】用于治疗轻至中度血管性痴呆、老年性痴呆、脑损伤及其引起的神经功能缺失、记忆与智能障碍等。

【不良反应】据国外文献报道，奥拉西坦的不良反应少见，偶见皮肤瘙痒、恶心、精神兴奋、睡眠紊乱，但症状较轻，停药后可自行恢复。

【禁忌证】对本品过敏者、严重肾功能损害者禁用。

【给药剂量】静脉滴注时每次4～6g，每日1次，可酌情增减用量，用药疗程为2～3周。国外上市奥拉西坦注射液的用药剂量范围为每日2～8g，但国内尚无低于4g、高于6g的用药剂量。

【药代动力学参数】本品单次静脉滴注（剂量6.0g）、多次静脉滴注（剂量6.0g）药代动力学研究提示本品连续用药体内无蓄积，奥拉西坦在肝、肾中分布浓度较高，除脑脊液中的半衰期（$t_{1/2}$）为300min（口服2.0g）、140min（静脉注射2.0g）外，在其余组织的半衰期与血浆中相似。本品主要通过肾脏代谢，48h内90%以上的药物以原型从尿中排出，个体间差异很小，老年人与健康年轻人的肾脏消除速度无显著性差异。

【给药方式】静脉滴注。

【溶媒】0.9%氯化钠注射液、5%葡萄糖注射液。

【配液说明】本品临用前溶于5%葡萄糖注射液或0.9%氯化钠注射液100～

250ml 中，摇匀后静脉滴注。

【滴速】2～3ml/min。

【成品输液稳定性】本品与 10% 葡萄糖注射液配伍后于室温下 6h 内保持稳定。

奥拉西坦注射液
Oxiracetam Injection

【成分】本品主要成分为奥拉西坦；辅料为磷酸二氢钠、乙二胺四乙酸二钠盐。

【药理作用】【适应症】【不良反应】【禁忌证】参见注射用奥拉西坦。

【给药剂量】静脉滴注时每次 4.0g，每日 1 次，可酌情增减用量。对神经功能缺失的治疗通常疗程为 2 周，对记忆与智能障碍的治疗通常疗程为 3 周。

【药代动力学参数】奥拉西坦注射液经静脉给予健康受试者后，在体内的药代动力学符合二室模型，消除半衰期（$t_{1/2\beta}$）为 3h 左右，与血浆白蛋白的结合率低，很少透过胎盘屏障，主要以原形从肾脏排出。本品静脉给予 2g 与 4g 剂量的达峰时间（C_{max}）分别为（110.87 ± 29.22）μg/ml 和（214.60 ± 47.98）μg/ml，AUC_{0-t} 分别为（200.93 ± 36.63）（mg·h）/L 和（451.65 ± 106.87）（mg·h）/L，消除半衰期（$t_{1/2\beta}$）分别为（3.03 ± 0.62）h 和（3.85 ± 0.44）h，表观清除率（CL/F）分别为（10.24 ± 1.97）（ml·kg）/h 和（3.87 ± 1.05）（ml·kg）/h，表观分布容积（Vd）分别为（59.26 ± 48.77）ml/kg 和（31.64 ± 18.28）ml/kg。24h 尿药累积排泄率分别为 82.14%±2.57% 和 82.99%±5.28%。

【给药方式】【溶媒】【配液说明】【滴速】参考注射用奥拉西坦。

【成品输液稳定性】奥拉西坦注射液与 5% 葡萄糖注射液配伍后 6h 内保持稳定，故临床应首选 5% 葡萄糖注射液作为奥拉西坦注射液的溶媒，如确需用 0.9% 氯化钠注射液、5% 葡萄糖氯化钠注射液作为溶媒，应现用现配，并将药物输注时间控制在 2h 之内；应避免使用 10% 葡萄糖注射液作为奥拉西坦注射液的溶媒。

胞二磷胆碱注射液
Citicoline Injection

【成分】本品主要成分为胞苷二磷酸胆碱。

【分子式】$C_{14}H_{26}N_4O_{11}P_2$

【分子量】488.32

【药理作用】本品能增强脑干网状结构尤其与意识密切相关的上行网状结构激动系统的功能；增强锥体系统的功能，改善运动麻痹；降低大脑血流阻力，增加大脑血流而促进大脑物质代谢，促进大脑功能恢复和大脑苏醒。

【适应证】用于头部外伤伴有意识障碍、脑手术伴有意识障碍、脑梗死急性期意识障碍、脑卒中偏瘫患者的上肢功能恢复，但只限于发病后一年内、进行功能康复训练和通常口服药物疗法（脑代谢活化剂、脑循环药改善等）的下肢偏瘫比较轻者。

【不良反应】可见一过性血压下降、心动过速、痉挛、过敏反应、眩晕、兴奋、肝功能异常、恶心、胃痛、腹泻、皮疹、一过性复视、发热等不良反应。

【禁忌证】已知对本品中任何成分过敏者禁用。

【药物相互作用】本品与左旋多巴合用于帕金森病患者时，可引起肌僵直恶化。

【给药剂量】头部外伤及脑手术伴有意识障碍，成年人以胞二磷胆碱计每次100～500mg（1～2支），每日1～2次，静脉滴注、静脉注射或肌内注射，可根据年龄、症状适当增减；脑梗死急性期意识障碍，以胞二磷胆碱计1000mg（4支），每日1次，静脉注射，连续2周；脑卒中偏瘫，以胞二磷胆碱计1000mg（4支），每日1次，静脉注射，连续4周，或以胞二磷胆碱计250mg（1支），每日1次，静脉注射，连续4周，有好转趋势时，再连续注射4周；胰腺炎，通常与蛋白分解酶抑制剂并用，每日1次，每次以胞二磷胆碱计1000mg（4支），静脉注射，连续并用2周。

【药代动力学参数】本品注射后血药浓度迅速下降，30min后降至注射时的1/3，1～2h后基本稳定，主要分布于肝脏（占10%），较难透过血-脑屏障，仅约0.1%可进入脑内，但在脑内停留时间较长，注射后3h内脑内药物浓度达峰值，且24h内保持不变，且损伤脑比正常脑、受损半球比未受损半球的药物含量明显更高。本药可经肝脏代谢为游离胆碱（主要代谢物）和胞苷二磷酸，主要经肾脏和肺清除，原形药物的半衰期（$t_{1/2}$）为3.5h，胆碱的$t_{1/2}$为2h。

【给药方式】静脉滴注。

【溶媒】5%葡萄糖注射液、10%葡萄糖注射液。

【配液说明】用5%或10%的葡萄糖注射液稀释本药小容量注射液。

【滴速】缓慢滴注，不超过4ml/min。

【成品输液稳定性】胞二磷胆碱注射液在0.9%氯化钠注射液、葡萄糖氯化钠注射液、10% 葡萄糖注射液中配伍 4h 内稳定。

【配伍禁忌】 氨苄西林、甲硝唑、抗坏血酸钾、奎尼丁、卡那霉素、氯胺酮、磷霉素、利舍平、鱼精蛋白、氯筒箭毒碱、氯唑西林、美西律、葡萄糖酸钙、庆大霉素、去甲万古霉素、烯丙吗啡、替卡西林、万古霉素、维生素 C、氧氟沙星、左旋多巴等。

复方脑肽节苷脂注射液
Compound Porcine Cerebroside and Ganglioside Injection

【成分】 本品主要成分为多肽、多种神经节苷脂、次黄嘌呤等；辅料为注射用水。

【药理作用】 本品能促进脑组织的新陈代谢，参与脑组织神经元的生长、分化和再生过程，有改善脑血液循环和脑代谢功能，能加速损伤的神经组织的再生修复，促进神经支配功能恢复，减低兴奋性氨基酸的释放，从而减轻细胞毒性和血管水肿。

【适应证】 用于治疗脑卒中、老年性痴呆、颅脑损伤、脊髓损伤及创伤性周围神经损伤，用于治疗脑部疾病引起的功能障碍。

【不良反应】 偶见发冷、体温略有升高、头晕、烦躁、过敏性皮疹等不良反应，调慢滴速或停药后症状可自行消失。

【禁忌证】 对本品过敏者、遗传性糖脂代谢异常者禁用。

【药物相互作用】 不宜与氨基酸液同用。

【给药剂量】 静脉滴注，每次 10～20ml，每日 1 次，两周为一疗程，儿童酌减或遵医嘱。

【给药方式】 静脉滴注。

【溶媒】 5% 葡萄糖注射液、0.9% 氯化钠注射液。

【配液说明】 本品加入 0.9% 氯化钠注射液或 5% 葡萄糖注射液 250ml 中溶解。

【滴速】 2ml/min。

【配伍禁忌】 氨基酸。

脑蛋白水解物注射液
Cerebroprotein Hydrolysate Injection

【成分】 本品主要成分为猪脑蛋白水解物；辅料为氢氧化钠、注射用水。

【药理作用】本品为大脑所特有的肽能神经营养药物，能调节和改善神经元的代谢，促进突触的形成，诱导神经元的分化，并进一步保护神经细胞免受各种缺血和神经毒素的损害。本品可通过血－脑屏障，改善脑内能量代谢。

【适应证】用于颅脑外伤、脑血管病后遗症、原发性痴呆、血管性痴呆、中轻度中风后的认知功能障碍、混合性痴呆、颅脑损伤后脑功能障碍的改善、脑血栓、脑出血、脑痉挛、闭塞性周围血管疾病、血栓性静脉炎、血管通透性升高引起的水肿等。

【不良反应】本品一般耐受性良好，体内及体外实验、毒理实验均显示无任何潜在的致畸、致敏或致癌作用。大剂量使用时，注射过快少数病例会引起发热。

【禁忌证】对本药任一成分过敏者、癫痫大发作者、严重肾功能不良者禁用。

【药物相互作用】本品与氨基酸注射液合用可能出现氨基酸不平衡，与抗抑郁药合用可发生不良的相互作用，导致不适当的精神紧张；本品与单胺氧化酶抑制剂应避免合用。

【给药剂量】推荐疗程为每日给药，共 10 ~ 20 日。每一疗程最好连续注射，参考患者年龄、病情以决定疗程长短及剂量，静脉推注不超过 10ml，推荐使用 10 ~ 30ml 本品稀释于 250ml 0.9% 氯化钠注射液中缓慢滴注，每疗程用 10 ~ 20 次药物滴注，依病情而定。严重病例，尤其是伴有脑血管代偿不足者，可用 10 ~ 30ml 本品稀释于 250ml 0.9% 氯化钠注射液中滴注。倘若每天给药，则每疗程用 10 ~ 20 次药物滴注。轻微病例或经大剂量用药后为保持疗效者，可用静脉注射（也可肌内注射），开始每次 5ml，每日 1 次，连用 10 ~ 20 次，以后每周 2 ~ 3 次，可重复几个疗程，直至临床表现不再改善为止。

【给药方式】静脉滴注、静脉推注。

【溶媒】0.9% 氯化钠注射液、5% 葡萄糖注射液、葡萄糖氯化钠注射液。

【配液说明】本品 10 ~ 30ml 稀释于 0.9% 氯化钠注射液 250ml 中。

【滴速】推荐剂量每次 10 ~ 30ml［60 ~ 180mg（以总氮计）］，每日 1 次，缓慢滴注，0.5 ~ 1.5ml/min，于 60 ~ 120min 滴完。

【成品输液稳定性】本品与 0.9% 氯化钠注射液配伍后 6h 内稳定性良好，不溶性微粒在可控范围之内，建议临床输液时，加药后必须充分溶解，有必要增加灯检，符合输液要求后方可输注。

【配伍禁忌】阿糖腺苷、苯妥英钠、苄星青霉素、醋酸维生素 E、多巴胺、多巴酚丁胺、地尔硫䓬、地高辛、可乐定、倍他司汀、灯盏花素、二丁酰环磷腺苷钙等。

注射用脑蛋白水解物
Cerebroprotein Hydrolysate for Injection

【成分】本品主要成分为猪脑蛋白水解物，为猪脑组织提取、分离、精制而得的无菌制剂；辅料为甘露醇。

【药理作用】本品激活腺苷酸环化酶和催化其他激素系统。提供神经递质、肽类激素及辅酶前体。

【适应证】用于颅脑外伤、脑血管病后遗症伴有记忆减退及注意力集中障碍的症状改善。

【不良反应】本品一般耐受性良好，偶可引起过敏反应（如寒战、高热、皮疹等）、诱发癫痫发作、引起血尿素氮升高、过敏性休克样反应，还可见呕吐、腹泻，且多与患者体质有关。大剂量使用时，注射过快少数病例会引起发热、注射部位疼痛。

【禁忌证】参见脑蛋白水解物注射液。

【药物相互作用】同用抗抑郁药治疗可发生不良的相互作用，导致不适当的精神紧张。此时建议减少抗抑郁药剂量。与单胺氧化酶抑制剂有相加作用，应避免合用。

【给药剂量】每一疗程最好连续给药，参考患者年龄、病情以决定疗程长短及剂量。静脉滴注一般使用 10～30ml 稀释于 250ml 0.9%氯化钠注射液中缓慢滴注，每日 1 次，可连续使用，10～14 天为一疗程，或遵医嘱。

【药代动力学参数】本品可透过血-脑屏障进入神经细胞，氨基酸在脑内迅速代谢，半衰期 $t_{1/2}$ 由数秒至数小时。

【给药方式】静脉滴注。

【溶媒】0.9%氯化钠注射液。

【配液说明】本品在滴注前必须加以溶解稀释，应该将注射用脑蛋白水解物稀释于 0.9%氯化钠注射液中。本品不能与氨基酸注射液在同一瓶中输注，当同时应用氨基酸输液时，应注意可能出现氨基酸不平衡。

【滴速】250ml 0.9%氯化钠注射液缓慢滴注，2～4ml/min，约 60～120min 滴完。

【成品输液稳定性】参见脑蛋白水解物注射液。

【配伍禁忌】胺碘酮、阿替洛尔、阿糖腺苷、苯妥英钠、苄星青霉素、醋酸维生素 E、多巴胺、多巴酚丁胺、地尔硫䓬、地高辛、可乐定、倍他司汀、灯盏花素、二丁酰环磷腺苷钙、维生素、红黄色素、尼卡地平、前列地尔、硝苯地平、硝酸甘油等。

小牛血清去蛋白注射液

Deproteinised Calf Blood Serum Injection

【成分】本品主要成分为小牛血清去蛋白提取、精制而得，主要成分为多种游离氨基酸和肽。

【药理作用】本品能改善氧和葡萄糖的吸收及利用，为细胞提供较高的能量；可促进与能量有关的功能代谢，改善细胞功能，增加血供；在外周组织中亦可改善微循环，提高组织再生修复能力，增强受损组织细胞对能量的利用，减少或避免瘢痕形成。

【适应证】用于改善脑部血液循环障碍和营养障碍性疾病（如缺血性损害、颅脑外伤等）所引起的神经功能缺损；用于末梢动脉、静脉循环障碍及其引起的动脉血管病、腿部溃疡；用于皮肤移植术，皮肤烧伤、烫伤、糜烂，愈合伤口（如创伤、褥疮），以及放射所引起的皮肤、黏膜损伤。

【不良反应】本品较大剂量使用可引起胃部不适，罕见过敏反应，如荨麻疹、皮肤潮红、药物热、休克等。

【禁忌证】对本品或同类药过敏者、严重肾功能不全者禁用。

【药物相互作用】本品与抗病毒药物（如阿昔洛韦、三氟胸苷）合用会减弱疗效。

【给药剂量】静脉给药时，根据病情确定剂量。脑部缺血性损害，每次 20～30ml 静脉滴注，每日 1 次，连续 2～3 周；动脉血管病，一次 20～50ml 静脉滴注，每日 1 次，或每次 20～50ml 动脉或静脉注射，每周数次，四周一个疗程；腿部或其他慢性溃疡、烧伤，每次 10ml 静脉注射（或 5ml 肌内注射），每日 1 次或每周数次，按愈合情况可加用本品局部治疗；预防和治疗放射引起的皮肤、黏膜损伤，放疗期间平均每日 5ml 静脉注射。

【给药方式】静脉滴注。

【溶媒】5% 葡萄糖注射液、0.9% 氯化钠注射液。

【配液说明】本品可加入输液中滴注或加入 200～300ml 5% 葡萄糖注射液或 0.9% 氯化钠注射液中静脉滴注。

【滴速】约为 2ml/min。

【成品输液稳定性】本品与 5% 葡萄糖注射液、0.9% 氯化钠注射液配伍后在 6h 内较稳定，但配伍后不溶性微粒明显增多，建议在临床应用中加强配伍后不溶性微粒的监测，尽量避免不良反应发生，确保临床用药安全。

【配伍禁忌】银杏叶提取物、杏芎氯化钠等。

注射用小牛血去蛋白提取物

Deproteinized Calf Blood Extractives for Injection

【成分】本品主要成分为新鲜小牛血或血清经去蛋白、浓缩、超滤、冻干等工艺制得的含有无机盐及小分子有机物的无菌冻干品；辅料为甘露醇。

【药理作用】本品可增强组织细胞对氧及葡萄糖的摄取与利用，改善细胞乏氧状态。

【适应证】用于改善脑供血不足，颅脑外伤引起的神经功能缺损。

【不良反应】偶有发热、皮肤潮红、皮疹、低血压休克等反应。

【禁忌证】对本品或同类药过敏者、严重肾功能不全者禁用。

【药物相互作用】本品与抗病毒药物（如阿昔洛韦、三氟胸苷）合用会减弱疗效。

【给药剂量】0.8～1.2g（以总固体计）溶于溶媒中，每日 1 次，二周为一个疗程。

【给药方式】静脉滴注。

【溶媒】0.9% 氯化钠注射液、5% 葡萄糖注射液。

【配液说明】本品 0.8～1.2g（以总固体计）溶于 250ml 0.9% 氯化钠注射液或 5% 葡萄糖注射液中。

【滴速】2ml/min。

【成品输液稳定性】本品与 5% 葡萄糖注射液、0.9% 氯化钠注射液配伍后在 6h 内较稳定。

【配伍禁忌】银杏叶提取物、杏芎氯化钠等。

脑苷肌肽注射液

Cattle Encephalon Glycoside and Ignotin Injection

【成分】本品由健康家兔肌肉提取物和牛脑神经节苷脂提取物混合制成，主要成分为多肽、多种神经节苷脂、游离氨基酸、核酸等；辅料为注射用水。

【药理作用】脑苷肌肽具有神经恢复与再生、神经保护、营养与供能等作用，能促进受损中枢及周围神经组织的功能恢复，促进神经干细胞分化、轴突生长和突触形成，还可调节腺苷酸环化酶（AC）、ATP酶、蛋白激酶等酶活性，维持有效的神经代谢，促进神经组织修复。

【适应证】用于治疗脑卒中、老年性痴呆、新生儿缺氧缺血性脑病、颅脑损伤、脊髓损伤及其他原因引起的中枢神经损伤，用于治疗创伤性周围神经损伤、糖尿病周围神经病变、压迫性神经病变等周围神经损伤。

【不良反应】偶见发冷、体温略有升高、头晕、烦躁、过敏性皮疹等不良反应，调慢滴速或停药后症状可自行消失。

【禁忌证】对本品过敏者、神经节苷脂累积病（如家族性黑蒙性痴呆）患者禁用。

【药物相互作用】本品不宜与平衡氨基酸注射液同用。

【给药剂量】成人患者：静脉滴注，每次5~20ml，每日1次，两周为一疗程，或遵医嘱；儿童患者：静脉滴注，儿童按体重每次0.1~0.4ml/kg，每日1次，两周为一疗程，或遵医嘱。

【给药方式】静脉滴注。

【溶媒】5%葡萄糖注射液、0.9%氯化钠注射液。

【配液说明】本品溶于0.9%氯化钠注射液或5%葡萄糖注射液250ml中。

【滴速】缓慢滴注，1~2ml/min。

【配伍禁忌】氨基酸、丙氨酰谷氨酰胺、葡萄糖酸钙等。

注射用单唾液酸四己糖神经节苷脂钠
Monosialotetrahexosylganglioside Sodium for Injection

【成分】本品主要成分为单唾液酸四己糖神经节苷脂钠；辅料为甘露醇。

【分子式】$C_{73}H_{130}N_3NaO_{31}$ 或 $C_{75}H_{134}N_3NaO_{31}$

【分子量】1568.84 或 1597.18

【药理作用】本品能促进由于各种原因引起的中枢神经系统损伤的功能恢复，对损伤后继发性神经退化有保护作用，对脑血流动力学参数以及因损伤后导致脑水肿有积极的作用，可以通过改善细胞膜酶的活性减轻神经细胞水肿。

【适应证】用于治疗血管性或外伤性中枢神经系统损伤、帕金森病。

【不良反应】罕见出现格林-巴利综合征、皮疹等不良反应。

【禁忌证】对本药过敏者、遗传性糖脂代谢异常、神经节苷脂累积病（如家族性黑蒙性痴呆、视网膜变性病）患者、肝肾功能严重障碍者禁用。

【给药剂量】每日 20 ~ 40mg，遵医嘱一次或分次肌内注射或缓慢静脉滴注。病变急性期（尤急性创伤），每日 100mg，静脉滴注，2 ~ 3 周后改为维持量，每日 20 ~ 40mg，一般 6 周；帕金森病，首剂量 500 ~ 1000mg，静脉滴注，第 2 日起每日 200mg，皮下、肌内注射或静脉滴注，一般用至 18 周。

【药代动力学参数】外源性单唾液酸四己糖神经节苷脂能以稳定的方式与神经细胞膜结合，引起膜的功能变化。给药后 2h 在脑和脊髓测得放射活性高峰，4 ~ 8h后减半，药物的清除缓慢，主要通过肾脏排泄。

【给药方式】静脉滴注。

【溶媒】0.9% 氯化钠注射液、5% 葡萄糖注射液。

【配液说明】用 0.9% 氯化钠注射液或 5% 葡萄糖注射液溶解。

【滴速】一般使用 100 ~ 250ml 的溶媒，缓慢滴注，1 ~ 2ml/min。

【成品输液稳定性】注射用单唾液酸四己糖神经节苷脂钠与 5% 葡萄糖注射液配伍 8h 内稳定；在临床应用时宜采用葡萄糖注射液进行配伍。

第七节 其 他

注射用硫辛酸
Thioctic Acid for Injection

【成分】本品主要成分为硫辛酸；辅料为甘露醇、磷酸氢二钠、氢氧化钠。

【分子式】$C_8H_{14}O_2S_2$

【分子量】206.33

【药理作用】动物试验显示本品可阻止糖尿病的发展，促进葡萄糖的利用，防止高血糖造成的神经病变，能促使维生素 C、维生素 E 的再生，发挥抗氧化作用；本品还可增加细胞内谷胱甘肽及辅酶 Q10，并可螯合某些金属离子。

【适应证】用于糖尿病周围神经病变引起的感觉异常。

【不良反应】静脉滴注过快偶可见头胀、呼吸困难、抽搐、复视、紫癜、由于血小板功能异常引起的出血倾向等不良反应。

【禁忌证】对本品过敏者禁用。

【药物相互作用】本品可抑制顺铂的疗效，应避免二者联用；本品可能加强胰岛素和口服抗糖尿病药物的降血糖效果，应定期监测血糖、低血糖症的症状和体征。

【给药剂量】成人常规剂量为一次 250～500mg，严重者使用可一日 300～600mg，2～4 周为一疗程；老年人无须调整剂量。

【药代动力学参数】本药达峰浓度时间（t_{max}）为 2～4h，口服后生物利用度为 87%，食物可减少本品吸收。本品在肝脏代谢，有首过效应，经肾排泄，原形药物消除半衰期（$t_{1/2\beta}$）为 10～20min。

【给药方式】静脉滴注。

【溶媒】0.9% 氯化钠注射液。

【配液说明】本品需长期给药，对于严重患者，建议初始治疗采用静脉给药。将本品 250～500mg 加入到 100～250ml 0.9% 氯化钠注射液中即得。

【滴速】滴注过快偶引起不良反应，故不超过 50mg/min，为 3.3～6ml/min，滴注时间约 30min。

【成品输液稳定性】本药活性成分对光敏感，应在即将使用前将安瓿从盒内取出。注射用硫辛酸与 0.9% 氯化钠注射液配伍后，配好的输液用铝箔包裹避光，可保持稳定 6h，输注时也应用铝箔包裹容器。

【配伍禁忌】半浓度林格、半浓度乳酸林格、复方氯化钠、果糖、葡萄糖、葡萄糖氯化钠、顺铂等。

（支旭然　李宵）

第十二章 调节水、电解质及酸碱平衡药

10%浓氯化钠注射液
Sodium Chloride 10%

【成分】本品主要成分为氯化钠；辅料为注射用水。

【药理作用】本品为一种电解质补充药物。钠和氯是机体重要的电解质，人体中钠、氯离子主要通过下丘脑、神经垂体和肾脏进行调节，维持体液容量和渗透压的稳定。

【适应证】各种原因所致的水中毒及严重的低钠血症。

【不良反应】输液过多、过快，可致水钠潴留，引起水肿、血压升高、心率加快、胸闷、呼吸困难。不适当地给予高渗氯化钠可致高钠血症，甚至出现急性左心衰竭。

【禁忌证】水肿性疾病，如肾病综合征、肝硬化腹腔积液等患者；急性肾功能衰竭少尿期，慢性肾功能衰竭尿量减少而对利尿药反应不佳者；高血压、低血钾症者；高渗或等渗性失水者。

【给药剂量】一般认为，当血钠低于120mmol/L时，治疗使血钠上升速度在每小时0.5mmol/L，不得超过每小时1.5mmol/L。当血钠低于120mmol/L或出现中枢神经系统症状时，可给予3%～5%氯化钠注射液缓慢滴注。一般要求在6h内将血钠浓度提高至120mmol/L以上。补钠量（mmol）=［142－实际血钠浓度（mmol/L）］×体重（kg）×0.2。待血钠回升至120～125mmol/L以上，可改用等渗溶液或等渗溶液中酌情加入高渗葡萄糖注射液或10%氯化钠注射液。

【药代动力学参数】氯化钠静脉注射后直接进入血液循环，在体内广泛分布，但主要存在于细胞外液。钠离子、氯离子均可被肾小球滤过，并部分被肾远曲小管重吸收。由肾脏随尿排泄，仅少部分从汗排出。

【给药方式】静脉滴注。

【溶媒】0.9%氯化钠注射液。

【配液说明】浓氯化钠不可直接滴注，临用前稀释。

【滴速】参见给药剂量。

【成品输液稳定性】24h 内稳定。

【配伍禁忌】地西泮、氟罗沙星、毛冬青甲素、普拉睾酮、去甲肾上腺素、人免疫球蛋白、头孢噻吩、中/长链脂肪乳（$C_{8\sim24}$）、培氟沙星、山梨醇、双嘧达莫、依诺沙星等。

50% 葡萄糖注射液
Glucose Injection 50%

【成分】本品主要成分为葡萄糖。

【药理作用】葡萄糖和胰岛素一起静脉滴注，用来治疗高钾血症；高渗葡萄糖注射液快速静脉推注有组织脱水作用；另外，葡萄糖是维持和调节腹膜透析液渗透压的主要物质。

【适应证】本品适用于补充热量、能量和体液，治疗低糖血症；用于各种原因引起的进食不足或大量体液丢失（如呕吐、腹泻等），全静脉内营养，饥饿性酮症；低糖血症；高钾血症；高渗溶液用作组织脱水剂；配制腹膜透析液；药物稀释剂；静脉法葡萄糖耐量试验；供配制 GIK（极化液）液用。

【不良反应】可见静脉炎、局部肿痛、反应性低血糖、高血糖非酮症昏迷、电解质紊乱、高钾血症。

【禁忌证】糖尿病酮症酸中毒未控制者；高血糖非酮症性高渗状态。

【给药剂量】低血糖症重者可先予用 50% 葡萄糖注射液 20~40ml 静脉推注；需组织脱水者一般快速静脉注射 50% 葡萄糖注射液 20~50ml；用于调节腹膜透析液渗透压时，50% 葡萄糖注射液 20ml 即 10g 葡萄糖可使 1L 腹膜透析液渗透压提高 55mOsm/kg H_2O。

【药代动力学参数】静脉注射葡萄糖直接进入血液循环。葡萄糖在体内完全氧化生成 CO_2 和水，经肺和肾排出体外，同时产生能量。也可转化成糖原和脂肪贮存。一般正常人体每分钟利用葡萄糖的能力为 6mg/kg。

【给药方式】静脉滴注、静脉注射；由于高渗溶液对静脉刺激较大，建议大静脉给药。

【溶媒】0.9% 氯化钠注射液、复合氨基酸注射液。

【配液说明】葡萄糖有引湿性，且易发霉，为细菌的良好培养基，故在配制注射液时，必须特别注意，夏季细菌易于繁殖，尤应注意消毒。冬季在注射前须先将安瓿加热至与体温相等的温度，再徐徐注入静脉，可避免痉挛。

【滴速】5~6ml/min 为宜，心功能不全者尤应控制滴速。

【成品输液稳定性】本品经高温或久储可出现颜色变黄和 pH 下降，应尽快使用；葡萄糖与 0.9% 氯化钠混合后 4h 内，无外观及物理性质改变，可通过同一给药途径给药。

【配伍禁忌】氨苄西林、苯妥英钠、呋塞米、肝素钠、普鲁卡因、氨力农、阿莫西林克拉维酸、抗人 T 细胞免疫球蛋白、头孢哌酮舒巴坦、腺苷钴胺、依达拉奉、右旋糖酐 40 氯化钠、丝裂霉素、维生素 B$_{12}$等。

氯化钾注射液

Potassium Chloride Injection

【成分】本品主要成分为氯化钾。

【药理作用】钾是细胞内的主要阳离子，机体主要依靠细胞膜上的 Na$^+$，K$^+$ – ATP酶来维持细胞内外的 Na$^+$、K$^+$浓度差；体内钾代谢紊乱会影响酸碱平衡，正常的细胞内外钾离子浓度及浓度差与碳水化合物代谢、糖原贮存、蛋白质代谢、神经肌肉兴奋性和传导性等有关。

【适应证】本品适用于各种原因引起的低钾血症；预防低钾血症；洋地黄中毒引起频发性、多源性早搏或快速性心律失常。

【不良反应】可见疼痛、高钾血症。

【禁忌证】高钾血症患者；急性肾功能不全、慢性肾功能不全者禁用。

【药物相互作用】本品与肾上腺糖皮质激素类药尤其是肾上腺盐皮质激素和促肾上腺皮质激素合用时降低钾盐疗效；抗胆碱药物能加重口服钾盐尤其是氯化钾的胃肠道刺激作用；非甾体类抗炎镇痛药加重口服钾盐的胃肠道反应；与库存血、含钾药物和保钾利尿药、血管紧张素转换酶抑制剂、肝素和环孢素 A 合用时，易发生高钾血症。

【给药剂量】用于严重低钾血症或不能口服者，一般钾浓度不超过 3.4g/L，每日补钾量为 3~4.5g（40~60mmol）；在体内缺钾引起严重快速室性异位心律失常时，钾浓度达到 0.5%，甚至 1%，补钾量可达每日 10g 或以上；如病情危急，补钾浓度和速度可超过上述规定；小儿剂量每日按体重 0.22g/kg（3mmol/kg）或按体表面 3g/m^{2}计算。

【药代动力学参数】钾 90% 由肾脏排泄，10% 由肠道排泄。

【给药方式】静脉滴注。

【溶媒】5% 葡萄糖注射液。

【配液说明】一般将 10% 氯化钾注射液 10～15ml 加入 5% 葡萄糖注射液 500ml 中，忌直接静脉滴注与推注。

【滴速】本品应缓慢滴注，补钾速度不超过 0.75g/h（10mmol/h）；在体内缺钾引起严重快速室性异位心律失常时，滴速要快，为 1.5g/h（20mmol/h）；病情较重或不能口服者，按每克氯化钾加入 5% 葡萄糖注射液 200～300ml 中，滴速不超过氯化钾 0.5g/h 为宜。

【成品输液稳定性】运用电导率法得 10% 氯化钾注射液稳定保持 20min，氯化钾注射液与 5% 葡萄糖注射液 24h 物理可配。

【配伍禁忌】苯妥英钠、地西泮、氟康唑、氟罗沙星、氯苯那敏、米托蒽醌、奈达铂、泮托拉唑、乳酸依沙吖啶、中/长链脂肪乳（$C_{8～24}$）、两性霉素 B、培氟沙星、头孢噻肟钠等。

葡萄糖酸钙注射液
Calcium Gluconate Injection

【成分】本品主要成分为 D – 葡萄糖酸钙盐 – 水合物。

【分子式】$C_{12}H_{22}CaO_{14} \cdot H_2O$

【分子量】448.40

【药理作用】正常人 99% 的钙以骨盐形式存在于骨中以保持骨的硬度。血清钙可降低神经肌肉兴奋性，甚至昏迷；促进心肌兴奋 – 收缩耦联的形成，促进骨骼和牙齿的钙化形成，参与凝血过程；降低毛细血管通透性，有消炎、消肿及抗过敏等作用；与镁离子有竞争性拮抗作用，可解救镁盐中毒；降低心室肌的兴奋性。

【适应证】本品为补钙剂，用于预防和治疗钙缺乏症，如骨质疏松、手足抽搐症、骨发育不全、佝偻病，以及妊娠和哺乳期妇女、绝经期妇女钙的补充，可用于对抗高钾血症及其引起的心律失常。

【不良反应】偶见便秘。

【禁忌证】高钙血症、高钙尿症、含钙肾结石或有肾结石病史患者禁用。

【药物相互作用】本品不宜与洋地黄类药物合用；大量饮用含酒精和咖啡因的饮料、大量吸烟、大量进食富含纤维素的食物，均会抑制钙剂的吸收；与苯妥英钠及四环素类同用，二者吸收减少；维生素 D、避孕药、雌激素能增加钙的吸收；与含铝的抗酸药同服时，铝的吸收增多；与噻嗪类利尿药合用时，易发生高钙血症；与含钾药物合用时，应注意心律失常的发生。

【给药剂量】一次 1g，必要时可重复。

【药代动力学参数】血浆中约 45% 钙与血浆蛋白结合，钙主要自粪便排出（约 80%），部分（20%～30%）自尿排出，钙可分泌入汗液、胆汁、唾液、乳汁、尿、粪等。

【给药方式】静脉注射或静脉滴注。

【溶媒】10% 葡萄糖注射液。

【配液说明】使用本药 10% 的注射液时，应于等量的 5% 或 25% 葡萄糖注射液中稀释后缓慢注射。

【滴速】不超过 2ml/min，以免血钙升高过快而引起心律失常。

【成品输液稳定性】本品与 10% 葡萄糖注射液配伍，室温下 30h 内稳定。

【配伍禁忌】地高辛、毒毛花苷 K、硫酸镁、碘酸钾、甲地高辛、氯化镁、硫酸镁葡萄糖、去乙酰毛花苷、洋地黄毒苷、三磷酸腺苷二钠 - 氯化镁。

门冬氨酸钾注射液

Potassium Aspartate Injection

【成分】本品主要成分为门冬氨酸钾，L - 2 - 氨基丁二酸钾。

【分子式】$C_4H_6NO_4K \cdot 1/2H_2O$

【分子量】180.20

【药理作用】本品降低血氨和血二氧化碳的含量；有助于钾进入细胞内，纠正细胞内缺钾较其他钾盐快；提高细胞内钾、镁的浓度，加速肝细胞三羧酸循环，对改善肝功能、降低血清胆红素浓度有一定作用。

【适应证】本品为电解质补充药，适用于各种原因引起的低钾血症、低钾血症引起的周期性四肢麻痹、地黄中毒引起的心律失常。

【不良反应】可见输液部位疼痛、静脉炎、高钾血症。

【禁忌证】高血钾、急性和慢性肾功能障碍患者禁用；肾上腺功能低下或障碍、三度房室传导阻滞、心源性休克、急性脱水、易患高钾血症患者慎用。

【药物相互作用】本品与保钾利尿药和（或）血管紧张素转化酶抑制剂合用时，可能会发生高钾血症；与库存血（库存 10 日以下含钾 30mmol/L，库存 10 日以上含钾 65mmol/L）合用时，发生高钾血症的机会增多，尤其是有肾损害者。

【给药剂量】一日 1.71～5.14g（1～3 支），日剂量不得超过 17.1g（含钾 100mEq）。

【药代动力学参数】本品分布广，在肝、肾、血液、心脏可达高浓度，钾

90%由肾脏排泄，10%由肠道排泄。

【给药方式】静脉滴注。

【溶媒】注射用水、5%葡萄糖注射液或0.9%氯化钠注射液。

【配液说明】本品1~3支稀释成浓度为0.68%（含钾40mEq/L）以下；本品不得直接静脉注射，未经稀释不得进行静脉滴注。

【滴速】本品静脉滴注浓度过高、滴注速度过快或患者静脉较细时，可见静脉疼痛，甚至静脉炎，滴速不得超过8ml/min。

【成品输液稳定性】本品与注射用水、5%葡萄糖溶液或生理盐水可配，其中属大输液配伍类型的，8h不发生改变或药物损失小于10%；属针管内配伍类型的，2小时不发生改变或药物损失小于10%。

【配伍禁忌】醋酸钙、枸橼酸钙、氯化钙、螺内酯、二甲硅油、维生素C、碳酸钙、碳酸镁、维生素D_3。

注射用门冬氨酸钾镁

Potassium Aspartate and Magnesium

Aspartate for Injection

【成分】本品为复方制剂，其主要成分为门冬氨酸钾、门冬氨酸镁；辅料为甘露醇。

【药理作用】本品可提高细胞内钾离子浓度，从而改善心肌收缩功能并降低耗氧量；镁离子是生成糖原及高能磷酸酯不可缺少的物质，可增强钾盐的作用；可加速肝细胞内三羧酸循环，改善肝功能；降低血中氨和二氧化碳的含量。

【适应证】本品为电解质补充药，适用于低钾血症、洋地黄中毒引起的心律失常（主要是室性心律失常）、心肌炎后遗症、充血性心力衰竭、心肌梗死的辅助治疗。

【不良反应】滴注过快可能引起高钾血症和高镁血症，还可出现恶心、呕吐、颜面潮红、胸闷、血压下降，偶见血管刺激性疼痛。大剂量可能引致腹泻。

【禁忌证】高血钾症、急性和慢性肾功能衰竭、Addison病、三度房室传导阻滞、心源性休克（血压低于90mmHg）。

【药物相互作用】本品与保钾性利尿剂和（或）血管紧张素转化酶抑制剂（ACEI）配伍时，可能会发生高钾血症。

【给药剂量】一次1~2支（相当于L-门冬氨酸0.85g或1.70g），每日1次，或遵医嘱。

【药代动力学参数】尚无本品经静脉给药的药代动力学资料。据文献资料报道，动物口服门冬氨酸钾镁后 0.5~1h 血浆浓度达到峰值，1h 后肝脏药物浓度最高，其次为血、肾、肌肉、心脏和小肠等。

【给药方式】静脉滴注；本品不能肌内注射和静脉推注。

【溶媒】5% 葡萄糖注射液。

【配液说明】本品 1~2 支加入 5% 葡萄糖注射液 250ml 或 500ml 中，如有需要可在 4~6h 后重复此剂量，或遵医嘱。

【滴速】滴注过快会引发高钾血症等不良反应，故应缓慢滴注，滴注时间为 2~3h。

【成品输液稳定性】本品与 5% 葡萄糖注射液在体外可以配伍，且成品输液 8h 不发生改变或药物损失小于 10%。

【配伍禁忌】氨苄西林、氨茶碱、碘解磷定、多西环素、二氮嗪、氟罗沙星、谷氨酸钙、甘露醇、伏立康唑、夫西地酸、葛根素、膦甲酸、替加氟、5% 碳酸氢钠、香丹成方、溴化钙、血浆、ω-3 鱼油脂肪乳、中/长链脂肪乳、碳酸氢钠等。

甘油磷酸钠注射液
Sodium Glycerophosphate Injection

【成分】本品主要成分为甘油磷酸钠，为 α-甘油磷酸钠与 β-甘油磷酸钠的混合物；每支（10ml）含无水甘油磷酸钠 2.16g（相当于磷 10mmol，钠 20mmol）；辅料为注射用水。

【药理作用】本品为静脉磷补充剂，磷参与骨质的形成，参与细胞膜的组成，与许多代谢中的酶活性有关，在能量代谢中起至关重要的作用。

【适应证】本品为成人肠外营养的磷补充剂，适用于磷缺乏患者。

【不良反应】未发现明显不良反应。

【禁忌证】严重肾功能不全、休克和脱水患者禁用；对本品过敏者禁用。

【给药剂量】本品每天用量通常为一支（10ml），对接受肠外营养治疗的患者则应根据患者的实际需要酌情增减。。

【药代动力学参数】磷约 90% 由肾排泄，10% 经粪便排泄。

【给药方式】静脉滴注。

【溶媒】复方氨基酸注射液、5% 葡萄糖注射液、10% 葡萄糖注射液。

【配液说明】周围静脉给药时，将本药 2.16g（注射用甘油磷酸钠应先用注射用水 10ml 溶解）加入复方氨基酸注射液或 5%、10% 葡萄糖注射液 500ml 中。

【滴速】滴速为 1.7 ~ 2.5mmol/h 或 360 ~ 540mg/h；周围静脉给药时于 4 ~ 6h 内缓慢滴注。

【成品输液稳定性】本品为高渗溶液，必须在使用前 1h 内稀释后再使用，稀释应在无菌条件下进行，且稀释后应于 24h 内用完，以避免发生污染。

【配伍禁忌】复方乳酸钠葡萄糖、复方乳酸钠山梨醇、复方右旋糖酐 40、钠钾镁钙葡萄糖、乳酸钠林格、葡萄糖酸钙等。

复合磷酸氢钾注射液
Composite Potassium Hydrogen Phosphate Injection

【成分】本品为复方制剂，其主要成分为每支 2ml 含磷酸二氢钾 0.4354g 和磷酸氢二钾（三结晶水）0.639g。

【药理作用】磷参与糖代谢中的糖磷酸化，构成细胞膜成分中的磷脂质，为组成细胞内 RNA、DNA 及许多辅酶的重要成分之一；参与能量的转换、贮藏、运输及体液缓冲的调节。

【适应证】本品适用于完全胃肠外营养疗法中的磷补充剂，仅限于不能进食的患者如中等以上手术或其他创伤需禁食 5 天以上的患者；用于某些疾病所致的低磷血症。

【不良反应】如过量使用本品可出现高磷血症、低钙血症、肌肉颤搐、痉挛、胃肠道不适等，出现中毒症状，应立即停药。

【禁忌证】肾功能衰竭患者不宜应用；限钾患者慎用。

【药物相互作用】维生素 D、甲状旁腺激素可促进磷肠道的吸收；降钙素可抑制磷的肠道吸收；食物中 Ca^{2+}、Mg^{2+}、Fe^{3+}、Al^{3+} 等金属离子过多，能与磷酸结合成不溶性的盐，阻碍磷的吸收。

【给药剂量】根据病情、监测结果由医生决定用量，一般在完全胃肠外营养疗法中，每 1000 千卡热量加入本品 2.5ml［相当于［PO_4］$^{3-}$ 8mmol］；高龄患者生理功能较低下，应从低剂量开始用药，给药时密切监测患者症状。

【药代动力学参数】健康成人每日磷排泄量约 900mg，约 60% 由空肠迅速吸收，余者在肠道其他部位吸收。每日由尿排出的磷约相当于摄取量的 90%，其余由胃肠道及皮肤排泄。

【给药方式】静脉滴速，本品严禁直接注射。

【溶媒】 葡萄糖注射液、氯化钠注射液、转化糖注射液、肠外营养液。

【配液说明】 本品必须稀释 200 倍以上才能经静脉滴注。

【滴速】 本品应控制滴速，1 ~ 2ml/min。

【配伍禁忌】 本品与含钙注射液配伍时易析出沉淀，不宜配伍。

（宋浩静　李倩）

第十三章 营 养 药

盐酸精氨酸注射液

Arginine Hydrochloride Injection

【成分】本品主要成分为 L-2-氨基-5-胍基戊酸盐酸盐；辅料为注射用水。

【分子式】$C_6H_{14}N_4O_2$

【分子量】174.2

【药理作用】本品为氨基酸类药物，能促进尿素生成而降低血氨；能增加精子的数量和活动力，用于男性不育症；能刺激脑垂体释放生长激素，临床可用于辅助测定脑垂体功能。

【适应证】本品适用于肝性脑病忌钠患者及其他原因引起的血氨过高所致的精神症状。

【不良反应】可引起肌酸升高、高氯性酸血症、高钾血症、体重下降、一些激素（生长激素、胰岛素、胰高血糖素和催乳素）的释放、咳嗽、血尿素氮及血肌酸酐水平升高、腹部痉挛痛、胃胀气、皮肤水肿及发红、肢体麻木、头痛、局部静脉炎、低血压、流涎、呕吐等。

【禁忌证】对本品过敏者、肾功能不全者、无尿患者、高氯性酸中毒者禁用。

【药物相互作用】与谷氨酸钠、谷氨酸钾合用可增加疗效；与螺内酯或其他保钾利尿药（如氨苯蝶啶）合用可引起高钾血症；本品干扰使用雌激素补充治疗或口服含雌激素避孕药的患者对垂体功能的判断。

【给药剂量】一次 15～20g（3～4 支），国外儿童推荐用量为 500mg/kg（即 10% 的精氨酸溶液 5ml/kg），通过留置针头或置于肘前静脉内的软管输入。

【药代动力学参数】本药口服经肠道吸收较好，绝对生物利用度约为 70%。静脉给药后 22～30min、口服给药后 90min 达血药峰浓度，单次静脉给药作用可持续约 1h。本药在肝脏代谢，经肾小球滤过后几乎被肾小管完全重吸收，其消除半衰期为 1.2～2h。

【给药方式】静脉滴注。

【溶媒】5% 葡萄糖注射液。

【配液说明】本品用 5% 葡萄糖注射液 1000ml 稀释后使用。

【滴速】滴速过快会引起呕吐、面色潮红等不良反应，故应控制滴速，1000ml 成品输液滴注 2h 以上，约 1~1.7ml/min。国外生长激素刺激试验：成人本药用量为 30g（即 10% 的精氨酸溶液 300ml），输注 30min，并以稳定的速度（最好采用输液泵）通过留置针头或置入肘前静脉的软塑料或硅胶管输入，给药剂量不当或输注时间过长均可导致对脑垂体的刺激不足，而得到错误的结果。

【成品输液稳定性】本品成品输液配制后密封保存可稳定保持 4h。

【配伍禁忌】本药禁止与强心苷类药物合用。

小儿复方氨基酸注射液（18AA－Ⅰ）

Paediatric Compound Amino Acid Injection（18AA－Ⅰ）

【成分】本品为复方制剂，其主要成分为每 1000ml 含：异亮氨酸（$C_6H_{13}NO_2$）3.1g，醋酸赖氨酸（$C_6H_{14}N_2O_2 \cdot C_2H_4O_2$）7.9g，苯丙氨酸（$C_9H_{11}NO_2$）2.7g，色氨酸（$C_{11}H_{12}N_2O_2$）1.4g，组氨酸（$C_6H_9N_3O_2$）2.1g，脯氨酸（$C_5H_9NO_2$）5.6g，丝氨酸（$C_3H_7NO_3$）3.8g，谷氨酸（$C_5H_9NO_4$）7.1g，N－乙酰－L－酪氨酸（$C_{11}H_{13}NO_4$）0.6g，亮氨酸（$C_6H_{13}NO_2$）7.0g，甲硫氨酸（$C_5H_{11}NO_2S$）1.3g，苏氨酸（$C_4H_9NO_3$）3.6g，缬氨酸（$C_5H_{11}NO_2$）3.6g，丙氨酸（$C_3H_7NO_2$）6.3g，精氨酸（$C_6H_{14}N_4O_2$）4.1g，门冬氨酸（$C_4H_7NO_4$）4.1g，甘氨酸（$C_2H_5NO_2$）2.1g，盐酸半胱氨酸（$C_3H_7NO_2S \cdot HCl \cdot H_2O$）1.0g；辅料为焦亚硫酸钠（$Na_2S_2O_5$）1.0g。其中，总氨基酸量：67.4g/L；总氮量：9.24g/L；电解质（mmol/L）：Na^+ 约 64，Cl^- 约 9，CH_3COO^- 约 38；焦亚硫酸钠（抗氧剂）含量：1.0g/L。

【药理作用】氨基酸是构成人体蛋白和酶类的基本单位，是合成激素的原料，参与人体新陈代谢和各种生理功能，在生命中显示特殊的作用。

【适应证】本品适用于小儿因消化系统疾病、不能经胃肠摄取食物者；小儿由各种疾病所引起的低蛋白血症者；小儿受严重创伤、烧伤及败血症等体内氮平衡失调者；难治性腹泻、吸收不良综合征者；早产儿、低体重儿的肠外营养者。

【不良反应】本品输注速度过快时，易产生心率加快、胃肠道反应及发热等。

【禁忌证】肝、肾功能损害的病儿；对氨基酸有代谢障碍的病儿。

【药物相互作用】本品经中心静脉长时间给药时，应与高渗葡萄糖（或葡萄糖和脂肪乳）、电解质、维生素、微量元素合用，以达营养支持的目的。

【给药剂量】应根据小儿的年龄、体重、病情调整剂量。通常开始时一日15ml/kg（相当于氨基酸约1g/kg），随后递增至一日30ml/kg（相当于氨基酸约2g/kg）。疗程结束时，应逐渐减量，以防止低血糖。

【药代动力学参数】本品中氨基酸有相似的代谢过程，通过脱氨基生成氨与α-酮酸，氨与二氧化碳生成尿素，经肾脏排出；α-酮酸能供能量，并生成水及二氧化碳排出，也可转变为糖或脂肪。

【给药方式】静脉滴注。

【溶媒】10%葡萄糖注射液。

【配液说明】本品遇冷可能析出结晶，可置于40~50℃水浴中使其溶解后，冷至37℃再用。药液限单次使用。

【滴速】本品摄入太快或严重超量时可能出现恶心、呕吐等胃肠道不适或心率加快，故应控制滴速；经周围静脉全营养滴注时，药液稀释后，全日用量的给药时间不少于16h，均匀滴注。

【成品输液稳定性】24h内营养液的外观和pH均变化不大。但当电解质用量较多，温度较高，pH较低时，新生儿肠外营养液不稳定；氨基酸用量较多，新生儿肠外营养液较稳定。

【配伍禁忌】氨苄西林、长春西汀、复方骨肽、酚磺乙胺、氟氯西林、夫西地酸、奈达铂、脑蛋白水解物、脑复素、脑苷肌肽、依达拉奉、抑肽酶。

注射用丙氨酰谷氨酰胺
Glutamine for Injection

【成分】本品主要成分为 N_2-L-丙氨酰-L-谷氨酰胺。

【分子式】$C_8H_{15}N_3O_4$

【分子量】217.22

【药理作用】N_2-L-丙氨酰-L-谷氨酰胺可在体内分解为谷氨酰胺和丙氨酸的特性使经由肠外营养输液补充谷氨酰胺成为可能。双肽分解释放出的氨基酸作为营养物质各自储存在身体的相应部位并随机体的需要进行代谢。

【适应证】用于肠外营养，为接受肠外营养的患者提供谷氨酰胺。

【不良反应】滴注速度过快，可出现寒战、恶心、呕吐，一旦出现应立即停药。

【禁忌证】N_2-L-丙氨酰-L-谷氨酰胺不能用于严重肾功能不全（肌酐清除率<25ml/min）或严重肝功能不全的患者。

【药物相互作用】有本药加复方氨基酸静脉滴注致肝损害的个案报道。

【给药剂量】胃肠外营养每天供给氨基酸的最大剂量为 2g/kg，通过本品供给的丙氨酸和谷氨酰胺量应计算在内。通过本品供给的氨基酸量不应超过全部氨基酸供给量的 20%。每日剂量按体重 0.3~0.4g/kg。

【药代动力学参数】N_2-L-丙氨酰-L-谷氨酰胺输注后在体内迅速分解为谷氨酰胺和丙氨酸，经检测它的人体半衰期为 2.4~3.8min（晚期肾功能不全患者为 4.2min），血浆清除率为 1.6~2.7L/min。

【给药方式】静脉滴注。

【溶媒】复方氨基酸或含有氨基酸的输液。

【配液说明】丙氨酰谷氨酰胺输注前，必须与含有氨基酸的输液相混合，然后与载体溶液一起输注；每 1g 注射用丙氨酰谷氨酰胺用 5ml 注射用水溶解后，再与 5 倍体积与之可配伍的含有氨基酸的输液相混合一同输注，混合液中本品最大浓度不应超过 3.5%。

【滴速】本品滴速过快可出现不良反应，应控制滴速，依载体溶液而定，按体重每小时不应超过 0.1g/kg，连续使用不应超过 3 周。

【成品输液稳定性】本品需密闭，在阴凉处（不超过 20℃）保存；本品新鲜配制的成品输液为无色澄明溶液，加入其他成分后，不能再贮藏。

【配伍禁忌】本品与电解质溶液不相容，不建议与其他药物合用。忌配药物有：氨苄西林、酚磺乙胺葡萄糖、依达拉奉、伏立康唑、长春西汀、奈达铂。

（刘洪涛　李倩）

第十四章　维生素及微量元素类

注射用复方三维 B（Ⅱ）
Compound Trivitamin B for Injection（Ⅱ）

【成分】本品为复方制剂，其主要成分为硝酸硫胺、盐酸吡哆辛、维生素 B_{12}。每瓶含硝酸硫胺 2.0mg、盐酸吡哆辛 30mg、维生素 B_{12} 2.5μg；辅料为甘氨酸、右旋糖酐 40、依地酸二钠。

【药理作用】本品含有人体正常代谢所必需的 B 族维生素。硝酸硫胺在体内形成焦磷酸硫胺，可维持心脏、神经及消化系统的正常功能；能抑制胆碱酯酶的活性；盐酸吡哆辛对蛋白质、碳水化合物、脂类的各种代谢功能起作用，参与色氨酸转化成烟酸或 5 – 羟色胺；维生素 B_{12} 参与体内甲基转换及叶酸代谢，关系到神经脊髓鞘脂类的合成及维持脊髓神经纤维功能完整，维生素 B_{12} 缺乏症的神经损害可能与此有关。

【适应证】本品适用于周围神经损伤、多发性神经炎、三叉神经痛、坐骨神经痛；防治异烟肼中毒，妊娠、放射病、抗肿瘤药所致的呕吐、脂溢性皮炎、恶性贫血、营养性贫血等；也可用于 B 族维生素摄入障碍患者的营养补充剂。

【不良反应】偶见头晕、乏力、恶心、呕吐、皮疹、瘙痒，肌内注射局部偶有硬包块，热敷或停药后可逐渐消失；极个别可有过敏反应如过敏性哮喘等。

【药物相互作用】氯霉素、环丝氨酸、乙硫异烟胺、盐酸肼屈嗪、免疫抑制剂包括肾上腺皮质激素、环磷酰胺、环孢素、异烟肼、青霉胺等药物可拮抗盐酸吡哆辛或增加盐酸吡哆辛经肾排泄，引起贫血或周围神经炎；左旋多巴与小剂量盐酸吡哆辛（每日 5mg）合用，可拮抗左旋多巴的抗震颤作用，但对卡比多巴无影响；本品在碱性溶液中易分解，与碱性药物如碳酸氢钠、枸橼酸钠配伍易引起变质。

【禁忌证】对本品过敏者慎用。

【给药剂量】成人每次 1～2 支，每日 1 次。

【药代动力学参数】本品吸收迅速，在体内广泛分布于各组织中，在肝脏内代谢，经肾脏排泄。

【给药方式】静脉滴注。

【溶媒】5% 葡萄糖注射液、10% 葡萄糖注射液。

【配液说明】临用前用 5% 或 10% 葡萄糖注射液 10ml 或灭菌注射用水 10ml 溶解，溶解后加入 5% 或 10% 葡萄糖注射液 100 ~ 250ml 经静脉输注。

【滴速】本品输注的前 30min，滴速要缓慢，临床经验滴速 1 ~ 4ml/min。

【配伍禁忌】氨苄西林、氨茶碱、阿莫西林、磺苄西林、谷氨酸钠、青霉素钠、头孢呋辛、头孢曲松、头孢他啶、头孢唑林、头孢噻吩等。

注射用脂溶性维生素（Ⅰ）
Fat – soluble Vitamin for Injection（Ⅰ）

【成分】本品为复方制剂，其主要成分为每瓶含维生素 A 310.0 ~ 415.0μg、维生素 D_2 4.50 ~ 6.00μg、维生素 E 2.90 ~ 3.50mg、维生素 K_1 90.0 ~ 120.0μg；辅料为乙醇、吐温 – 80、吐温 – 20、甘露醇。

【药理作用】提供每日生理需要的脂溶性维生素，包括维生素 A、维生素 D_2、维生素 E、维生素 K_1。

【适应证】本品为肠外营养不可缺少组成部分之一，用以满足儿童每日对脂溶性维生素 A、维生素 D_2、维生素 E、维生素 K_1 的生理需要。

【不良反应】偶见体温上升和寒战；经 6 ~ 8 周输注后，可能出现血清氨基转移酶、碱性磷酸酶和胆红素升高，减量或暂停药即可恢复正常。

【禁忌证】本品内含维生素 K_1，可对抗香豆素类抗凝血剂作用，故不宜合用。

【药物相互作用】本品含维生素 K_1，可与香豆素类、肝素等抗凝血剂发生相互作用，不宜合用。

【给药剂量】本品适用于 11 岁以下儿童及婴儿。每日每千克体重 1/5 支，每日最大剂量 2 支。

【给药方式】静脉滴注。

【溶媒】5% 葡萄糖注射液、0.9% 氯化钠注射液。

【配液说明】使用前在无菌条件下，用注射器取 2ml 注射用水注入瓶中，缓慢振摇至冻干粉溶解。加入到 0.9% 氯化钠或 5% 葡萄糖注射液内滴注。

【滴速】本品滴速不宜过快，临床上可见滴速为每分钟 40 ~ 60 滴。

【成品输液稳定性】由于维生素类药品对光、热十分敏感，本品需遮光、密闭，冷处（2～10℃）保存，应在使用前 1h 在无菌条件下配制，轻摇混合后避光滴注，并在 24h 内用完。

【配伍禁忌】复方电解质（硫酸镁）、脑蛋白水解物氯化钠、清开灵成方等。

注射用脂溶性维生素（Ⅱ）
Fat – soluble Vitamin for Injection（Ⅱ）

【成分】本品为复方制剂，其主要成分为每支含维生素 A 棕榈酸酯 1940μg（3300IU）、维生素 D_2 5μg（200IU）、维生素 E 9100μg（10IU）、维生素 K_1 150μg；辅料为聚山梨酯 80、甘露醇。

【药理作用】本品可提供人体每日生理需要的脂溶性维生素，包括维生素 A、维生素 D_2、维生素 E、维生素 K_1。

【适应证】本品为肠外营养不可缺少的组成部分之一，用以满足成人每日对脂溶性维生素 A、维生素 D_2、维生素 E、维生素 K_1 的生理需要。

【不良反应】本品长期较高剂量给药可导致维生素 A、维生素 D 过多的症状，如高钙血症等。

【禁忌证】本品含维生素 K_1，可与香豆素类抗凝血药发生相互作用，不宜合用。

【药物相互作用】本品含维生素 K_1，可能与香豆素类抗凝血药发生相互作用，不宜合用。

【给药剂量】成人和 11 岁以上儿童每日使用 1 支。

【给药方式】静脉滴注。

【溶媒】5% 葡萄糖注射液、0.9% 氯化钠注射液、氨基酸注射液、脂肪乳注射液。

【配液说明】本品必须稀释后静脉滴注，使用前在无菌条件下，用注射器取 2ml 注射用水注入瓶中，缓慢振摇至冻干粉溶解，然后加入到 0.9% 氯化钠注射液或 5% 葡萄糖注射液内，轻轻摇匀后即可输注。本品经外周静脉输注时，每 500ml 复方氨基酸注射液或葡萄糖注射液最多可以加入本品 10ml。本品与氨基酸和葡萄糖注射液能很好地配伍，使用时不可添加其他药物，以避免可能发生的沉淀。

【滴速】本品必须在静脉注射前 1h 内加入稀释液中，输注时间不超过 12h，以免发生污染。输注速率不宜过快，不超过 1ml/min。

【成品输液稳定性】本品应在凉暗处（避光并不超过 20℃）保存，使用前

1h 在无菌条件下配制，轻摇混合后输注，并在 8h 内用完（有药厂规定 6h 内用完）。

【配伍禁忌】 复方电解质（硫酸镁）、脑蛋白水解物氯化钠、清开灵成方等。

维生素 C 注射液
Vitamin C Injection

【成分】 本品主要成分为 L - 抗坏血酸；辅料为碳酸氢钠、亚硫酸氢钠、EDTA - 2Na。

【分子式】 $C_6H_8O_6$

【分子量】 176.13

【药理作用】 本品为维生素类药。维生素 C 为抗体及胶原形成，组织修补（包括某些氧化还原作用），苯丙氨酸、酪氨酸、叶酸的代谢，铁、碳水化合物的利用，脂肪、蛋白质的合成，维持免疫功能，保持血管的完整，促进非血红素铁吸收等所必需。

【适应证】 本品适用于防治坏血病，也可用于各种急慢性传染性疾病及紫癜等辅助治疗；克山病患者发生心源性休克时，可用大剂量本品治疗；慢性铁中毒的治疗：维生素 C 促进去铁胺对铁的螯合，使铁排出加速；特发性高铁血红蛋白血症的治疗。

【不良反应】 本品长期应用一日 2 ~ 3g 可引起停药后坏血病；长期大量应用时偶可引起尿酸盐、半胱氨酸盐或草酸盐结石；快速静脉注射可引起头晕、晕厥；大量应用（一日用量 1g 以上）可引起腹泻、皮肤红而亮、头痛、尿频（一日用量 600mg 以上时）、恶心呕吐、胃痉挛。

【禁忌证】 本品不宜与碱性药物（如氨茶碱、碳酸氢钠、谷氨酸钠等）、核黄素、三氯叔丁醇、铜、铁离子（微量）的溶液配伍，以免影响疗效。

【药物相互作用】 本品大剂量可干扰抗凝药的抗凝效果；与巴比妥或扑米酮等合用，可促使维生素 C 的排泄增加；纤维素磷酸钠可促使维生素 C 代谢为草酸盐；长期或大量应用维生素 C 时，能干扰双硫仑对乙醇的作用；水杨酸类能增加维生素 C 的排泄。

【给药剂量】 治疗维生素 C 缺乏时，一日 100 ~ 500mg，至少 2 周，小儿一日 100 ~ 300mg，至少 2 周。

【药代动力学参数】 本品主要在空肠吸收，蛋白结合率低，以腺体组织、白细胞、肝、眼球晶体中含量较高。人体摄入维生素 C 一日推荐需要量时，体内约贮存 1500mg，如一日摄入 200mg 维生素 C 时，体内贮量约 2500mg。肝内代谢，极少量以原形或代谢产物经肾排泄。当血浆浓度大于 14μg/ml 时，尿内排出量增多。可经血液透析清除。

【给药方式】静脉滴注。

【溶媒】5% 葡萄糖注射液、0.9% 氯化钠注射液。

【配液说明】维生素 C 临用时宜用 5% 葡萄糖注射液或 0.9% 氯化钠注射液稀释后滴注。

【滴速】滴速宜慢，临床上使用滴速为 20 滴/分。

【成品输液稳定性】本品易氧化，溶液变为黄色；维生素 C 与 5% 葡萄糖注射液配伍，室温下 24h，经 UV（紫外光谱法）检测，损失 5%；维生素 C 与 0.9% 氯化钠注射液配伍，室温下 24h，经 UV（紫外光谱法）检测，损失 4%。

【配伍禁忌】本品不宜与碱性药物（如氨茶碱、碳酸氢钠、谷氨酸钠等），以及含核黄素、三氯叔丁醇，铜、铁离子（微量）的溶液配伍，以免影响疗效；与维生素 K$_3$ 配伍，因后者有氧化性，可产生氧化还原反应，使两者疗效减弱或消失。

注射用水溶性维生素
Watersoluble Vitamin for Injection

【成分】本品主要成分为硝酸硫胺（维生素 B$_1$）、核黄素磷酸钠（维生素 B$_2$）、烟酰胺、盐酸吡哆辛（维生素 B$_6$）、泛酸钠、维生素 C 钠、生物素、叶酸、维生素 B$_{12}$、甘氨酸、乙二胺四乙酸二钠、对羟基苯甲酸甲酯。

【药理作用】本品是静脉营养剂的一部分，用以补充每日各种水溶性维生素的生理需要，使机体各有关生化反应能正常进行。

【适应证】本品系肠外营养不可缺少的组成部分之一，用以满足成人和儿童每日对水溶性维生素的生理需要。

【不良反应】对本品中任何一种成分过敏的患者，对本品均可能发生过敏反应。

【禁忌证】对本品中任一种成分有过敏的患者禁用。

【药物相互作用】本品所含维生素 B$_6$ 能降低左旋多巴的作用；本品所含叶酸可降低苯妥英钠的血浆浓度和掩盖恶性贫血的临床表现；维生素 B$_{12}$ 对大剂量羟钴胺治疗某些神经疾病有不利影响。

【给药剂量】成人和体重 10kg 以上儿童，每日一瓶；新生儿及体重不满

10kg 的儿童，每日需要量为每千克体重 1/10 瓶。

【药代动力学参数】在体内参与酶系统的组成，多数维生素作为辅酶或辅基的组成成分参与体内的代谢过程。

【给药方式】静脉滴注。

【溶媒】5% 葡萄糖注射液、0.9% 氯化钠注射液、脂肪乳注射液。

【配液说明】在无菌条件下，在配伍性得到保证时本品可用下列溶液 10ml 加以溶解：①复方脂溶性维生素注射液（Ⅱ）（供成人和 11 岁以上儿童使用）；②复方脂溶性维生素注射液（Ⅰ）（供 11 岁以下儿童使用）；③脂肪乳注射液；④无电解质的葡萄糖注射液；⑤注射用水。用上述方法 1、2 或 3 配制的混合液须加入脂肪乳注射液后再经静脉输注，而用方法 4 或 5 配制的混合液可加入脂肪乳注射液中也可加入葡萄糖注射液中再经静脉输注。

【滴速】本品必须加入 500ml 静脉滴注，当输液量小于 500ml 时，要控制滴速，防止维生素 B_1 浓度过高引起局部反应。

【成品输液稳定性】本品溶解后应在无菌条件下立即加入输液中，并在 24h 内用完（有资料记载为 12h），本品加入葡萄糖注射液中进行输注时，应注意避光。

【配伍禁忌】地塞米松磷酸钠、新斯的明、呋塞米、苯巴比妥钠、维生素 K_1、肝素钠、盐酸去甲肾上腺素、磺胺异噁唑、华法林钠、盐酸阿糖胞苷等。

复方维生素注射液（4）
Compound Vitamin Injection（4）

【成分】本品为复方制剂，其主要成分为维生素 A 棕榈酸酯，维生素 D、维生素 E、维生素 K_1；辅料为维生素 C、聚山梨酯 -80、丙二醇、叔丁基羟基茴香醚（BHA）、二丁基羟基甲苯（BHT）、注射用水。

【药理作用】维生素 A 为促进生长的必要成分，保持视网膜的视觉功能，有维持正常细胞膜稳定的作用，缺乏后身体停止生长、夜盲、眼球干燥及角膜软化；维生素 D_2 可形成骨组织，增加钙及磷的吸收，缺乏后发生骨软化症；维生素 E 有细胞膜的抗氧化作用，为氧自由基清除剂，缺乏后使红细胞破坏而溶血，使骨骼肌与心肌变性；维生素 K_1 能形成凝血酶原，维持血液凝固功能正常。

【适应证】本品为维生素类药，适用于不能经消化道正常进食的患者，维生素 A、维生素 D_2、维生素 E、维生素 K_1 的肠外补充。

【不良反应】对本品中任何一种成分过敏的患者，对本品均可能发生过敏反应。

【禁忌证】对本品过敏者禁用；肝、肾功能异常者慎用。

【药物相互作用】本品内含维生素 K_1，不得和双香豆素类抗凝药合并使用。

【给药剂量】将本品 2ml 加入 500ml 输液中，用量依病情而定。

【药代动力学参数】维生素 A 在肝脏贮存。维生素 D_2 是一种前体物质，经肝细胞微粒体和肾近曲小管细胞中羟化酶作用形成活性成分——羟基维生素 D，由肾脏分泌在血中运输发挥其生理作用。维生素 K_1 在肝细胞中辅助凝血酶原的合成发挥生理活性。维生素 E 注射后分布到各组织，经还原为生育氢醌与葡萄糖醛酸结合随胆汁粪便排出。

【给药方式】静脉滴注。

【溶媒】葡萄糖注射液、氯化钠注射液、氨基酸注射液。

【配液说明】本品必须加入输液稀释后使用，需现用现配，应采取避光措施。

【滴速】本品稀释后，500ml 输液输注时间不得短于 1h。

【成品输液稳定性】本品经光试验结果表明本品对光线十分敏感，临床上使用时必须采取避光措施，贮存中亦应避光，静脉滴注时应加避光罩避光输注。本品与 0.9% 氯化钠注射液、10% 葡萄糖注射液、氨基酸注射液配伍后的成品输液在室温、37℃（避光条件下）放置 24h，溶液外观、pH、不溶性微粒、渗透压、紫外光谱扫描均无明显变化，故应 24h 内使用完。

【配伍禁忌】本品与卡那霉素配伍出现浑浊，不宜配伍。

注射用复方维生素（3）

Compound Vitamines for Injection（3）

【成分】本品为复方制剂，主要成分为维生素 B_1、核黄素磷酸钠、维生素 C；辅料为甘氨酸、氢氧化钠。

【药理作用】本品是静脉营养剂的一部分，用以补充维生素 B_1、维生素 B_2、维生素 C 的每日生理需要量。维生素 B_1 为各种羧化酶的辅酶，参与生物体内 α-酮酸脱羧基反应、氧化脱羧基反应。维生素 B_2 在生物氧化过程中起氢的传递作用。维生素 C 促进氧化还原反应，起传递氢的作用，在生物氧化和细胞呼吸中起着重要的作用。

【适应证】本品适用于各种原因引起的维生素缺乏症，如饮食摄入不足、消耗性疾病等，以补充本品所含的维生素。

【不良反应】可见休克：出现血压下降、胸闷、呼吸困难等休克症状，应立即中止给药，进行适当处理；其他不良反应：可见皮疹、瘙痒等过敏症状，如出现应立即中止给药；还可见恶心、呕吐等消化系统不良反应。

【禁忌证】对本品过敏者禁用。

【给药剂量】成人常用剂量：1～2 瓶/次，每日 1 次。可根据年龄、症状酌情增减剂量。

【给药方式】静脉滴注。

【溶媒】5% 葡萄糖注射液、0.9% 氯化钠注射液。

【配液说明】临床使用前，每瓶用适量注射用水或 5% 葡萄糖注射液或 0.9% 氯化钠注射液溶解完全后，加到 5% 葡萄糖注射液、0.9% 氯化钠注射液 250ml 或 500ml 中混合均匀后静脉滴注。

【滴速】2～3ml/min。

【成品输液稳定性】本品应避光输注，尽可能在 6h 内使用完。

【配伍禁忌】注射用甲泼尼龙琥珀酸钠。

注射用 12 种复合维生素
12 Vitamins for Injection

【成分】本品主要成分为维生素 A 棕榈酸酯、维生素 B_6、维生素 D_3、维生素 B_{12}、消旋 α-生育酚（维生素 E）、叶酸、抗坏血酸（维生素 C）、右泛醇、四水合辅羧酶（维生素 B_1）、生物素、核黄素磷酸钠（维生素 B_2）、烟酰胺；辅料为聚山梨酯 80、甘露醇、氢氧化钠、注射用水。

【药理作用】本品含有除维生素 K 外，成人及 11 岁以上儿童新陈代谢所必需的 9 种水溶性维生素和 3 种脂溶性维生素。本品的组成成分符合 AMA（美国医药协会）要求，并在 FDA 推荐的限量内。

【适应证】本品适用于当口服营养禁忌、不能或不足（营养不良、吸收不良、胃肠外营养等），需要通过注射补充维生素的患者。

【不良反应】由于本品含有硫胺（维生素 B_1），在某些潜在过敏症的患者可见过敏反应。有活动型炎症性小肠结肠炎的患者，部分患者可见有氨基转移酶升高，建议对这些患者监控氨基转移酶水平。

【禁忌证】对本品过敏者禁用；新生儿、婴儿、11 岁以下儿童禁用。

【药物相互作用】本品禁止联合使用吡哆醇；当不与外周多巴脱羧抑制剂使用时，本品抑制左旋多巴的效果；叶酸作为协同因素之一，通过增加肝脏的代谢，降低抗痉挛诱导酶的血浆浓度，在补充叶酸期间和停止服药后，进行临床监测和最后血浆水平监测。

【给药剂量】成人及 11 岁以上儿童，每日 1 次，每次 1 支。

【给药方式】静脉滴注。

【溶媒】5% 葡萄糖注射液、10% 葡萄糖注射液、0.9% 氯化钠注射液。

【配液说明】本品可与那些已确定相容性和稳定性的碳水化合物、脂肪、氨基酸和电解质等肠外营养物混合使用。使用前需检查容器的完整性，应在无菌条件下操作，一旦复溶，不要存储使用过的颜色异常的容器或溶液。

【滴速】本品应缓慢滴注，尤其在输注前 15min，特别观察患者反应，临床上常见滴速为每分钟 50 滴。

【成品输液稳定性】本品需在阴凉干燥处（不超过 20℃）保存，其成品输液尽可能在 24h 内使用完，防止主要成分降解。

【配伍禁忌】碳酸氢钠、氨苄西林氯唑西林钠、加替沙星、庆大霉素、替硝唑、头孢硫脒、头孢曲松钠、盐酸氨溴索、阿莫西林、茶碱、磺胺嘧啶、美洛西林钠、脑蛋白水解物、替加氟、头孢哌酮、头孢西丁、异帕米、鱼精蛋白等。

多种微量元素注射液（Ⅱ）
Multi－trace Elements Injection（Ⅱ）

【成分】本品为复方制剂，其主要成分为：氯化铬（$CrCl_3 \cdot 6H_2O$）、氯化铜、氯化铁、氯化锰、钼酸钠、亚硒酸钠、氯化锌、碘化钾、氯化钠、山梨醇；辅料为盐酸。

【药理作用】本品为微量元素的复方制剂，可供应铬、铜、铁、锰、钼、硒、锌、氟和碘的正常每日需要量，用作复方氨基酸注射液和葡萄糖注射液的添加剂，可发挥各种电解质和微量元素的特有作用以便机体内有关生化反应能正常进行。

【适应证】本品为肠外营养的添加剂。10ml 能满足成人每天对铬、铜、铁、锰、钼、硒、锌、氟和碘的基本和中等需要，也适用于妊娠妇女补充微量元素。

【不良反应】按正规剂量使用，未见不良反应。

【禁忌证】不耐果糖者禁用。

【药物相互作用】在配伍得到保证的前提下，可用复方氨基酸注射液或葡萄糖注射液稀释本品。使用时不可直接添加其他药物，以避免发生沉淀。

【给药剂量】成人推荐剂量为每日 10ml，体重超过 15kg 的儿童每日 0.1ml/kg。

【给药方式】静脉滴注。

【溶媒】5% 葡萄糖注射液、10% 葡萄糖注射液、复方氨基酸注射液。

【配液说明】在配伍得到保证的前提下，用本品 10ml 加入 500～1000ml 复方氨基酸注射液或葡萄糖注射液中。本品具有高渗透压和低 pH，故未稀释不能输注，本品经外周静脉输注时，每 500ml 复方氨基酸注射液或葡萄糖注射液最多可以加入本品 10ml。

【滴速】本品滴速不宜过快，每分钟不超过 1ml，静脉滴注时间为 6～8h。

【成品输液稳定性】本品在无菌条件下，必须在静脉注射前 1h 内加入稀释液中，配制好的输液必须在 12h 内输注完毕，以免被污染。有文献报道本品溶于葡萄糖注射液中出现变色现象，无色变成淡黄色，而溶于氨基酸注射液中未见变色现象，可能由于本品为酸性（pH 约 2.2），氨基酸注射液为两性分子，起很好的缓冲作用，故建议使用氨基酸注射液为溶媒。

【配伍禁忌】丹参酮 II_A 磺酸钠、复方电解质葡萄糖 R_2A、果糖二磷酸钠、替加氟钠、维生素 C 钠、1，6－二磷酸果糖、维生素 B_6、抗坏血酸钾。

（宋浩静　李倩）

第十五章　解　毒　药

碘解磷定注射液
Pralidoxime Iodide Injection

【成分】本品主要成分为碘解磷定；辅料为葡萄糖、注射用水。

【分子式】$C_7H_9IN_2O$

【分子量】264.07

【药理作用】本品系肟类化合物，其季铵基团能趋向与有机磷杀虫剂结合的已失去活力的磷酰化胆碱酯酶的阳离子部位，它的亲核性基团可直接与胆碱酯酶的磷酸化基团结合而后共同脱离胆碱酯酶，使胆碱酯酶恢复原态，重新呈现活力。

【适应证】本品对急性有机磷杀虫剂抑制的胆碱酯酶活力有不同程度的复活作用，适用于解救多种有机磷酸酯类杀虫剂的中毒；对马拉硫磷、美曲膦酯（敌百虫）、敌敌畏、乐果、甲氟磷、丙胺氟磷和八甲磷等的中毒效果较差；对氨基甲酸酯杀虫剂无作用。

【不良反应】可见恶心、呕吐、心率增快、心电图出现暂时性 S－T 段压低和 Q－T 时间延长、眩晕、视物模糊、复视、动作不协调、口中苦味、腮腺肿胀等不良反应。

【禁忌证】对碘过敏者禁用；重症肌无力者、肾功能损害者、哺乳期妇女慎用。

【药物相互作用】本品可间接减少乙酰胆碱的积聚，对骨骼肌神经肌肉接头处作用明显；与阿托品联合应用临床效果显著，在两药同时应用时要减少阿托品剂量。

【给药剂量】中度中毒成人患者维持治疗，0.4g/h，共 4～6 次；儿童剂量每次 15mg/kg。

【药代动力学参数】本品静脉注射后迅速分布全身，在肝脏迅速代谢，4h 内由肾脏排泄 83%，在体内无蓄积作用。有报告对硫磷中毒患者静脉注射本品

0.8g（16mg/kg），数分钟后被抑制的血胆碱酯酶活力即有升高，15min 测定已由用药前的正常值 20% 上升到 50%～60%，临床中毒症状亦有缓解，24～48h 的血胆碱酯酶仍可稍有上升。

【给药方式】静脉滴注、静脉注射。

【溶媒】5% 葡萄糖注射液、0.9% 氯化钠注射液。

【配液说明】本品一次用量可用 5% 葡萄糖注射液、10% 葡萄糖注射液或 0.9% 氯化钠注射液 20～40ml 稀释；本品较难溶解，可加温（40～50℃）或振摇以促溶。

【滴速】本品滴速不应超过 0.2g/min。国外滴速：成人用于有机磷农药中毒的常规剂量，该药 1～2g 溶于 0.9% 氯化钠注射液 100ml 中，静脉滴注 10～30min；16 岁及以下儿童用于有机磷农药中毒的常规剂量，连续滴注，起始剂量为 20～50mg/kg，滴注 15～30min，随后以 10～20mg/（kg·h）的滴速滴注。

【成品输液稳定性】本品药液性质不稳定，遇光、空气、热可缓缓促进氧化析出碘，溶液变为黄色甚至棕色，久置于室温下易释放出碘，宜临用时配置，新鲜调配液体为淡黄色澄明液体，药液变色不可再用，成品输液应立即避光保存与使用。

【配伍禁忌】本品在碱性溶液中易分解，禁与碱性药物配伍。忌配药物：胞磷胆碱、贝美格、氨苄西林、氨茶碱、氨丁三醇、奥美拉唑、苯海拉明、丙酸丁酸氢化可的松、苯妥英钠、哌替啶、羟乙基淀粉、去乙酰毛花苷、羧苄西林钠、水解蛋白、头孢噻啶、碳酸氢钠、血浆、西咪替丁、四环素、依沙吖啶、盐酸罂粟碱、依他尼酸等。

注射用盐酸纳洛酮

Naloxone Hydrochloride for Injection

【成分】本品主要成分为盐酸纳洛酮；辅料为甘露醇、无水枸橼酸。

【分子式】$C_{19}H_{21}NO_4 \cdot HCl \cdot 2H_2O$

【分子量】399.87

【药理作用】本品为阿片受体拮抗药，本身几乎无药理活性，但能竞争性拮抗各类阿片受体，对 μ 受体有很强的亲和力。

【适应证】本品适用于阿片类药物复合麻醉术后，拮抗该类药物所致的呼吸抑制，促使患者苏醒；用于阿片类药物过量，完全或部分逆转阿片类药物引起的呼吸抑制；用于解救急性乙醇中毒；用于急性阿片类药物过量的诊断。

【不良反应】偶见低血压、高血压、室性心动过速和心室颤动、呼吸困难、肺水肿和心脏停搏、昏迷和脑病；术后患者使用本品过量可能逆转痛觉缺失并引起患者激动；可能见恶心、呕吐、出汗、心悸亢进甚至可能导致死亡。

【禁忌证】对本品过敏的患者禁用。

【药物相互作用】丁丙诺啡与阿片受体的结合率低、分离速度慢决定了其作用时间长，因此在拮抗丁丙诺啡的作用时应使用大剂量纳洛酮，对丁丙诺啡的拮抗作用需要逐渐增强逆转效果，缩短呼吸抑制的时间；甲己炔巴比妥可阻断纳洛酮诱发阿片成瘾者出现的急性戒断症状。

【给药剂量】每次 0.4~2mg。

【药代动力学参数】本品在体内快速分布并迅速透过胎盘，主要与血浆白蛋白结合，还可与血浆中的其他成分结合。本品在肝脏代谢，在一项研究中，药物在人体内的血清半衰期为 30~81min（平均为 64min±12min），新生儿平均血浆半衰期为 3.1h±0.5h。口服或静脉注射后，25%~40% 的药物以代谢物形式在 6h 内通过尿液排出，24h 排出 50% 左右。

【给药方式】静脉滴注、静脉注射。

【溶媒】葡萄糖注射液、0.9% 氯化钠注射液。

【配液说明】若发现本品玻璃瓶出现裂纹、破损，药品颜色发生变化、溶液发生浑浊、有异物等异常现象，禁止使用。本品 2mg 加入 500ml 的葡萄糖注射液、0.9% 氯化钠注射液中，使浓度达到 0.004mg/ml。

【滴速】本品需根据患者反应控制滴注速度。一般静脉滴注 4~5h，滴速 0.4mg/h。

【成品输液稳定性】本品对高温较稳定，对光照稳定性略差，光照 10 d 其中有效成分下降。本品新鲜调配的成品输液应为无色澄明液体，且应在 24h 内使用，超过 24h 未使用的剩余混合液必须丢弃。

【配伍禁忌】不应把本品与含有硫酸氢钠、亚硫酸氢钠、长链高分子阴离子或任何碱性的制剂混合。忌配药物：氨苄西林、氨茶碱、苯巴比妥、苯妥英钠、苄星青霉素、氟尿嘧啶、芬太尼、肝素、磺胺嘧啶、可待因、氯氮草、硫喷妥钠、氯唑西林钠、吗啡、美沙酮、尿激酶、羧苄西林钠、碳酸氢钠、氨苄西林钾、水解蛋白、司可巴比妥、头孢匹胺、盐酸二氢埃托啡、盐酸可乐定等。

氟马西尼注射液
Flumazenil Injection

【成分】本品主要成分为氟马西尼；辅料为乙二胺四乙酸二钠、乙酸、氯化钠、注射用水。

【分子式】$C_{15}H_{14}FN_3O_3$

【分子量】303.29

【药理作用】本品是苯二氮䓬类受体拮抗剂，它通过竞争性抑制苯二氮䓬类与其受体反应从而特异性阻断其中枢神经作用。

【适应证】本品用于逆转苯二氮䓬类药物所致的中枢镇静作用；终止用苯二氮䓬类药物诱导及维持的全身麻醉；作为苯二氮䓬类药物过量时中枢作用的特效逆转剂；用于鉴别诊断苯二氮䓬类、其他药物或脑损伤所致的不明原因的昏迷。

【不良反应】偶见面色潮红、恶心、呕吐、焦虑、心悸、恐惧等不适感。

【禁忌证】对本品过敏患者禁用；对使用苯二氮䓬类药物以控制对生命构成威胁的情况（例如用于控制严重头部损伤后的颅内压或癫痫情形）的患者禁用；严重抗抑郁剂中毒者禁用。

【药物相互作用】本品可阻断经由苯二氮䓬类受体作用的非苯二氮䓬类药物如佐匹克隆和三唑并哒嗪的作用；苯二氮䓬类受体激动剂的药代动力学不受氟马西尼影响，反之亦然；乙醇与氟马西尼无相互作用。

【给药剂量】成人用于苯二氮䓬类药过量时，推荐初始剂量为 0.3mg。如静脉注射后 60s 内患者清醒程度未达要求，可重复注射本药，直至清醒或总剂量达 2mg；如再次出现昏睡，可每小时静脉滴注 0.1～0.4mg，直至清醒程度达要求。

【药代动力学参数】本品为一种亲脂性药物，血浆蛋白结合率约为 50%，所结合的血浆蛋白中 2/3 为白蛋白，广泛分布于血管外，稳态时的平均分布容积（V_{ss}）为 0.95L/kg；氟马西尼主要在肝脏代谢，氟马西尼几乎完全（99%）通过非肾脏途径消除，药物消除半衰期为 50～60min。

【给药方式】静脉注射、静脉滴注。

【溶媒】5% 葡萄糖注射液、0.9% 氯化钠注射液、乳酸林格液。

【滴速】本品滴速为 0.1～0.4mg/h，滴注速率应根据病情个体化调节，在重症监护情况下，对大剂量或长期使用苯二氮䓬类药物的患者，只要缓慢给药并根据病情调整剂量并不会引起戒断症状。

【成品输液稳定性】本品新鲜调配的成品输液为无色澄明溶液；本品用上述溶媒稀释后 24h 内使用，一旦抽入注射器或与溶媒配伍后，24h 后失效；用 5% 葡萄糖注射液稀释成 0.02mg/ml 的成品输液，于 23℃ 日光下 24h，未见氟马西尼降解。

【配伍禁忌】地西泮、氟硝西泮、咪达唑仑、羟丁酸、盐酸氯氮䓬等。

（宋浩静　李倩）

第十六章　中药注射剂

第一节　解　表　剂

热毒宁注射液

Reduning Zhusheye

【成分】本品主要成分为青蒿、金银花、栀子；辅料为聚山梨酯80。

【药理作用】清热、疏风、解毒。

【功能主治】用于外感风热所致感冒、咳嗽，症见高热、微恶风寒、头痛身痛、咳嗽、痰黄；上呼吸道感染、急性支气管炎见上述证候者。

【不良反应】个别患者可出现头晕、胸闷、口干、腹泻、恶心呕吐。偶见有全身发红、瘙痒或皮疹等过敏反应。罕见（1/10000 ≤ 发生率 < 1/1000）过敏性休克、心悸、静脉炎、发绀、寒战。临床试验曾有给药后实验室检查血 T - BIL、D - BIL 增高，与药物可能相关，用药后请定期检测血 T - BIL、D - BIL。

【禁忌证】对本品过敏者禁用。对聚山梨酯80过敏者禁用。孕妇、哺乳期妇女禁用。既往有溶血（血胆红素轻度增高或尿胆原阳性者）现象发生者慎用。

【给药剂量】成人剂量：一次 20ml，一日 1 次。上呼吸道感染患者疗程为 3 日，急性气管炎、支气管炎患者疗程为 5 日；或遵医嘱。儿童剂量：3 ~ 5 岁，最高剂量不超过 10ml，一日 1 次；6 ~ 10 岁，一次 10ml，一日 1 次；11 ~ 13 岁，一次 15ml，一日 1 次；14 ~ 17 岁，一次 20ml，一日 1 次；或遵医嘱。

【给药方式】静脉滴注。

【溶媒】5% 葡萄糖注射液、0.9% 氯化钠注射液。

【配液说明】使用前认真检查，如发现本品出现浑浊、沉淀、变色、漏气或瓶身细微破裂者，均不能使用。如经 5% 葡萄糖注射液或 0.9% 氯化钠注射液 250ml 稀释后，出现浑浊亦不得使用。药品稀释时，配制浓度不低于 1∶4（药液∶溶媒），不得随意改变稀释液的种类、稀释浓度和稀释溶液用量。3 ~ 5 岁儿童，最高剂量不超过 10ml，以 50~100ml 溶媒稀释；6~10 岁，一次 10ml，以 100~200ml 溶媒稀释；11~13 岁，一次 15ml，以 200~250ml 溶媒稀释；14 岁及以上，一次 20ml，以 250ml 溶媒稀释。本品不宜与其他药物在同一容器内混合使用，与青霉素类、氨基苷类和大环内酯类等药物配伍使用时可产生浑浊或沉淀。谨慎联合用药，如确需要联合使用其他药品时，应考虑与本品的间隔时间以及药物相互作用等问题；如合并用药，在换药时需先用 5% 葡萄糖注射液或 0.9% 氯化钠注射液（50ml 以上）冲洗输液管或更换新的输液器，并应保持一定的时间间隔，以免药物相互作用产生不良反应。

【滴速】严格控制输液速度，3~5 岁儿童以 1.5~2ml/min 为宜，6 岁及以上以 1.5~3ml/min 为宜，滴速过快可能导致头昏、胸闷和局部皮疹。用药过程中应缓慢滴注，同时密切观察用药反应，特别是开始 30min，如发现异常，应立即停药，采取积极措施救治患者。

【成品输液稳定性】说明书中指出本品应即配即用，不宜长时间放置。也有文献报道热毒宁注射液与 5% 葡萄糖注射液或 0.9% 氯化钠注射液以 20:250（v/v）比例配伍后，在 8h 内含量无显著变化。但在 2~4h 配伍液的颜色、吸光度和不溶性微粒均发生不同程度变化，其中配伍液中不溶性微粒已超出规定范围。热毒宁注射液与 10% 葡萄糖注射液配伍液 4h 的 pH 明显降低，紫外最大吸收波长和最大吸光度也发生了显著变化；考虑中药成分的复杂性，建议配伍后不宜放置过长时间，应尽快滴注。

【配伍禁忌】阿贝卡星、阿米卡星、地贝卡星、普鲁卡因青霉素、青霉素 G、青霉素钾、青霉素钠、哌拉西林、羧苄西林、氯唑西林、氨氯西林、吉他霉素、克拉霉素、卡那霉素、卡那霉素 B、庆大霉素、妥布霉素、小诺米星、西索米星等。

第二节 清热剂

喜炎平注射液
Xiyanping Zhusheye

【成分】本品主要成分为穿心莲内酯总酯磺化物。

【药理作用】清热解毒，止咳止痢。

【功能主治】用于支气管炎、扁桃体炎、细菌性痢疾等。

【不良反应】偶见皮疹、瘙痒、发热、寒战、疼痛、烦躁，罕见呼吸急促、发绀、心悸、抽搐等。绝大部分停药后均能恢复正常。

【禁忌证】孕妇禁用；对本品过敏者禁用。

【给药剂量】成人：一日 250 ~ 500mg。儿童：一日按体重 5 ~ 10mg/kg（0.2 ~ 0.4ml/kg），最高剂量不超过 250mg，一日 1 次；或遵医嘱。

【给药方式】静脉滴注。

【溶媒】5% 葡萄糖注射液、0.9% 氯化钠注射液。

【配液说明】稀释溶媒的温度要适宜，确保输液时药液为室温，一般在20 ~ 30℃之间为宜。成人一日 250 ~ 500mg，以 5% 葡萄糖注射液或 0.9% 氯化钠注射液稀释后静脉滴注；或遵医嘱。儿童一日按体重 5 ~ 10mg/kg（0.2 ~ 0.4ml/kg），最高剂量不超过 250mg，以 5% 葡萄糖注射液或 0.9% 氯化钠注射液 100 ~ 250ml 稀释后静脉滴注。本品严禁与其他药物在同一容器内混合使用。如需联合使用其他静脉用药，在换药时建议冲洗输液管，以免药物相互作用产生不良反应。

【滴速】严格控制输液速度，儿童以 1.5 ~ 2ml/min 为宜，成人以 1.5 ~ 3ml/min 为宜。滴速过快可能导致头晕、胸闷、局部疼痛。

【成品输液稳定性】文献报道，喜炎平注射液与 5% 葡萄糖注射液和0.9% 氯化钠注射液以 1:250、2:250、5:250、10:250、20:250、30:250（v/v）的比例配伍 6h 内，药液的性状、pH、主要成分磺化物的含量和液相指纹图谱无显著变化，而不溶性微粒随着配伍浓度和时间的递增而显著增多，且喜炎平与 5% 葡萄糖注射液以 30:250 比例配伍时，配伍药液中不溶性微粒数超出《中国药典》标准，故建议 6h 内使用。

【配伍禁忌】氟罗沙星。

舒肝宁注射液
Shuganning Zhusheye

【成分】本品主要成分为茵陈提取物、栀子提取物、黄芩苷、板蓝根颗粒、灵芝提取物。

【药理作用】清热解毒，利湿退黄，益气扶正，保肝护肝。

【功能主治】用于湿热黄疸，症见面目俱黄，胸肋胀满，恶心呕吐，小便黄赤，乏力，纳差，便溏；急、慢性病毒性肝炎见上述症状者。

【不良反应】偶见以各种类型过敏反应为主，其中一般过敏反应可见皮疹、皮肤瘙痒、发热、面红等。严重过敏反应可见过敏性休克等。

【禁忌证】对本品过敏者禁用；孕妇慎用。

【给药剂量】一次 10 ~ 20ml，一日 1 次；症状缓解后可改用肌内注射，一日 2 ~ 4ml；一日 1 次。

【给药方式】静脉滴注。

【溶媒】10% 葡萄糖注射液。

【配液说明】本品 10 ~ 20ml，用 10% 葡萄糖注射液 250 ~ 500ml 稀释后静脉滴注。注射前严密观察药液性状，有浑浊、沉淀、絮状物或瓶身细微破裂时严禁使用。如与稀释剂稀释后出现浑浊也严禁使用。严禁与其他药物混合配伍使用，否则可能出现不溶性微粒等变化，增加出现不良反应的风险。谨慎联合用药。

【滴速】本品滴注速度不宜过快，儿童以 0.5 ~ 1ml/min，成年人以 2 ~ 3ml/min 为宜，用药过程中应密切观察用药反应，尤其在用药前 30min 内，如出现异常反应立即停药并采取相应处理措施。

【成品输液稳定性】本品用 5% 葡萄糖注射液、10% 葡萄糖注射液、0.9% 氯化钠注射液新鲜调配后的成品输液为淡红色澄明液体，在 8h 内无沉淀产生、不溶性微粒与 pH 稳定、吸光度保持不变；输注前应严密观察药液性状，有浑浊、沉淀、絮状物等现象时，严禁使用。

【配伍禁忌】硫酸鱼精蛋白注射液。

第三节 温 里 剂

参附注射液
Shenfu Zhusheye

【成分】本品主要成分为红参、附片（黑顺片）；辅料为聚山梨酯 80。

【药理作用】回阳救逆，益气固脱。

【功能主治】用于阳气暴脱的厥脱证（感染性、失血性、失液性休克等）；也可用于阳虚（气虚）所致的惊悸、怔忡、喘咳、胃疼、泄泻、痹症等。

【不良反应】偶有心动过速、皮疹等过敏反应、头晕头痛、呃逆、震颤、呼吸困难、胸闷、恶心、视觉异常、肝功能异常、尿潴留、多汗、过敏性休克等。

【禁忌证】对本品有过敏或严重不良反应病史者禁用；新生儿、婴幼儿禁用。

【给药剂量】一次 20 ~ 100ml，本品一般连续使用不宜超过 20 天。

【给药方式】静脉滴注。

【溶媒】5%/10%葡萄糖注射液。伴有糖尿病等特殊情况时，改用0.9%氯化钠注射液稀释后使用。

【配液说明】本品用5%/10%葡萄糖注射液250~500ml稀释后使用。使用前必须对光检查，如发现药液出现浑浊、沉淀、变色、漏气或瓶身细微破裂等异常情况，均不能使用。本品含有皂苷，摇动时产生泡沫是正常现象，不影响疗效。本品不与其他药物在同一容器内混合使用。注射本品前后，应用适量稀释液对输液管道进行冲洗，避免输液的前后两种药物在管道内混合，引起不良反应。

【滴速】临床用药时，滴速不宜过快，儿童及年老体弱者以1~2ml/min为宜，成年人以2~3ml/min为宜，以防止不良反应的发生。

【成品输液稳定性】在5%或10%葡萄糖注射液、0.9%氯化钠注射液中配制好后，在4h内使用。文献报道，参附注射液与5%果糖注射液、0.9%氯化钠注射液以100:250（v/v）和20:500（v/v）两个比例配伍8h内，配伍液中Rg1和Re含量、pH、渗透压、不溶性微粒、紫外可见吸收光谱、可见异物、异常毒性、溶血、性状等项目的检查结果均符合《中国药典》规定，其稳定性与对照（以5%葡萄糖注射液为稀释液）一致。

【配伍禁忌】半夏成方、瓜蒌成方、贝母成方、白蔹成方、白及成方、五灵脂成方、藜芦成方、鱼腥草成方、氨茶碱、阿托品、地高辛、辅酶A、氯霉素、酚妥拉明、芬太尼、舒芬太尼、氯霉素、甲萘醌、抗坏血酸、普萘洛尔、维生素C、维生素K_1、洋地黄毒苷等。

第四节　扶　正　剂

参麦注射液

Shenmai Zhusheye

【成分】本品主要成分为红参、麦冬；辅料为聚山梨酯80、氯化钠。

【药理作用】益气固脱，养阴生津，生脉。

【功能主治】用于治疗气阴两虚型之休克、冠心病、病毒性心肌炎、慢性肺心病、粒细胞减少症。能提高肿瘤患者的免疫功能，与化疗药物合用时，有一定的增效作用，并能减少化疗药物引起的毒副反应。

【不良反应】可见过敏反应、输液反应、恶心、呕吐、腹泻、呼吸困难、气促、呃逆、发热、头晕、皮炎、瘙痒、心律失常、胸闷、白细胞增高、丙氨酸氨基转移酶升高、口干、口渴、舌燥症状、面色潮红、药物热、静脉炎、憋气、呼吸道梗阻、上呼吸道感染症状、心绞痛、心力衰竭、心悸、意识不清、烦躁不安、精神紧张、头痛、胸痛、背痛、腹痛、腰麻、全身不适、发麻、黄疸、小便赤短、上消化道出血等。

【禁忌证】对本品有过敏反应或严重不良反应病史者禁用；过敏体质者禁用；新生儿、婴幼儿禁用；孕妇禁用；有药物过敏史者及家族有过敏史者禁用。对含皂苷类药物过敏的患者慎用。

【给药剂量】一次 20~100ml，或遵医嘱。抢救危急重症每日用量不宜低于 200ml，剂量太小可能影响疗效。首次用药，宜选用小剂量，慢速滴注，1 个疗程不宜大于 2 周。坚持中病即止，防止长期用药。长期使用的在每个疗程间有一定的时间间隔。用量过大或应用不当，可引起心动过速、晕厥等症。

【给药方式】静脉滴注。

【溶媒】5% 葡萄糖注射液。

【配液说明】使用前认真观察药品性状，发现药液出现浑浊、沉淀、变色或瓶身有漏气、裂纹等现象时不能使用。（本品含有皂苷，晃动后产生泡沫为正常现象，并不影响疗效）如经葡萄糖注射液稀释后，出现浑浊亦不得使用。静脉滴注时，建议稀释以后使用，一次 20~100ml，用 5% 葡萄糖注射液 250~500ml 稀释后应用，也可直接滴注。本品含有皂苷，适宜单独使用，不能与其他药物在同一容器中混合使用，或与其他药物同时静脉注射。谨慎联合用药，如确需联合使用其他药物时，应谨慎考虑与中药注射剂的间隔时间以及药物相互作用等问题。

【滴速】建议滴速小于 2ml/min，一般控制在 0.75~1.5ml/min。

【成品输液稳定性】说明书中指出本品应现配现用。研究表明，参麦注射液与 0.9% 氯化钠注射液、5% 葡萄糖注射液、木糖醇注射液、右旋糖酐 40 葡萄糖注射液、甘油果糖注射液以 40:500（v/v）的比例配伍 2h 内，各配伍液澄明，未见明显变色及沉淀生成，pH 无显著变化，与前 4 种稀释液配伍后紫外最大吸收波长和吸光度未见显著变化，而与甘油果糖注射液配伍后最大吸收波长和吸光度均发生了明显变化，与上述 5 种稀释液配伍后不溶性微粒均有所增加，与木糖醇注射液配伍后微粒增加较少，包括 5% 葡萄糖注射液在内的其他 4 种配伍液中不溶性微粒数均超出《中国药典》标准。其研究结果与说明书中指出以 5% 葡萄糖注射液为溶媒相悖，其成品输液稳定性尚需进一步研究确定。

【配伍禁忌】甘油果糖、甘露醇、青霉素类、舒巴坦、氨苄西林、磺苄西林、阿洛西林、美洛西林、阿米卡星、阿莫西林、氟氯西林、苯唑西林、哌拉西林、大观霉素、平阳霉素、呋布西林、芬太尼、舒芬太尼、头孢地嗪、头孢甲肟、头孢拉定、头孢美唑、替加环素、利奈唑胺、替考拉宁、万古霉素、美罗培南、亚胺培南、帕尼培南、厄他培南、四环素、抗坏血酸、卡泊芬净、丝裂霉素、葡萄糖氯化钠、山梨醇、维生素 C、右旋糖酐 40 等。此外，本品与乳酸环丙沙星是否可配尚不明确。

注射用益气复脉
Zhusheyong Yiqifumai

【成分】本品主要成分为红参、麦冬、五味子；辅料为葡甲胺、甘露醇。

【药理作用】益气复脉，养阴生津。

【功能主治】用于冠心病劳累性心绞痛气阴两虚证，症见胸痹心痛、心悸气短、倦怠懒言、头晕目眩、面色少华、舌淡、少苔或剥苔，脉细弱或结代；冠心病所致慢性左心功能不全 Ⅱ、Ⅲ 级气阴两虚证，症见心悸、气短甚则气急喘促、胸闷隐痛、时作时止、倦怠乏力、面色苍白、动则汗出、舌淡、少苔或剥苔，脉细弱或结代。

【不良反应】可见女性月经量增多、针刺部位胀；罕见皮疹、寒战、发热。

【禁忌证】过敏体质者禁用。

【给药剂量】每日 1 次，每次 8 瓶（每瓶装 0.65g），疗程 2 周。

【给药方式】静脉滴注。

【溶媒】5% 葡萄糖注射液、0.9% 氯化钠注射液。

【配液说明】本品 8 瓶用 250~500ml 5% 葡萄糖注射液或生理盐水稀释后静脉滴注。使用稀释液稀释后，若发生浑浊、沉淀时请勿使用。本品不得与其他药物混合注射使用。联合使用其他药品时，应谨慎考虑与本品的时间间隔以及药物相互作用等。

【滴速】本品滴速为 2ml/min。该药在输液过程中，液体应经过过滤器；若发现有气泡，应减慢滴速。

【成品输液稳定性】研究表明，注射用益气复脉与 0.9% 氯化钠注射液、5% 葡萄糖注射液以 1.3g:500ml 的比例在 27℃ 下配伍 24h 内，外观、pH 及紫外吸收光谱无显著变化，不溶性微粒数量符合《中国药典》规定标准，故建议本品成品输液 24h 内使用。

【配伍禁忌】藜芦成方、五灵脂成方。

黄芪注射液

Huangqi Zhusheye

【成分】本品主要成分为黄芪。

【药理作用】益气养元，扶正祛邪，养心通脉，健脾利湿。

【功能主治】用于心气虚损、血脉瘀阻之病毒性心肌炎、心功能不全及脾虚湿困之肝炎。

【不良反应】可见过敏样反应、过敏性休克、寒战、发热、面色苍白、呼吸困难、发绀、哮喘、咳嗽、心悸、胸闷、恶心、呕吐、多汗、皮疹、瘙痒、头晕、头痛。

【禁忌证】对本品或含有黄芪制剂有过敏或严重不良反应病史者禁用；过敏体质者慎用；孕妇及婴儿禁用；本品为温养之品，有热象者，表实邪盛，气滞湿阻，食积内停，阴虚阳亢、痈疽初起或溃后热毒尚盛等证以及"心肝热盛，脾胃湿热"者禁用；各种低血压患者慎用；患呼吸系统疾病者慎用。

【给药剂量】一次 10~20ml，一日 1 次，或遵医嘱。

【给药方式】静脉滴注。

【溶媒】5% 葡萄糖注射液、10% 葡萄糖注射液、0.9% 氯化钠注射液。

【配液说明】本品宜用 5%/10% 葡萄糖注射液或0.9% 氯化钠注射液 250~500ml 稀释后使用。用药前应认真检查药品以及配制后的滴注液，发现药液出现浑浊、沉淀、变色、结晶等药物性状改变以及瓶身细微破裂者，均不得使用。严禁混合配伍，谨慎联合用药，如确需要联合使用其他药品时，应谨慎考虑与本品的间隔时间以及药物相互作用等问题。

【滴速】用药过程中应缓慢滴注，建议滴速小于 2ml/min，一般控制在 0.75~1.5ml/min。同时密切观察用药反应，特别是开始 30min，如发现异常，应立即停药，采取积极措施救治患者。

【成品输液稳定性】说明书中指出药品与稀释液配药后，应坚持即配即用，不宜长时间放置。另有文献研究显示，黄芪注射液分别与 5% 葡萄糖氯化钠注射液、5% 葡萄糖注射液、10% 葡萄糖注射液、0.9% 氯化钠注射液、乳酸钠林格注射液、复方电解质葡萄糖 MG3 注射液以 10:100 （v/v）或 40:250 （v/v）的比例配伍 12h 内未见沉淀生成，紫外扫描未见其他吸收峰产生，最大吸收峰无位移，TLC 检查未见新斑点产生，pH 无明显改变，但混合液颜色随放置时间延长而加深；此外，黄芪注射液与上述稀释液配伍后，除与 10% 葡萄糖配伍后不溶性微粒显著增多外，其他配伍液不溶性微粒均未见显著变化。黄芪注射液以 10∶100（v/v）的比例配伍后，微粒数显著增加，变化较与 0.9% 氯化钠配伍显著，临床配伍时应加以注意。为保证用药安全、稳定、有效，根据临床用药现用现配原则，建议使用时应新鲜配制。

【配伍禁忌】丹参成方、灯盏细辛成方、香丹成方、氯霉素、庆大霉素、青霉素类、三七总皂苷。此外，本品与灯盏花素是否可配尚不明确。

第五节　化痰止咳平喘剂

痰热清注射液

Tanreqing Zhusheye

【成分】本品主要成分为黄芩、熊胆粉、山羊角、金银花、连翘；辅料为丙二醇。

【药理作用】清热、化痰、解毒。

【功能主治】用于风温肺热病痰热阻肺证，症见：发热、咳嗽、咳痰不爽、咽喉肿痛、口渴、舌红、苔黄；肺炎早期、急性支气管炎、慢性支气管炎急性发作以及上呼吸道感染属上述证候者。

【不良反应】本品偶有过敏反应，可见头晕、恶心、呕吐、全身发红、瘙痒或皮疹。

【禁忌证】对本品或含有黄芩、熊胆粉、山羊角、金银花、连翘制剂有过敏或醇类过敏者禁用；过敏体质者或严重不良反应病史者禁用；肝肾功能衰竭者禁用；严重肺心病伴有心衰者禁用；孕妇、24 个月以下婴幼儿禁用；有表寒证者忌用。

【给药剂量】成人一般一次 20ml，重症患者一次可用 40ml，一日 1 次；儿童按体重 0.3 ~ 0.5ml/kg，最高剂量不超过 20ml，一日 1 次；或遵医嘱。

【给药方式】静脉滴注。

【溶媒】5% 葡萄糖注射液、0.9% 氯化钠注射液。

【配液说明】成人按上述给药剂量加入 5% 葡萄糖注射液或 0.9% 氯化钠注射液 250 ~ 500ml 稀释后静脉滴注；儿童按上述给药剂量加入 5% 葡萄糖注射液或 0.9% 氯化钠注射液 100 ~ 200ml 稀释后静脉滴注。稀释溶媒的温度要适宜，确保在输液时药液为室温，一般在 20 ~ 30℃ 之间为宜。药液稀释倍数不低于 1∶10

（药液：溶媒）。用药前应认真检查药品以及配制后的滴注液，发现药液出现浑浊、沉淀、变色、结晶等药物性状改变以及瓶盖漏气、瓶身细微破裂者，均不得使用。不得和其他药物混合滴注，如需联合用药，在换药时需先用 5% 葡萄糖注射液或 0.9% 氯化钠注射液（50ml 以上）冲洗输液管或更换新的输液器，并应保持一定的时间间隔，以免药物相互作用产生不良反应。

【滴速】严格控制输液速度，儿童以 1.5～2ml/min 为宜，成年人以 1.5～3ml/min 为宜，滴速过快或有渗漏可引起局部疼痛。该药在输液过程中，液体应经过过滤器，若发现有气泡，应减慢滴速。

【成品输液稳定性】说明书中指出稀释后药液必须在 4h 内使用。另有文献研究结果显示，痰热清注射液与 5% 葡萄糖注射液、10% 葡萄糖注射液、复方氯化钠注射液、5% 葡萄糖氯化钠注射液、0.9% 氯化钠注射液以 20：500（v/v）的比例配伍 5h 内，各配伍液 pH 无显著变化，而与三种含氯化钠稀释液配伍后不溶性微粒数显著增加，超出《中国药典》标准，且与复方氯化钠注射液、5% 葡萄糖氯化钠注射液配伍后，配伍液色泽加深，提示可能不宜配伍。研究显示，痰热清与上述 5 种稀释液以 20：500（v/v）的比例配伍后，不溶性微粒数均有显著增加，且远远超出《中国药典》标准，因此痰热清在临床输液中应注意不溶性微粒，以免不良反应的发生。

【配伍禁忌】丹参成方、氨溴索、甘草酸铵、甘草酸单铵、甘草酸二铵、抗坏血酸、维生素 C。

第六节 开 窍 剂

醒脑静注射液

Xingnaojing Zhusheye

【成分】本品主要成分为人工麝香、栀子、郁金、冰片；辅料为聚山梨酯 80、氯化钠。

【药理作用】清热解毒，凉血活血，开窍醒脑。

【功能主治】用于气血逆乱、脑脉瘀阻所致中风昏迷，偏瘫口斜；外伤头痛，神志昏迷；酒毒攻心，头痛呕恶，昏迷抽搐。脑栓塞、脑出血急性期、颅脑外伤，急性酒精中毒见上述症候者。

【不良反应】可见过敏反应、畏寒、寒战、发热、乏力、疼痛、面色苍白、多汗、咳嗽、呼吸急促、心悸、胸闷、血压升高、头晕、头痛、抽搐、昏迷、肢体麻木、烦躁、风团样皮疹、丘疹、红斑等、恶心、呕吐、腹痛、腹泻等、注射部位的疼痛、红肿、麻木、皮疹、静脉炎等。

【禁忌证】本品含芳香走窜药物，孕妇忌用；对本品或含有人工麝香（或麝香）、栀子、郁金、冰片制剂及成分中所列辅料过敏或有严重不良反应病史者禁用；过敏体质者慎用；运动员慎用；肝肾功能异常患者、老人、哺乳期妇女、初次使用中药注射剂的患者应慎重使用，如确需使用请遵医嘱，并加强监测；目前尚无儿童应用本品的系统研究资料，不建议儿童使用。

【给药剂量】一次 10～20ml，或遵医嘱。

【给药方式】静脉滴注。

【溶媒】5% 葡萄糖注射液、10% 葡萄糖注射液、0.9% 氯化钠注射液。

【配液说明】本品宜用 5%/10% 葡萄糖注射液或氯化钠注射液 250～500ml 稀释后滴注。本品为芳香性药物，开启后应立即使用，防止挥发。用药前和配制后及使用过程中应认真检查本品及滴注液，发现药液出现浑浊、沉淀、变色、结晶等药物性状改变以及瓶身有漏气、裂纹等现象时，均不得使用。严禁混合配伍，谨慎联合用药。本品应单独使用，禁忌与其他药品混合配伍使用。如确需要联合使用其他药品时，应谨慎考虑本品的间隔时间以及药物相互作用等问题。

【滴速】本品滴速不宜过快，一般开始滴速不宜超过 1ml/min，待 15～30min 后如无不良反应可适当逐渐加快滴速，但不宜超过 3ml/min；静脉滴注时间 2～3h，不可自行调整滴速。

【成品输液稳定性】本品中含有的麝香、冰片等药物易失效，故使用时应现用现配，开启后立即使用防止挥发；本品新鲜调配的成品输液应为无色澄明溶液，使用前检查药液颜色，如变色或变浑浊不宜使用。

【配伍禁忌】鱼腥草成方；为保持本药稳定性，请单独使用，不要与其他药物合用。

复方麝香注射液

Fufang Shexiang Zhusheye

【成分】本品主要成分为人工麝香、郁金、广藿香、石菖蒲、冰片、薄荷脑；辅料为聚山梨酯80。

【药理作用】豁痰开窍，醒脑安神。

【功能主治】用于痰热内闭所致的中风昏迷。

【不良反应】临床表现主要为胸闷、憋气、口唇发绀、剧烈咳嗽、呼吸困难等过敏反应；其次为高热、寒战、荨麻疹、烦躁不安、面部潮红、出汗、血压异常；罕见过敏性休克。出现过敏性休克应立即停药，对症及抗过敏治疗后症状很快缓解。

【禁忌证】孕妇、新生儿、婴幼儿禁用；对本品过敏或过敏体质的患者禁用。

【给药剂量】静脉滴注，一次 10～20ml，用 5%、10% 的葡萄糖注射液或0.9%氯化钠注射液 250～500ml 稀释后使用或遵医嘱。

【给药方式】静脉滴注。

【溶媒】5% 葡萄糖注射液、10% 葡萄糖注射液、0.9%氯化钠注射液。

【配液说明】本品如产生浑浊或沉淀不得使用。本品为芳香性药物，开启后立即使用，防止挥发。本品是纯中药制剂，保存不当可能影响产品质量。发现药液出现浑浊、沉淀或瓶身有漏气、裂纹等现象时不得使用。如经 10% 葡萄糖或氯化钠注射液稀释后，出现浑浊亦不得使用。本品应单独使用，谨慎联合用药，如确需联合使用其他药品时，应谨慎考虑间隔时间以及药物相互作用等问题。静脉滴注时，必须稀释以后使用，且应现配先用。

【滴速】严格控制滴注速度和用药剂量。建议滴速小于 2ml/min，一般控制在 0.75～1.5ml/min。首次用药，宜选用小剂量，慢速滴注。

【成品输液稳定性】本品为芳香类药物，开启后应立即使用，防止挥发；新鲜调配的成品输液应为无色澄明溶液，宜在阴凉处（避光，不超过20℃）放置。

【配伍禁忌】苯巴比妥、异戊巴比妥、头孢地嗪等。

第七节　祛　瘀　剂

注射用血栓通（冻干）
Zhusheyong Xueshuantong

【成分】本品主要成分为三七总皂苷。

【药理作用】活血祛瘀，通脉活络。

【功能主治】用于瘀血阻络，中风偏瘫，胸痹心痛及视网膜中央静脉阻塞症。

【不良反应】常见头面部发红、潮红，轻微头胀痛，偶见皮疹等药物过敏反应。并有引起过敏性休克的个案报道。

【禁忌证】脑出血急性期禁用；对人参、三七过敏者禁用；对酒精高度过敏者禁用；孕妇慎用。

【给药剂量】一次 250 ~ 500mg，一日 1 次，或遵医嘱。连续给药不得超过 15 天，停药 1 ~ 3 天后可进行第二疗程。

【给药方式】静脉滴注。

【溶媒】5% 葡萄糖注射液、10% 葡萄糖注射液、0.9% 氯化钠注射液。

【配液说明】本品宜用 5% 或 10% 葡萄糖注射液、0.9% 氯化钠注射液 250 ~ 500ml 稀释后使用。

【滴速】滴速宜控制在 1.5 ~ 2ml/min；小儿滴速宜控制在 0.75 ~ 1ml/min。

【成品输液稳定性】注射用血栓通与硫酸阿托品注射液、灯盏花素注射液、红花注射液、盐酸异丙肾上腺素注射液配伍后在室温 8h 内，澄明度、pH、不溶性微粒数无明显变化。

【配伍禁忌】本品应单独使用，严禁与其他药物混合配伍，确需与其他药物联用时，应谨慎考虑用药间隔以及相互作用；本品与胞磷胆碱或胞二磷胆碱是否可配尚不明确。

注射用血塞通（冻干）

Zhusheyong Xuesaitong

【成分】本品主要成分为三七总皂苷。

【药理作用】活血祛瘀，通脉活络。

【功能主治】用于中风偏瘫、瘀血阻络及脑血管疾病后遗症、胸痹心痛、视网膜中央静脉阻塞属瘀血阻滞证者。

【不良反应】头面部发红、潮红，轻微头胀痛是本品用药时常见反应；偶有轻微皮疹出现，尚可继续用药；此外，还有个别患者出现咽干、头昏、心慌，停药后均能恢复正常，偶见过敏性反应，还有引起急性静脉炎的个案报道。若发现严重不良反应，应立即停药，并进行相应处理。

【禁忌证】禁用于脑溢血急性期；禁用于既往对人参、三七过敏的患者；孕妇慎用；对酒精高度过敏者禁用。

【给药剂量】一次 200 ~ 400mg，一日 1 次，15 天为一个疗程，停药 1 ~ 3d 后可进行第二疗程。

【给药方式】静脉滴注。

【溶媒】5% 或 10% 葡萄糖注射液；糖尿病患者可用 0.9% 氯化钠注射液代替。

【配液说明】本品宜用 5% 或 10% 葡萄糖注射液 250～500ml 稀释后缓缓滴注，糖尿病患者可用氯化钠注射液代替葡萄糖注射液稀释后使用。

【滴速】以 2.5～3ml/min 为宜。

【成品输液稳定性】有研究显示，注射用血塞通与 5% 葡萄糖注射液或 0.9% 氯化钠注射液以 400mg：250ml 的比例在室温下配伍 4h 内，配伍液性状、pH 无显著变化，吸光度、不溶性微粒均有不同程度变化，其中 2h 内不溶性微粒数符合《中国药典》标准，3～4h 不溶性微粒超出《中国药典》标准，故建议配伍液宜在 2h 内使用。

【配伍禁忌】异丙肾上腺素。此外，本品与灯盏花素是否可配尚不明确。

丹参注射液

Danshen Zhusheye

【成分】本品主要成分为丹参。

【药理作用】活血化瘀，通脉养心。

【功能主治】用于冠心病胸闷、心绞痛。

【不良反应】偶见过敏反应。主要症状体征为瘙痒、头痛、气急、心慌、发热、恶心、呕吐、腹痛、咳嗽、哮喘、低血压、心律失常、局限性水肿、口唇疱疹、荨麻疹等。

【禁忌证】对本类药品有过敏或严重不良反应病史患者禁用；过敏体质者慎用；有出血倾向者禁用；严重贫血者禁用；孕妇禁用。

【给药剂量】一次 10～20ml，一日 1 次，或遵医嘱。

【给药方式】静脉滴注。

【溶媒】5% 葡萄糖注射液。

【配液说明】本品宜用 5% 葡萄糖注射液 100～500ml 稀释后使用；使用前必须对光检查，发现药液出现浑浊、沉淀、变色、漏气等现象时不能使用，溶解不完全时请勿使用；不宜在同一容器中与其他药物混用。

【滴速】不宜过快，不超过 2ml/min 为宜。

【成品输液稳定性】研究表明，丹参注射液与 5% 葡萄糖注射液、10% 葡萄糖注射液、0.9% 氯化钠注射液以 20：500（v/v）的比例配伍 6h 内，配伍液的外观、pH、溶血及丹参素钠、原儿茶醛、迷迭香酸、丹参酚酸 B 总含量均无显著变化，不溶性微粒数符合《中国药典》标准。有研究显示，丹参注射液的最佳配伍条件为在 25℃ 下，以 20：100（v/v）的比例与 0.9% 氯化钠注射液配伍放置

2h 时使用。

【配伍禁忌】藜芦成方、双黄连成方、刺五加成方、黄芪成方、痰热清成方、水银、阿贝卡星、阿米卡星、地贝卡星、阿托品、氨溴索、比伐芦丁、蛇毒血凝酶、长春新碱、氯丙嗪、异丙嗪、普鲁卡因、川芎嗪、重组人凝血因子Ⅷ、蛋白银、妥布霉素、新霉素、卡那霉素、核糖霉素、链霉素、依替米星、异帕米星、奈替米星、法莫替丁、雷尼替丁、肌苷、10%氯化钾、15%氯化钾、维生素C、维生素 B_1、维生素 B_6、维生素 K、细胞色素 C、利多卡因、罂粟碱、麻黄碱、二甲弗林、甲氧明、甲氧氯普胺、间羟胺、舒芬太尼、抗坏血酸、洛贝林、利舍平、普萘洛尔、士的宁、头孢拉定、碳酸氢钠、硝酸硫胺等。此外，本品与穿琥宁、灯盏细辛成方、林可霉素、美洛西林是否可配尚不明确。

丹红注射液

Danhong Zhusheye

【成分】本品主要成分为丹参、红花；辅料为注射用水。

【药理作用】活血化瘀，通脉舒络。

【功能主治】用于瘀血闭阻所致的胸痹及中风，证见：胸痛、胸闷、心悸、口眼歪斜、言语塞涩、肢体麻木、活动不利等症；冠心病、心绞痛、心肌梗死、瘀血型肺心病、缺血性脑病、脑血栓。

【不良反应】本品偶有过敏反应，可见皮疹、瘙痒、头痛、头晕、心悸、寒战、发热、面部潮红、恶心、呕吐、腹泻、胸闷、呼吸困难、喉头水肿、抽搐等，停药后均能恢复正常。罕见过敏性休克。

【禁忌证】有出血倾向者禁用，孕妇、哺乳期及月经期妇女忌用；对本品过敏者禁用；过敏体质者慎用。

【给药剂量】一次 20~40ml，一日 1~2 次；或遵医嘱。

【给药方式】静脉滴注。

【溶媒】5%葡萄糖注射液、0.9%氯化钠注射液。

【配液说明】本品宜加入5%葡萄糖注射液 100~500ml 稀释后缓慢滴注；伴有糖尿病等特殊情况时，改用0.9%氯化钠注射液稀释后使用。使用前应仔细检查，若发现药液出现浑浊、沉淀、变色、漏气或瓶身细微破裂等现象时不能使用。本品不宜与其他药物混合在同一容器内使用。

【滴速】一般不宜超过 3ml/min。

【成品输液稳定性】有研究显示，丹红注射液与5%葡萄糖或0.9%氯化钠注射液以 1:5（v/v）比例配伍后 0h 丹酚酸 B、A 和 C 的含量均明显降低，且与 0.9%氯化钠混合后上述成分下降更明显；丹红注射液与 5%葡萄糖混合后 5 - 羟甲基糠醛含量明显升高，因 5 - 羟甲基糠醛具有致敏性，故对其过敏或过敏体质者应首选 0.9%氯化钠为溶媒；其他成分（胞苷、尿苷、腺苷、苯丙氨酸、丹参素、原儿茶醛、原儿茶酸、羟基红黄色素 A、紫丁香苷、咖啡酸、迷迭香酸、紫草酸等）未发生明显变化。在不同光照（光照和避光）和温度（25℃和 37℃）条件下，与 5%葡萄糖或 0.9%氯化钠配伍后 4h 内丹酚酸 B 等 14 个成分的含量不随时间延长而变化；丹酚酸 A 则不断降低；丹酚酸 C 不断升高；不同光照条件对上述两成分含量变化影响不大，而高温则会加剧其变化。另有研究显示，丹红注射液与 5%葡萄糖或 0.9%氯化钠注射液以 40:500（v/v）比例配伍后 6h 内溶液澄明，外观无沉淀，无气泡产生，颜色和 pH 无明显变化；4h 内配伍液的微粒数符合《中国药典》标准，6h 后配伍液微粒数已超出《中国药典》规定；4h 内配伍液中丹参素钠、原儿茶醛和丹参酮 II_A 含量无明显变化，6h 后丹参酮 II_A 含量明显下降，故建议配伍液应在 4h 内用完。

【配伍禁忌】胞膦胆碱。

舒血宁注射液
Shuxuening Zhusheye

【成分】本品主要成分为银杏叶或银杏叶提取物经加工制成的灭菌水溶液；辅料为山梨醇、95%乙醇、甲硫氨酸。

【药理作用】扩张血管，改善微循环。

【功能主治】用于缺血性心脑血管疾病，冠心病，心绞痛，脑栓塞，脑血管痉挛等。

【不良反应】可见过敏反应、寒战、高热、发热、疼痛、多汗、过敏性紫癜、昏迷、呼吸急促、咳嗽、心悸、胸闷、心率加快、血压升高、口干、食欲减退、恶心、呕吐、胃肠道不适、腹胀、腹痛、腹泻、便秘、肝脏生化指标异常、皮下出血点、瘀斑、头晕、头痛、抽搐、震颤、失眠、静脉炎、眼内出血、血尿等。

【禁忌证】对本品或含有银杏叶（银杏提取物）制剂及成分中所列辅料过敏或严重不良反应病史者禁用；新生儿、婴幼儿禁用；老人、孕妇、哺乳期妇女慎用；凝血机制或血小板功能障碍者、有出血倾向者慎用。

【给药剂量】每日 20ml；或遵医嘱。

【给药方式】静脉滴注。

【溶媒】5% 葡萄糖注射液。

【配液说明】本品宜用 5% 葡萄糖注射液稀释 250ml 或 500ml 后使用。用药前和配制后应认真检查本品及滴注液，发现药液出现浑浊、沉淀、变色、结晶等药物性状改变以及瓶身有漏气、裂纹等现象时，均不得使用。严禁混合配伍，谨慎联合用药；如确需要联合使用其他药品时，应谨慎考虑与本品的间隔时间、输液容器的清洗以及药物相互作用等问题。

【滴速】建议滴速小于 2ml/min，一般控制在 0.75～1.5ml/min。首次用药，宜慢速滴注。

【成品输液稳定性】说明书中指出药品与稀释液配药后，应坚持即配即用，不宜长时间放置。有研究显示，舒血宁注射液在室温下分别与 5% 葡萄糖和果糖注射液以 20∶250（v/v）的比例配伍 3.5h 内混合液性状、pH 无显著变化；吸光度和不溶性微粒数在 1.5h 内无明显变化，与果糖注射液配伍后不溶性微粒数高于与 5% 葡萄糖注射液配伍的微粒数，1.5h 后两配伍液吸光度和不溶性微粒数均明显升高，故建议舒血宁注射液应与 5% 葡萄糖注射液配伍，并应在 1.5h 内使用。

【配伍禁忌】氨茶碱、阿昔洛韦、奥美拉唑、氨甲苯酸、氨基己酸、垂体后叶素、酚磺乙胺、甘露醇、鱼精蛋白、尿激酶、普萘洛尔、肾上腺素、小牛血清去蛋白提取物、甲萘醌、血浆、山莨菪碱、胰岛素。

心脉隆注射液

Xinmailong Zhusheye

【成分】本品主要成分为心脉隆浸膏（复合核苷碱基、结合氨基酸）；辅料为药用聚乙二醇、药用氯化钠。

【药理作用】益气活血，通阳利水。本品可促进心肌细胞 Ca^{2+} 内流，温和持久地增加心肌收缩力；扩张血管，降低肺动脉压，肺毛细血管内压；扩张冠脉、增加冠脉血流量，抑制氧自由基介导的心肌损伤；扩张肾血管，增加肾血流量、利尿；改善微循环；纠正神经内分泌失衡。

【功能主治】用于气阳两虚，瘀血内阻所致的心悸、气短、水肿、面色晦暗、口唇发绀；慢性充血性心力衰竭见上证候的辅助治疗。

【不良反应】暂未发现明显不良反应。

【禁忌证】皮试阳性者或已知对蟑螂（蜚蠊）过敏和对本品过敏者禁用；孕

妇、哺乳期、严重肝肾功能不全和有严重出血倾向者禁用；用药期间出现皮疹者宜停用。

【给药剂量】每次5mg/kg体重，一日2次，2次之间间隔6h以上。5天为一疗程。

【给药方式】静脉滴注。

【溶媒】5%葡萄糖注射液、0.9%氯化钠注射液。

【配液说明】本品宜加5%葡萄糖注射液或0.9%氯化钠注射液200ml稀释后使用。

【滴速】1~2ml/min，每分钟20~40滴。

大株红景天注射液

Dazhuhongjingtian Zhusheye

【成分】本品主要成分为大株红景天。

【药理作用】活血化瘀。本品可使冠脉结扎所致的急性心肌缺血犬的梗死范围缩小、血清酶降低、缺血性心外膜电图改善；可使冠脉结扎再灌注心肌损伤大鼠的梗死范围缩小，脂质过氧化水平降低；可使正常麻醉犬外周血管阻力和冠脉阻力降低，冠脉血流量增加，心肌耗氧量降低；可使花生四烯酸和胶原诱导的家兔血小板聚集率降低；可使大鼠全血黏度和血浆黏度降低。

【功能主治】用于治疗冠心病稳定型劳累性心绞痛，中医辨证为心血瘀阻证，症见：胸部刺痛，绞痛，固定不移，痛引肩背及臂内侧，胸闷，心悸不宁，唇舌紫暗，脉细涩。

【不良反应】临床试验期间发现1例高敏体质患者用药后出现皮疹、瘙痒，停药后自行恢复。

【禁忌证】妊娠期妇女禁用；对使用该药品曾发生过不良反应的患者、过敏体质的患者（包括对其他药品易产生过敏反应的患者）禁用。

【给药剂量】一次10ml，一日1次；10天为一疗程。

【给药方式】静脉滴注。

【溶媒】5%葡萄糖注射液。

【配液说明】本品宜加入250ml的5%葡萄糖注射液中稀释后使用，稀释前温度应达到室温并现配现用。本品使用前应对光检查，发现药液出现浑浊、沉淀或瓶身有漏气、裂纹等现象时不得使用，如经葡萄糖或氯化钠注射液稀释后，出现浑浊亦不得使用。本品应单独使用，禁忌与其他药品混合配伍使用，如确需联合使用其他药品时，应谨慎考虑与本品的间隔时间以及药物相互作用等问题。

【滴速】严格控制滴速，一般控制在 2.5～3ml/min，耐受者方可逐步提高滴速，以 3ml/min 宜。应用过程中加强用药监护，特别是开始 30min，发现异常，立即停药，采取积极救治措施。

【成品输液稳定性】本品调配前温度应达到室温，应现配现用。其 10ml 用 0.9% 氯化钠注射液 250ml 调配的成品输液，室温下 8h 内，其性状、pH 无明显变化，不溶性微粒符合《中国药典》规定。

【配伍禁忌】本品应单独使用，禁止与其他药品混合使用，谨慎联合用药。如确需联合使用其他药品时，应谨慎考虑与本品的间隔时间以及药物相互作用等问题。

注射用丹参多酚酸盐

Zhusheyong Danshenduofensuanyan

【成分】本品主要成分为丹参多酚酸盐。

【药理作用】活血、化瘀、通脉。药理试验表明，本品对冠状动脉结扎引起的犬急性心肌梗死有降低心电图 ST 段抬高程度、减少梗死面积、降低血清 LDH 的作用；对 ADP 诱导的大鼠血小板聚集有一定抑制作用；对大鼠动静脉旁路血栓形成有一定抑制作用。毒理试验表明，Beagle 犬 30 天的长毒试验中高剂量组（320mg/kg）动物肝细胞和肾小管上皮细胞含胆红素、棕黄色药样物，肺、脾组织，肠系膜淋巴结皮髓质窦、肠黏膜均见有吞噬药样物的巨噬细胞，且上述器官也呈棕褐色；骨髓造血组织轻度增生，偶见黄色药样物；注射部位血管内皮细胞损伤，血管有新鲜血栓形成，部分血栓机化。

【功能主治】用于冠心病稳定型心绞痛，分级为 Ⅰ、Ⅱ 级，心绞痛症状表现为轻、中度，中医辨证为心血瘀阻证者，症见胸痛、胸闷、心悸。

【不良反应】少数患者发生头晕、头昏、头胀痛；偶有患者在输液中因静脉滴注速度快致轻度头痛；偶尔有血丙氨酸氨基转移酶升高，在停药后消失。

【禁忌证】有出血倾向者慎用；孕妇、哺乳期妇女慎用。

【给药剂量】一次 200mg，一日 1 次。疗程 2 周。

【给药方式】静脉滴注。

【溶媒】5% 葡萄糖注射液、0.9% 氯化钠注射液。

【配液说明】用 5% 葡萄糖注射液、0.9% 氯化钠注射液 250～500ml 溶解后使用。禁忌与其他药品混合配伍使用，如确需联合使用其他药品时，应谨慎考虑与本品的间隔时间以及药物相互作用等问题。

【滴速】严格控制滴速，尤其心脏病患者宜控制滴速在 1～1.5ml/min。

【成品输液稳定性】有研究显示，注射用丹参多酚酸盐与 5% 葡萄糖、10% 葡萄糖、甘油果糖、0.9% 氯化钠注射液以 200：125（w/v）配伍 8h 内外观、pH、不溶性微粒、吸光度等均符合规定。

【配伍禁忌】本品需谨慎联合用药，如确需联合使用其他药品时，应谨慎考虑与本品的间隔时间以及药物相互作用等问题。

注射用红花黄色素

Zhusheyong Honghuahuangsesu

【成分】本品主要成分为红花黄色素；辅料为甘露醇。

【药理作用】活血、化瘀、通脉。药效学试验表明，本品可使冠脉结扎犬的缺血性心电图改善，心肌酶释放减少，心肌耗氧量降低，心肌梗死范围缩小。本品可使垂体后叶素所致的大鼠缺血性心电图改善，使大鼠动－静脉旁路术形成的血栓重量减轻，使小鼠凝血时间和出血时间延长。

【功能主治】用于冠心病稳定型劳累性心绞痛。中医辨证为心血瘀阻证，症见胸痛、胸闷、心悸。

【不良反应】治疗期间少数患者发生头晕、头昏、头胀痛、周身瘙痒、皮疹、牙龈出血。需密切观察病情，及时予以处理。

【禁忌证】孕妇及对本品过敏者禁用；有出血倾向者慎用。以下疾病及人群临床研究尚未涉及，故应慎用：①合并高血压（收缩压≥180mmHg，舒张压≥110mmHg）、重度心肺功能不全、重度心律失常（快速房颤、房扑、阵发性室速等）患者。②冠心病患者，经冠脉搭桥、介入治疗后血管完全重建者。③过敏体质者或对两种以上食物或药物过敏者。

【给药剂量】每次 1 瓶，每日 1 次，14 天为一疗程。

【给药方式】静脉滴注。

【溶媒】0.9% 氯化钠注射液。

【配液说明】本品每瓶 50mg 或 150mg 加入 2～3ml 灭菌注射用水或 0.9% 氯化钠注射液溶解，一次 100mg 或 150mg 药物溶解液再稀释于 0.9% 氯化钠注射液 250ml 中，本品不得与其他药品混合滴注。

【滴速】滴速不高于 1.5ml/min，不高于每分钟 30 滴。

【成品输液稳定性】注射用红花黄色素与 0.9% 氯化钠注射液配伍 6h 内其不

溶性微粒数符合《中国药典》规定，宜采用 0.9% 氯化钠注射液为稀释溶媒，且应在调配后 6h 内使用，建议调配后的成品输液避光保存与使用。

【配伍禁忌】脑蛋白水解物。

疏血通注射液

Shuxuetong Zhusheye

【成分】本品主要成分为水蛭、地龙。

【药理作用】活血化瘀、通经活络。动物试验结果提示：本品可延长小鼠凝血时间，降低血小板聚集和黏附率；抑制大鼠体内、外静脉血栓的形成；增加栓塞狗的股动脉血流量；缩短血浆球蛋白溶解时间，减轻结扎大鼠大脑中动脉引起的行为障碍。

【功能主治】用于瘀血阻络所致的中风中经络急性期，症见半身不遂、口舌歪斜、言语塞涩。急性期脑梗死见上述证候者。

【不良反应】偶见皮疹、瘙痒、寒战、发热等过敏反应，个别患者用药后出现胸闷、呼吸困难等症状。多为一过性不良反应，停药或对症治疗后均可痊愈或好转。

【禁忌证】有过敏史及过敏性疾病史者禁用；孕妇禁用；无瘀血证者禁用；有出血倾向者禁用。

【给药剂量】每日 6ml；或遵医嘱。

【给药方式】静脉滴注。

【溶媒】5% 葡萄糖注射液、0.9% 氯化钠注射液。

【配液说明】本品宜加于 5% 葡萄糖注射液或 0.9% 氯化钠注射液 250 ~ 500ml 中缓慢滴入。如药液出现浑浊、沉淀、变色、有异物或内包装损坏等异常现象，应禁止使用。本品应单独使用，禁忌与其他药品混合配伍使用。谨慎联合用药，如确需要联合使用其他药品时，应谨慎考虑间隔时间及药物相互作用等问题。

【滴速】对过敏体质患者，用药初始，应仔细观察 10 ~ 20min，滴速控制在 1.5ml/min 左右，当确定无过敏后，再将滴速调至正常速度。

【成品输液稳定性】说明书中指出本品稀释后应即配即用，不宜长时间放置。疏血通注射液宜与 5% 葡萄糖注射液或 0.9% 氯化钠注射液配伍后 6h 内输注完毕。

【配伍禁忌】本品不宜同服滋补性中成药；不宜与肝素钠注射液配伍。

注射用丹参（冻干）

Zhusheyong Danshen

【成分】本品主要成分为丹参。

【药理作用】活血通脉。药效学研究表明，本品具有抑制家兔血小板聚集及增加冠脉流量作用；可缩短离体豚鼠右心室乳头肌细胞动作电位复极化时间，防止盐酸异丙肾上腺素所引起的动作电位时程延长；对人体血液流变学有改善作用，可降低血液黏度、增加血液流量；还可延长缺氧小鼠的存活时间。

【功能主治】用于胸痹血瘀证，症见：胸部刺痛、绞痛，痛有定处，或自心悸；冠心病、心绞痛见上述证候者。

【不良反应】偶见皮疹，停药后可自行消失。

【禁忌证】过敏体质者慎用；孕妇慎用；月经期与出血倾向者禁用。

【给药剂量】一次 1 支（400mg），一日 1 次；或遵医嘱。

【给药方式】静脉滴注。

【溶媒】0.9% 氯化钠注射液、5% 葡萄糖注射液。

【配液说明】本品临用前应先用适量注射用水、0.9% 氯化钠注射液或 5% 葡萄糖注射液充分溶解，再用 0.9% 氯化钠注射液或 5% 葡萄糖注射液 500ml 稀释。在溶解过程中如出现浑浊或沉淀，则禁止使用。

【滴速】2～3ml/min。

【成品输液稳定性】实验研究表明，本品与 0.9% 氯化钠注射液配伍比葡萄糖注射液稳定。有研究显示，将注射用丹参以 0.9% 氯化钠注射液分别在 5℃、10℃、20℃、30℃、40℃下配制成 0.8mg/ml 的溶液，配伍液在 7h 内未出现颜色变化、无沉淀、气泡产生，平均相对和绝对紫外吸收相似度按大小依次为 20℃ > 30℃ > 40℃ > 10℃ > 5℃，20℃时稳定性最好，温度偏低（≤10℃）较温度偏高（≥30℃）对注射用丹参的稳定性影响更大，在配伍之初即发生较大变化，故注射用丹参不宜于低温储存和使用。另有研究表明，注射用丹参与 0.9% 氯化钠注射液或 5% 葡萄糖注射液以上述比例配伍 6h 内 pH、主要成分丹参素钠和原儿茶醛的含量无明显变化，但不溶性微粒数远远超出《中国药典》标准，故配制加药后必须充分溶解，必要时应进行可见异物检查，符合要求后方可输注。

【配伍禁忌】藜芦、刺五加成方、黄芪成方、痰热清成方、双黄连成方、阿贝卡星、阿米卡星、地贝卡星、阿托品、氨溴索、比伐芦丁、蛇毒血凝酶、重组人凝血因子Ⅷ、人凝血酶原复合物、左氧氟沙星、环丙沙星、莫西沙星、琥诺沙星、小诺米星、西索米星、10%氯化钾、维生素 C、维生素 B_1、维生素 B_6、维生素 K、细胞色素 C、二甲弗林、甲氧明、甲氧氯普胺、间羟胺、士的宁、头孢拉定、碳酸氢钠、硝酸硫胺等。此外，本品与灯盏细辛成方、穿琥宁、林可霉素、美洛西林是否可配尚不明确。

血必净注射液
Xuebijing Zhusheye

【成分】本品主要成分为红花、赤芍、川芎、丹参、当归；辅料为葡萄糖。

【药理作用】化瘀解毒。药理实验表明，本品能降低内毒素所致小鼠死亡率；改善弥漫性血管内凝血（DIC）模型大鼠的凝血功能异常，使 DIC 模型大鼠血小板及纤维蛋白原含量增加，凝血酶时间（TT）及凝血酶原时间（PT）缩短，血小板聚集率增加，血浆血栓素 B_2（TXB_2）含量减少；对内毒素攻击大鼠肝脏的中毒性损伤有治疗作用，同时可提高超氧化物歧化酶（SOD）活性；对内毒素攻击小鼠引发的血清肿瘤坏死因子（$TNF\alpha$）水平升高有拮抗作用；能提高致敏小鼠血清中抗羊红细胞抗体的水平，增强体液免疫功能；可提高正常小鼠廓清指数 K 值和吞噬指数 α 值，激活、增强网状内皮系统（RES）吞噬功能。豚鼠过敏试验结果显示，个别豚鼠出现轻微震颤的过敏症状。

【功能主治】用于温热类疾病，症见发热、喘促、心悸、烦躁等瘀毒互结证；适用于因感染诱发的全身炎症反应综合征；也可配合治疗多器官功能失常综合征的脏器功能受损期。

【不良反应】罕见过敏性休克、寒战、发热、面色苍白、乏力、大汗、抽搐、皮肤变态反应、皮疹、瘙痒、皮肤潮红、心悸、发绀、血压升高或下降、头晕、头痛、呼吸困难、胸闷、憋气、气促、恶心、呕吐、腹痛、腹泻、尿频、尿急、尿痛、面部水肿、结膜充血、流泪异常等。

【禁忌证】孕妇禁用；对本品过敏或严重不良反应病史者慎用。

【给药剂量】全身炎症反应综合征：50ml，一天 2 次；病情重者，一天 3 次。多器官功能失常综合征：100ml，一天 2 次；病情重者，一天 3～4 次。

【给药方式】静脉滴注。

【溶媒】0.9%氯化钠注射液。

【配液说明】全身炎症反应综合征：50ml 加 0.9%氯化钠注射液 100ml 静脉滴注；多器官功能失常综合征：100ml 加 0.9%氯化钠注射液 100ml 静脉滴注。使用本品前应认真检查药品以及配置后的滴注液，发现药液出现浑浊、毛点、絮状物、沉淀物等药物性状改变以及瓶身细微破裂者，均不得使用。本品严禁混合配伍，谨慎联合用药，如确需联合使用其他药品时，要用 50ml 0.9% 氯化钠注射液间隔。

【滴速】本品宜在 30~40min 内滴毕。

【成品输液稳定性】本品按说明书规定应现配现用。有研究显示，血必净与0.9% 氯化钠、5% 葡萄糖、10% 葡萄糖注射液配伍 8h 内红花黄色素 A 含量和 pH相对稳定；微粒数随放置时间的延长均呈上升趋势，与 0.9% 氯化钠配伍后放置4h 微粒数超出规定值，与 5% 葡萄糖配伍后放置 1h 微粒数已接近规定值，与10% 葡萄糖配伍之初即超标。故血必净可与 0.9% 氯化钠、5% 葡萄糖注射液配伍，不适于与 10% 葡萄糖注射液配伍；以 0.9% 氯化钠注射液为溶媒时，应在 4h内输注完毕；以 5% 葡萄糖注射液作溶媒时应在 1h 内输注完毕，不适于静脉药物集中调配的模式。

【配伍禁忌】本品与其他注射剂联合使用时，要用 50ml 0.9% 氯化钠注射液间隔，不宜混合使用。

瓜蒌皮注射液

Gualoupi Zhusheye

【成分】本品主要成分为瓜蒌皮提取液；辅料为注射用水。

【药理作用】行气除满，开胸除痹。

【功能主治】用于痰浊阻络之冠心病、稳定型心绞痛。

【不良反应】静脉滴注时偶有畏寒、发热现象。

【禁忌证】对本品过敏者禁用；过敏体质者慎用；孕妇忌用。

【给药剂量】一次 12ml，一日 1 次。

【给药方式】静脉滴注。

【溶媒】5% 葡萄糖注射液。

【配液说明】本品宜用 5% 葡萄糖注射液 250~500ml 稀释后使用。使用前应仔细观察药品性状，发生改变时禁止使用。

【滴速】2~3ml/min。

【成品输液稳定性】本品新鲜调配的成品输液为淡黄色澄明液体；药品调配后溶液出现变色、浑浊、沉淀等现象时，禁止使用。

【配伍禁忌】参附成方、大蒜素、间羟胺。

第八节　祛湿剂

肾康注射液
Shenkang Zhusheye

【成分】本品主要成分为大黄、丹参、红花、黄芪。

【药理作用】降逆泄浊，益气活血，通腑利湿。

【功能主治】适用于慢性肾功能衰竭，属湿浊血瘀证；症见恶心呕吐、口中黏腻、面色晦暗、身重困倦、腰痛、纳呆、腹胀、肌肤甲错、肢体麻木、舌质紫暗或有瘀点、舌苔厚腻、脉涩或细涩。

【不良反应】在静脉滴注过程中偶见发红、疼痛、瘙痒、皮疹等局部刺激症状和口渴现象。

【禁忌证】急性心功能衰竭者慎用；高血钾危象者慎用；过敏体质者禁用；有内出血倾向者禁用；孕妇及哺乳期妇女禁用。

【给药剂量】一次100ml（5支），一日一次，疗程4周。长期使用的患者每疗程间应间隔15~30天。或遵医嘱。

【给药方式】静脉滴注。

【溶媒】10%葡萄糖注射液。

【配液说明】本品100ml用10%葡萄糖注射液300ml稀释后使用。除以上用法用量外，还可用本品60~100ml，按每20ml药液加入20~40ml 10%葡萄糖注射液稀释后使用；高血糖患者按每20ml药液加入40~60ml 5%葡萄糖注射液（或0.9%氯化钠注射液）稀释后使用或遵医嘱。对包装变形、安瓿瓶有裂痕或砂眼等密封不严的禁止使用，发现药液出现沉淀、悬浮物、浑浊、变色和漏气等异常现象时禁止使用。本品禁止与其他药物在同一容器（包括输液管内）混合使用。

【滴速】1~1.5ml/min，每分钟20~30滴为宜；对于初次使用本品或用药开始30min的患者，应密切观察用药反应，出现异常立即停药，采取积极救治措施。

【成品输液稳定性】本品新鲜调配成品输液为棕褐色澄明液体，本品60ml稀释于10%葡萄糖注射液180ml或40ml稀释于5%葡萄糖注射液120ml，室温下24h，稀释液物理性状与pH基本无变化，若药液异常禁止使用。

【配伍禁忌】本品禁止与其他药物在同一容器（包括输液管内）混合使用。

第九节　肿瘤用药

鸦胆子油乳注射液
Yadanziyouru Zhusheye

【成分】本品主要成分为精制鸦胆子油；辅料为精制豆磷脂、甘油。

【药理作用】抗癌。

【功能主治】用于肺癌、肺癌脑转移及消化道肿瘤。

【不良反应】本品主要为恶心、呕吐、消化道反应、静脉炎、头晕、潮红，偶见有药物性肝损害、过敏性休克、心律失常死亡。

【禁忌证】孕妇忌用；过敏体质者慎用；脾胃虚寒者慎用。

【给药剂量】一次 10～30ml（一次 1～3 支），一日一次。

【给药方式】静脉滴注。

【溶媒】0.9% 氯化钠注射液。

【配液说明】本品需加 0.9% 氯化钠注射液 250ml，稀释后立即使用。

【滴速】每分钟 30～50 滴，1～2h 滴完。

【成品输液稳定性】本品经灭菌 0.9% 氯化钠注射液稀释后应立即使用。本品有毒，易损害肝肾功能，请在医生指导下使用，不可过量。服药期间出现过敏者，应及时停药，并给予相应的治疗措施。本品不宜与其他药物同时滴注，以免发生不良反应。如有分层，应停止使用。

【配伍禁忌】本品不宜与其他药物混合使用。

艾迪注射液
Aidi Zhusheye

【成分】本品主要成分为斑蝥、人参、黄芪、刺五加；辅料为甘油（供注射用）。

【药理作用】清热解毒，消瘀散结。药理研究表明，艾迪注射液对小鼠 S180、H22、EAC 实体瘤有明显的抑制作用；能增强机体的非特异性和特异性免疫功能，提高机体的应激能力；和抗癌药 5－Fu、CTX 联合应用及与放疗同步治疗有协同增效作用，能使白细胞和血小板保持在正常范围；体外抑瘤实验表明：

本品对癌细胞有直接杀伤和抑制作用。

毒理研究表明，小鼠急性毒性实验尾静脉注射 LD_{50} 为 15.06g/kg。大鼠长期毒性实验表明，3 个剂量组（人用量的 75 倍、25 倍及 7.5 倍）腹腔注射给药 90 天，无明显毒性。

【功能主治】用于原发性肝癌、肺癌、直肠癌、恶性淋巴瘤、妇科恶性肿瘤等。

【不良反应】首次应用本品，偶有患者出现面红、荨麻疹、发热等反应，极个别患者有心悸、胸闷、恶心等反应。

【禁忌证】孕妇及哺乳期妇女禁用。

【给药剂量】成人一次 50～100ml，1 日 1 次；与放、化疗合用时，疗程与放、化疗同步；手术前后使用本品 10 天为一疗程；介入治疗 10 天为一疗程；单独使用 15 天为一周期，间隔 3 天，2 周期为一疗程；晚期恶病质患者，连用 30 天为一疗程，或视病情而定。如有不良反应发生应停药并作相应处理。再次应用时，艾迪注射液用量从 20～30ml 开始，同时可加入地塞米松注射液 5～10mg。因本品含有微量斑蝥素，外周静脉给药时注射部位静脉有一定刺激，可在静脉滴注本品前后给予 2% 利多卡因 5ml 加入 0.9% 氯化钠注射液 100ml 静脉滴注。

【给药方式】静脉滴注。

【溶媒】0.9% 氯化钠注射液或 5%/10% 葡萄糖注射液。

【配液说明】本品宜加入 0.9% 氯化钠注射液或 5%/10% 葡萄糖注射液 400～450ml 中稀释后使用。

【滴速】首次用药应在医师指导下，给药速度开始 0.75ml/min，30min 后如无不良反应，给药速度控制在 2.5ml/min。

【成品输液稳定性】有研究显示，艾迪注射液与 0.9% 氯化钠注射液分别在高温（32～35℃）、常温（20～23℃）、低温（4～8℃）下以 100∶450（v/v）的比例配伍 3h 内无结晶、杂质、沉淀生成，颜色、pH 及紫外吸收未见明显改变；3 个温度下配伍液中粒径在 10μm 以上的微粒数均高于《中国药典》限定值，其中高温（32～35℃）时微粒数相对较少，但仍超出规定值，故建议配伍后使用带精密过滤装置的输液器，以减少不良反应的发生。

康艾注射液

Kangai Zhusheye

【成分】本品主要成分为黄芪、人参、苦参素。

【药理作用】益气扶正，增强机体免疫功能。

【功能主治】用于原发性肝癌、肺癌、直肠癌、恶性淋巴瘤、妇科恶性肿瘤；各种原因引起的白细胞低下及减少症；慢性乙型肝炎的治疗。

【不良反应】本品不良反应十分罕见，在临床使用过程中罕见有过敏反应的报道。

【禁忌证】过敏体质者慎用。

【给药剂量】一日 1~2 次，一日 40~60ml，30 天为一疗程；或遵医嘱。

【给药方式】静脉滴注。

【溶媒】5% 葡萄糖注射液或 0.9% 氯化钠注射液。

【配液说明】本品临用前用 5% 葡萄糖或 0.9% 氯化钠注射液 250~500ml 稀释。用药过程中，应密切观察用药反应，特别是开始 30min，发现异常，立即停药，对患者采用积极救治措施。

【滴速】滴速勿快，老人、儿童以每分钟 20~40 滴为宜，成年人以每分钟 40~60 滴为宜。

【成品输液稳定性】有研究显示，康艾注射液在室温下分别与 0.9% 氯化钠、5% 葡萄糖、10% 葡萄糖、5% 葡萄糖氯化钠和果糖注射液以 40:250 (v/v) 的比例配伍 5h 内，5 种配伍液外观、pH、紫外吸收光谱均无显著变化，但不溶性微粒均明显增多，刚刚配制时微粒数最多，故配置完毕后应静置后输注为好，并使用带精密过滤装置的输液器，以减少不良反应的发生。

【配伍禁忌】藜芦成方、五灵脂成方。

复方苦参注射液
Fufang Kushen Zhusheye

【成分】本品主要成分为苦参、白土苓；辅料为聚山梨酯 80、氢氧化钠、醋酸。

【药理作用】清热利湿，凉血解毒，散结止痛。

【功能主治】用于癌肿疼痛、出血。

【不良反应】偶见恶心、呕吐、发热、寒战、腹胀和胃不适等症状；偶有过敏反应，表现为头颈部皮肤潮红出汗、皮疹、瘙痒等，可能与患者的特异体质有关。局部使用有轻度刺激，但吸收良好。

【禁忌证】严重心肾功能不全者慎用；孕妇忌用；哺乳期妇女慎用；对本品过敏或有严重不良反应病史者禁用。

【给药剂量】一次 20ml，一日一次，儿童酌减；全身用药总量 200ml 为一个疗程，一般可连续使用 2～3 个疗程；或遵医嘱。

【给药方式】静脉滴注。

【溶媒】0.9% 氯化钠注射液。

【配液说明】本品宜用氯化钠注射液 200ml 稀释后应用。首次用药应在医师指导下使用，根据病情可以用氯化钠注射液 250～500ml 稀释应用。使用前应对光检查，若出现浑浊、沉淀、变色或瓶身破损等情况，均不能使用。本品不宜加入其他药物混合使用。如需与其他药品联合使用时，应注意与本品用药时间的间隔，输液器应单独使用。配液时应在洁净条件下进行，输液时使用精密药液过滤器。使用过程中应密切观察患者的反应。

【滴速】开始不宜超过 2ml/min，30min 后如无不良反应，给药速度可控制在 3ml/min。在静脉滴注初始 30min 应加强监护，如发现不良反应，应及时停药，处理遵医嘱。

【成品输液稳定性】本品应在常温下保存，忌冷冻及高温，以免影响其稳定性。有研究指出，复方苦参注射液分别与 0.9% 氯化钠、5% 葡萄糖和 10% 葡萄糖注射液以 20:500（v/v）的比例配伍 6h 内，pH 无显著变化；3 批复方苦参注射液与 3 批 0.9% 氯化钠注射液配伍 6h 内不溶性微粒符合《中国药典》标准；1 批复方苦参注射液与 2 批 5% 葡萄糖和 1 批 10% 葡萄糖注射液配伍后不溶性微粒超出《中国药典》标准；0h 各配伍液微粒数均偏高，静置后微粒数相对减少，在 4～6h 有增多的趋势，故建议复方苦参注射液临床应用时最好与 0.9% 氯化钠注射液配伍，并在配伍后 6h 内滴注完毕。

【配伍禁忌】10% 葡萄糖注射液、5% 葡萄糖注射液。

（崔伟曦　李颖）

参 考 文 献

[1] 国家药典委员会 . 中华人民共和国药典临床用药须知：化学药和生物制品卷 ［M］.
    2015 年版 . 北京：中国医药科技出版社，2015.

[2] 唐镜波 . 452 种注射剂安全应用与配伍 ［M］. 第 7 版 . 郑州：河南科学技术出版社，
    2014.

[3] 沈建平，宗希乙 . 432 种静脉注射剂配伍指南 ［M］. 第 4 版 . 北京：人民军医出版
    社，2011.

[4] 张石革，崔嵘 . 459 种中西药注射剂配伍变化及临床应用检索表 ［M］. 北京：北京科
    学技术出版社，2010.

[5] 刘恒戈，韩强，王来成，等 . 注射用甲氨蝶呤与 4 种常用输液配伍的化学稳定性
    ［J］. 中国新药杂志，2012，21（23）：2808 - 2820.

[6] 郭彦琨，张渊，刘臬林，等 . 注射用吉西他滨与 4 种临床常用输液的配伍稳定性
    ［J］. 中国临床药学杂志，2012，21（5）：291 - 295.

[7] 李雅静，王晨 . 注射用盐酸表柔比星与胰岛素在葡萄糖中德配伍稳定性考察 ［J］. 中
    国药师，2012，15（9）：1296 - 1298.

[8] 黄丽君，刘炜，李力 . 托烷司琼注射液常见临床配伍稳定性考察 ［J］. 中国现代应用
    药学，2015，32（5）：595 - 600.

[9] 李顺炜，袁孔现，李国忠，等 . 盐酸氨溴索注射液与 16 种常用药物配伍稳定性考察
    ［J］. 安徽医药，2008，12（5）：400 - 402.

[10] 苏雪媚，巩晓宇，黄伟东，等 . 氨茶碱注射液与 5 种常用输液的配伍稳定性考察
    ［J］. 中国药房，2013，24（42）：3986 - 3988.

[11] 张际春 . 注射用肝水解肽与注射用对氨基水杨酸钠存在配伍禁忌 ［J］. 中国误诊学
    杂志，2008，8（23）：5715.

[12] 李敏超 . 注射用美洛西林钠与注射用硫普罗宁存在配伍禁忌 ［J］. 包头医学，2011，
    35（4）：2866.

[13] 候利桃 . 阿洛西林钠与硫普罗宁存在配伍禁忌 ［J］. 中华实用医药杂志，2010，
    （7）：76.

[14] 董文文，杜振雄 . 注射用复方甘草酸苷与 3 种药物配伍稳定性考察 ［J］. 黑龙江医
    药，2009，22（05）：687 - 688.

[15] 李源，赵平，李全红，等 . 注射用丁二磺酸腺苷蛋氨酸与其他药物的配伍禁忌 ［J］.
    世界最新医学信息文摘，2016，16（42）：171 - 172.

[16] 陈晓燚，谢学建. 注射用复方甘草酸单铵 S 与转化糖电解质溶液配伍的微粒测定与分析 [J]. 中国药业，2014，23（13）：16 – 17.

[17] 王秋霞，王萍. 依诺沙星注射液与注射用复方甘草酸单铵 S 存在配伍禁忌 [J]. 中国误诊学杂志，2012，12（09）：2148.

[18] 黄晨，诸林俏，苏素红，等. 注射用门冬氨酸鸟氨酸与果糖注射液配伍的稳定性考察 [J]. 海峡药学，2009，21（05）：68 – 69.

[19] 陈锡创，殷建忠. 注射用门冬氨酸鸟氨酸与果糖注射液存在配伍禁忌 [J]. 中国实用护理学杂志，2013，29（25）：38.

[20] 陈万梅，韩荣. 注射用门冬氨酸鸟氨酸和泮托拉唑钠存在配伍禁忌 [J]. 中国实用护理学杂志，2008，(01)：49.

[21] 李亮亮. 注射用门冬氨酸鸟氨酸与注射用脂溶性维生素（Ⅱ）存在配伍禁忌 [J]. 中国健康月刊：b，2011，243.

[22] 章欣，夏哲林，蒋琼涵. 注射用多烯磷脂酰胆碱在 4 种输液中的稳定性考察 [J]. 海峡药学，2013，25（05）：18 – 20.

[23] 王艳霞，张喜全，等. 6 种配伍液中异甘草酸镁的稳定性 [J]. 中国医院药学杂志，2008，(20)：1801 – 1803.

[24] 姚婷，张萍. 乳酸环丙沙星与异甘草酸镁注射液之间存在配伍禁忌 [J]. 临床护理杂志，2010，9（06）：81.

[25] 刘康，蒋旭梅，周观林，等. 注射用丁二磺酸腺苷蛋氨酸的配伍禁忌 [J]. 中国医药指南，2011，9（33）：368 – 369.

[26] 肖昌廉，廉洪，等. 注射用阿加曲班与 5 种输液配伍的稳定性考察 [J]. 海峡药学，2010，22（09）：18 – 19.

[27] 王莉. 硝酸甘油注射液与肝素钠注射液不宜配伍 [J]. 华北国防医药，2008，(01)：11.

[28] 李争艳. 尿激酶与 3 种输液配伍的不溶性微粒研究 [J]. 北方药学，2012，9（09）：42 – 43.

[29] 戴杰，钱汝云，程丽芳，等. pH、温度和光照因素对醋酸去氨加压素稳定性的影响. 中国新药杂志，2013，22（7）：846 – 850.

[30] 陈进. 依达拉奉在不同注射液中配伍稳定性的研究 [J]. 安徽医药，2008，12（10）：907 – 908.

[31] 郑华，王成润，戚雪勇，等. 注射用奥拉西坦在 4 种输液中的配伍稳定性 [J]. 江苏大学学报，2011，21（1）：80 – 83.

[32] 李荣. 奥拉西坦与常用大输液及针剂配伍的体外稳定性研究 [D]. 济南：山东大学，2010.

[33] 刘向芳，刘幸，王璐，等. 注射用脑蛋白水解物的配伍稳定性试验探究 [J]. 昆明

学院学报，2015，37（6）：99－105.

[34] 邹立芳，梁晓美，邹慧龙．小牛血清去蛋白注射液与 6 种输液配伍的稳定性考察
　　[A]．中华医学会临床药学分会 2014 年全国学术会议，2014：262.

[35] 何庆国．注射用复方维生素（3）的制备工艺与质量标准研究 [D]．河北医科大学，
　　2014.

[36] 胡军，谷景斌，刘烽，等．一种稳定的注射用 12 种复合维生素组合物及其制备方
　　法．中国 CN101711769A [P]．2010.

[37] 徐桂红，王振中，刘涛，等．热毒宁注射液与 0.9% 氯化钠注射液、5% 葡萄糖注射
　　液配伍稳定性观察 [J]．黑龙江中医药，2009，(5)：51－52.

[38] 任亮，马菲，张印坡．热毒宁注射液的稳定性及与头孢菌素类药物的配伍研究 [J]．
　　中国新药杂志，2011，20（9）：813－816.

[39] 唐春燕，蒋微．热毒宁注射液与 6 种输液配伍时的绿原酸稳定性考察 [J]．上海医
　　药，2009，30（8）：373－375.

[40] 胡虹，周学琴，徐仿周．热毒宁注射液与 2 种常用输液配伍稳定性研究 [J]．医药
　　导报，2010，29（增刊）：217－218.

[41] 李淼，王永香，孟瑾，等．热毒宁注射液与两种常用溶媒配伍后 9 种成分稳定性研
　　究 [J]．药物与临床研究，2015，23（2）：150－152.

[42] 王永香，刘涛，王振中，等．热毒宁注射液与溶媒配伍稳定性研究 [J]．中国中药
　　杂志，2010，35（22）：2990－2993.

[43] 李国邦，唐祁平，杨全增．热毒宁注射液在不同溶媒中稳定性及与头孢类药物的配
　　伍研究 [J]．中国医药指南，2013，11（30）：47－49.

[44] 冯敏．喜炎平注射液与 7 种输液稳定性研究 [J]．中国实用医药，2011，6（28）：
　　156－157.

[45] 杨小玲，程帆，李志勇，等．喜炎平注射液与溶媒配伍稳定性研究 [J]．中华中医
　　药杂志（原中国医药学报），2012，27（5）：1415－1417.

[46] 张彬，周学兴，吴建国，等．参附注射液与果糖注射液、氯化钠注射液配伍稳定性
　　研 [J]．中国中医急症，2008，17（12）：1737－1739.

[47] 朱建成，肖森生，宋登鹏，等．参麦注射液与 5 种输液配伍稳定性考察 [J]．医药
　　导报，2009，28（2）：259－260.

[48] 赵彬琳，乔化民．注射用益气复脉与两种常规输液配伍的稳定性 [J]．医药导报，
　　2011，30（10）：1363－1364.

[49] 文友民，杨小英，马晓艳．痰热清注射液的稳定性研究及其与氨基糖苷类药物的配
　　伍观察 [J]．中国实验方剂学杂志，2010，16（1）：32－34.

[50] 俞慧群，马光晔．醒脑静脉注射液致过敏性休克 1 例 [J]．中国药师，2008，11
　　（12）：1535－1536.

[51] 陈颖，林昊. 注射用血栓通致不良反应 102 例分析 [J]. 医药导报，2011，30（5）：677－680.

[52] 杜俊芳. 注射用血塞通治疗脑梗死临床护理观察 [J]. 中国社区医师·医学专业，2012，14（28）：343.

[53] 王乙鸿，普俊学，王子幼，等. 注射用血塞通（冻干）与临床常用输液配伍稳定性研究 [J]. 中医药导报，2015，21（9）：51－55.

[54] 杨英，邹光伟. 注射用血塞通在两种溶媒中的稳定性考察 [J]. 医药导报，2011，30（11）：1520－1521.

[55] 张胜东，张荣太. 丹参注射液临床应用风险分析与风险控制 [J]. 中国医院用药评价与分析，2011，11（1）：70－73.

[56] 袁海英，胡敏，沈萍. 丹参注射液与 3 种注射液的配伍稳定性考察 [J]. 中国中医急症，2012，21（5）：740－741.

[57] 林小明，黄敏，朱坚. 丹参注射液与输液配伍的稳定性研究 [J]. 中国药物警戒，2013，10（9）：567－570.

[58] 杨静，刘海涛，王跃飞，等. UPLC－UV 法应用于丹红注射液多个活性成分的稳定性研究 [J]. 天津中医药，2012，29（6）：579－582.

[59] 刘向荣，赵宝玲. 丹红注射液静脉配置稳定性考察 [J]. 中国药师，2010，13（11）：1623－1624.

[60] 方静，周学琴. 舒血宁注射液分别与 5% 葡萄糖注射液和果糖注射液配伍的稳定性考察 [J]. 中国药房，2011，22（19）：1792－1793.

[61] 段雪云，李剑敏，熊隽. 注射用丹参多酚酸盐的临床应用分析 [J]. 药物流行病学杂志，2013，22（11）：591－593.

[62] 王忠壮. 注射用丹参多酚酸盐与 12 种溶剂的配伍稳定性考察 [J]. 中国药师，2009，12（6）：774－776.

[63] 杜红芳，耿魁魁，李冬梅，等. 注射用红花黄色素与 6 种输液配伍的稳定性 [J]. 中成药，2014，36（8）：1635－1640.

[64] 夏绩伟，任立华. 红花黄色素氯化钠注射液稳定性研究 [J]. 齐鲁药事，2008，27（7）：425－427.

[65] 严叶霞. 疏血通注射液与 4 种常用输液的配伍稳定性考察 [J]. 上海医药，2012，33（21）：21－22.

[66] 吕建伟，李茵，孙丽. 不同温度下注射用丹参稳定性的紫外光谱相似度考察 [J]. 中国药房，2011，22（35）：3315－3318.

[67] 穆殿平，王春革，任晓文，等. 血必净注射液与不同溶媒配伍的稳定性研究 [J]. 现代药物与临床，2013，28（6）：995－999.

[68] 林俊榜，张秀华，涂文婷，等. 艾迪注射液在 0.9% 氯化钠注射液中的稳定性研究

［J］．中国药业，2011，20（1）：11－12.

［69］梁晓美．康艾注射液与 5 种输液配伍的稳定性［J］．医药导报，2013，32（6）：805－806.

［70］周天鸣，王锦玉，仝燕，等．复方苦参注射液在常用输液中的稳定性考察［J］．中国实验方剂学杂志，2011，17（10）：22－24.

中英文药名对照索引

（按汉语拼音字母排序）

10%浓氯化钠注射液　Sodium Chloride 10% ……………………………… 272

50%葡萄糖注射液　Glucose Injection 50% ……………………………… 273

A

阿加曲班注射液　Argatroban Injection ……………………………… 199

艾迪注射液　Aidi Zhusheye ……………………………………… 324

氨茶碱注射液　Aminophylline Injection ……………………………… 168

氨基己酸注射液　Aminocaproic Acid Injection ……………………… 198

奥拉西坦注射液　Oxiracetam Injection ……………………………… 262

奥扎格雷钠注射液　Sodium Ozagrel Injection ……………………… 252

B

巴曲酶注射液　Batroxobin Injection ………………………………… 258

斑蝥酸钠维生素 B_6 注射液

　Disodium Cantharidinate and Vitamin B_6 Injection ……………… 109

胞二磷胆碱注射液　Citicoline Injection ……………………………… 262

薄芝糖肽注射液　Bozhi Glycopeptide Injection ……………………… 229

布美他尼注射液　Bumetanide Injection ……………………………… 211

C

参附注射液　Shenfu Zhusheye ……………………………………… 302

参麦注射液　Shenmai Zhusheye …………………………………… 303

长春西汀注射液　Vinpocetine Injection ……………………………… 255

醋酸去氨加压素注射液　Desmopressin Acetate Injection …………… 213

D

大株红景天注射液　Dazhuhongjingtian Zhusheye …………………… 316

丹参川芎嗪注射液　Danshen Chuanxiongqin Injection ……………… 135

丹参酮ⅡA磺酸钠注射液　Sulfotanshinone Sodium Injection ……… 134

丹参注射液　Danshen Zhusheye …………………………………… 312

丹红注射液　Danhong Zhusheye ················· 313

单硝酸异山梨酯注射液　Isosorbide Mononitrate Injection ·········· 131

地塞米松磷酸钠注射液　Dexamethasone Sodium Phosphate Injection　218

碘解磷定注射液　Pralidoxime Iodide Injection ············· 295

冻干重组人脑利钠肽　Lyophilized Recombinant Human Brain Natriuretic Peptide

················· 162

多索茶碱注射液　Doxofylline Injection ············· 167

多西他赛注射液　Docetaxel Injection ············· 87

多烯磷脂酰胆碱注射液　Polyene Phosphatidylcholine Injection ·········· 190

多种微量元素注射液（Ⅱ）　Multi－trace Elements Injection（Ⅱ）·········· 293

F

酚磺乙胺注射液　Etamsylate Injection ············· 197

氟马西尼注射液　Flumazenil Injection ············· 297

氟尿嘧啶注射液　Paclitaxel Injection ············· 72

氟哌啶醇注射液　Haloperidol Injection ············· 240

复方苦参注射液　Fufang Kushen Zhusheye ············· 326

复方脑肽节苷脂注射液　Compound Porcine Cerebroside and Ganglioside Injection

················· 264

复方麝香注射液　Fufang Shexiang Zhusheye ················· 309

复方维生素注射液（4）　Compound Vitamin Injection（4）·········· 290

复合磷酸氢钾注射液　Composite Potassium Hydrogen Phosphate Injection　279

G

甘油磷酸钠注射液　Sodium Glycerophosphate Injection ·········· 278

肝素钠注射液　Heparin Sodium Injection ················· 201

高三尖杉酯碱注射液　Homoharringtonine Injection ············· 92

更昔洛韦注射液　Ganciclovir Injection ················· 60

谷红注射液　Safflower Extract and Aceglutamide Injection ············· 260

瓜蒌皮注射液　Gualoupi Zhusheye ················· 322

H

黄芪注射液　Huangqi Zhusheye ················· 306

J

肌氨肽苷注射液　Muscular Amino Acids and Peptides Nucleosides Injection ··· 153

甲磺酸多拉司琼注射液　Dolasetron Mesylate Injection ················· 114

间苯三酚注射液　Phloroglucinol Injection ·················· 182

静脉注射人免疫球蛋白（pH 4）　Human Immunoglobulin（pH 4）for Intravenous

Injection ·················· 235

酒石酸长春瑞滨注射液　Vinorelbine Tartrate Injection ·················· 88

枸橼酸舒芬太尼注射液　Sufentanil Citrate Injection ·················· 246

K

卡铂注射液　Carboplatin Injection ·················· 97

康艾注射液　Kangai Zhusheye ·················· 325

克林霉素磷酸酯注射液　Clindamycin Phosphate Injection ·················· 53

L

榄香烯注射液　Elemene Injection ·················· 110

利巴韦林注射液　Ribavirin Injection ·················· 62

利妥昔单抗注射液　Rituximab Injection ·················· 103

硫酸阿米卡星注射液　Amikacin Sulfate Injection ·················· 43

硫酸庆大霉素注射液　Gentamycin Sulfate Injection ·················· 41

硫酸沙丁胺醇注射液　Salbutamol Sulfate Injection ·················· 170

硫酸特布他林注射液　Terbutaline Sulfate Injection ·················· 169

氯化钾注射液　Potassium Chloride Injection ·················· 274

M

马来酸桂哌齐特注射液　Cinepazide Maleate Injection ·················· 123

美司钠注射液　Mesna Injection ·················· 108

门冬氨酸钾注射液　Potassium Aspartate Injection ·················· 276

N

脑蛋白水解物注射液　Cerebroprotein Hydrolysate Injection ·················· 264

脑苷肌肽注射液　Cattle Encephalon Glycoside and Ignotin Injection ·················· 268

尼莫地平注射液　Nimodipine Injection ·················· 253

P

喷他佐辛注射液　Pentazocine Injection ·················· 247

脾多肽注射液　Lienal Polypeptide Injection ·················· 231

葡萄糖酸钙注射液　Calcium Gluconate Injection ·················· 275

Q

前列地尔注射液　Alprostadil Injection ················· 149

氢化泼尼松注射液　Hydroprednisone Injection ················· 223

曲克芦丁脑蛋白水解物注射液

　Troxerutin and Cerebroprotein Hydrolysate Injection ················· 259

R

热毒宁注射液　Reduning Zhusheye ················· 299

人血白蛋白　Human Albumin ················· 234

S

肾康注射液　Shenkang Zhusheye ················· 323

舒肝宁注射液　Shuganning Zhusheye ················· 301

舒血宁注射液　Shuxuening Zhusheye ················· 314

疏血通注射液　Shuxuetong Zhusheye ················· 319

缩宫素注射液　Oxytocin Injection ················· 215

T

痰热清注射液　Tanreqing Zhusheye ················· 307

碳酸氢钠注射液　Sodium Bicarbonate Injection ················· 173

天麻素注射液　Gastrodin Injection ················· 251

托拉塞米注射液　Torsemide Injection ················· 210

托珠单抗注射液　Tocilizumab Injection ················· 105

脱氧核苷酸钠注射液　Sodium Deoxyribonucleotide Injection ················· 229

W

维生素 C 注射液　Vitamin C Injection ················· 288

X

西咪替丁注射液　Cimetidine Injection ················· 175

喜炎平注射液　Xiyanping Zhusheye ················· 300

细辛脑注射液　Asarone Injection ················· 171

硝酸甘油注射液　Nitroglycerin Injection ················· 133

硝酸异山梨酯注射液　Isosorbide Dinitrate Injection ················· 129

小儿复方氨基酸注射液（18AA－Ⅰ）

　Paediatric Compound Amino Acid Injection（18AA－Ⅰ） ················· 282

小牛脾提取物注射液　Calf Spleen Extractive Injection ················· 232

小牛血清去蛋白注射液　Deproteinised Calf Blood Serum Injection ········· 267

心脉隆注射液　Xinmailong Zhusheye ···················· 315

醒脑静注射液　Xingnaojing Zhusheye ···················· 308

血必净注射液　Xuebijing Zhusheye ···················· 321

Y

鸦胆子油乳注射液　Yadanziyouru Zhusheye ················· 324

盐酸艾司洛尔注射液　Esmolol Hydrochloride Injection ··········· 127

盐酸氨溴索注射液　Ambroxol Hydrochloride Injection ··········· 165

盐酸胺碘酮注射液　Amiodarone Hydrochloride Injection ·········· 124

盐酸昂丹司琼注射液　Ondansetron Hydrochloride Injection ········· 111

盐酸多巴胺注射液　Dopamine Hydrochloride Injection ·········· 143

盐酸多巴酚丁胺注射液　Dobutamine Hydrochloride Injection ········· 145

盐酸多柔比星脂质体注射液　Doxorubicin Hydrochloride Liposome Injection ··· 82

盐酸多沙普仑注射液　Doxapram Hydrochloride Injection ········· 237

盐酸法舒地尔注射液　Fasudil Hydrochloride Injection ··········· 150

盐酸精氨酸注射液　Arginine Hydrochloride Injection ··········· 281

盐酸利托君注射液　Ritodrine Hydrochloride Injection ··········· 216

盐酸硫必利注射液　Tiapride Hydrochloride Injection ··········· 243

盐酸氯丙嗪注射液　Chlorpromazine Hydrochloride Injection ········· 242

盐酸普罗帕酮注射液　Propafenone Hydrochloride Injection ········· 126

盐酸托烷司琼注射液　Tropisetron Hydrochloride Injection ·········· 112

盐酸乌拉地尔注射液　Urapidil Hydrochloride Injection ··········· 140

盐酸伊立替康注射液　Irinotecan Hydrochloride Injection ·········· 94

盐酸异丙肾上腺素注射液　Isoprenaline Hydrochloride Injection ······· 147

伊班膦酸钠注射液　Sodium Ibandronate Injection ············· 119

依达拉奉注射液　Edaravone Injection ··················· 256

依托泊苷注射液　Etoposide Injection ··················· 93

乙酰半胱氨酸注射液　Acetylcysteine Injection ·············· 166

异甘草酸镁注射液　Magnesium Isoglycyrrhizinate Injection ········· 191

异烟肼注射液　Isoniazid Injection ···················· 64

银杏达莫注射液　Ginkgo Leaf Extract and Dipyridamole Injection ······· 155

Z

蔗糖铁注射液　Iron Sucrose Injection ………………………………… 196

重酒石酸间羟胺注射液　Metaraminol Bitartrate Injection …………… 146

重酒石酸去甲肾上腺素注射液　Norepinephrine Bitartrate Injection …… 142

注射用 12 种复合维生素　12 Vitamins for Injection ………………… 292

注射用阿莫西林钠氟氯西林钠

　Amoxicillin Sodium and Flucloxacillin Sodium for Injection ………… 5

注射用阿莫西林钠克拉维酸钾

　Amoxicillin Sodium and Clavulanate Potassium for Injection ………… 3

注射用阿奇霉素　Azithromycin for Injection …………………………… 44

注射用阿糖胞苷　Cytarabine for Injection ……………………………… 70

注射用阿替普酶　Alteplase for Injection ……………………………… 203

注射用阿魏酸钠　Sodium Ferulate for Injection ……………………… 156

注射用埃索美拉唑钠　Esomeprazole Sodium for Injection ………… 179

注射用氨苄西林钠舒巴坦钠

　Ampicillin Sodium and Sulbactam Sodium for Injection ……………… 6

注射用氨曲南　Aztreonam for Injection ………………………………… 36

注射用奥拉西坦　Oxiracetam for Injection …………………………… 261

注射用奥美拉唑钠　Omeprazole Sodium for Injection ……………… 176

注射用奥沙利铂　Oxaliplatin for Injection …………………………… 95

注射用丙氨酰谷氨酰胺　Glutamine for Injection …………………… 283

注射用丙戊酸钠　Sodium Valproate for Injection …………………… 238

注射用重组人尿激酶原　Recombinant Human Prourokinase for Injection …… 208

注射用达卡巴嗪　Docetaxel for Injection ……………………………… 66

注射用丹参（冻干）　Zhusheyong Danshen ………………………… 320

注射用丹参多酚酸盐　Zhusheyong Danshenduofensuanyan ………… 317

注射用单唾液酸四己糖神经节苷脂钠

　Monosialotetrahexosylganglioside Sodium for Injection …………… 269

注射用二丁酰环磷腺苷钙

　Calcium Dibutyry Iadenosme Cyclophosphate for Injection ………… 164

注射用伏立康唑　Voriconazole for Injection …………………………… 54

注射用复方二氯醋酸二异丙胺

Compound Diisopropylamine Dichloroacetate for Injection ·················· 185

注射用复方甘草酸单铵 S　Compound Ammonium Glycyrrhetate S for Injection ······ 189

注射用复方甘草酸苷　Compound Glycyrrhizin for Injection ·················· 188

注射用复方三维 B（Ⅱ）　Compound Trivitamin B for Injection（Ⅱ）········ 285

注射用复方维生素（3）　Compound Vitamines for Injection（3）············ 291

注射用复合辅酶　Coenzyme Complex for Injection ·················· 226

注射用甘露聚糖肽　Mannatide for Injection ·················· 227

注射用肝水解肽　Heparolysate for Injection ·················· 186

注射用骨瓜提取物　Cervus and Cucumis Polypeptide for Injection ·················· 250

注射用果糖二磷酸钠　Fructose Diphosphate Sodium for Injection ·················· 152

注射用红花黄色素　Zhusheyong Honghuahuangsesu ·················· 318

注射用还原型谷胱甘肽　Reduced Glutathione for Injection ·················· 183

注射用环磷酰胺　Cyclophosphamide for Injection ·················· 67

注射用环磷腺苷　Adenosine Cyclphosphate for Injection ·················· 160

注射用环磷腺苷葡胺　Meglumine Adenosine Cyclophosphate for Injection ·················· 159

注射用磺苄西林钠　Sulbenicillin Sodium for Injection ·················· 8

注射用甲氨蝶呤　Methotrexate for Injection ·················· 73

注射用甲磺酸加贝酯　Gabexate Mesylate for Injection ·················· 194

注射用甲泼尼龙琥珀酸钠

　　Methylprednisolone Sodium Succinate for Injection ·················· 221

注射用兰索拉唑　Lansprazole for Injection ·················· 178

注射用两性霉素 B　Amphotericin B for Injection ·················· 56

注射用两性霉素 B 脂质体　Amphotericin B Liposome for Injection ·················· 57

注射用磷酸氟达拉滨　Fludarabine Phosphate for Injection ·················· 77

注射用磷酸肌酸钠　Creatine Phosphate Sodium for Injection ·················· 161

注射用硫普罗宁钠　Sodium Tiopronin for Injection ·················· 186

注射用硫酸长春地辛　Vindesine Sulfate for Injection ·················· 89

注射用硫酸长春新碱　Vincristine Sulfate for Injection ·················· 91

注射用硫辛酸　Thioctic Acid for Injection ·················· 270

注射用洛铂　Lobaplatin for Injection ·················· 100

注射用美罗培南　Meropenem for Injection ·················· 38

注射用美洛西林钠　Mezlocillin Sodium for Injection ·················· 12

注射用美洛西林钠舒巴坦钠

Mezlocillin Sodium and Sulbactam Sodium for Injection ·························· 13

注射用门冬氨酸钾镁

　　Potassium Aspartate and Magnesium Aspartate for Injection ·················· 277

注射用门冬氨酸鸟氨酸　L – Ornithine L – Aspartate for Injection ·········· 189

注射用门冬酰胺酶　Asparaginase for Injection ···························· 101

注射用米卡芬净钠　Micafungin Sodium for Injection ···················· 59

注射用奈达铂　Nedaplatin for Injection ······························· 99

注射用脑蛋白水解物　Cerebroprotein Hydrolysate for Injection ············· 266

注射用尼可地尔　Nicorandil Hydrochloride Injection ···················· 137

注射用尿激酶　Urokinase for Injection ······························· 205

注射用帕瑞昔布钠　Parecoxib Sodium for Injection ····················· 248

注射用哌拉西林钠他唑巴坦钠

　　Piperacillin Sodium and Tazobactam Sodium for Injection ··············· 9

注射用泮托拉唑钠　Pantoprazole Sodium for Injection ··················· 181

注射用培美曲塞二钠　Pemetrexed Disodium for Injection ················ 76

注射用七叶皂苷钠　Sodium Aescinate for Injection ····················· 154

注射用青霉素钠　Benzylpenicillin Sodium for Injection ·················· 1

注射用氢化可的松琥珀酸钠　Hydrocortisone Sodium Succinate for Injection ··· 219

注射用乳糖酸阿奇霉素　Azithromycin Lactobionate for Injection ··········· 45

注射用三磷酸胞苷二钠　Cytidine Disodium Triphosphate for Injection ······· 151

注射用三氧化二砷　Arsenic Trioxide for Injection ····················· 106

注射用生长抑素　Somatostatin for Injection ·························· 193

注射用水溶性维生素　Watersoluble Vitamin for Injection ················· 289

注射用顺铂　Cisplatin for Injection ·································· 98

注射用丝裂霉素　Mitomycin for Injection ···························· 81

注射用替加环素　Tigecycline for Injection ··························· 47

注射用替考拉宁　Teicoplanin for Injection ··························· 48

注射用头孢呋辛钠　Cefuroxime Sodium for Injection ··················· 18

注射用头孢硫脒　Cefathiamidine for Injection ······················· 14

注射用头孢孟多酯钠　Cefamandole Nafate for Injection ················· 20

注射用头孢米诺钠　Cefminox Sodium for Injection ····················· 34

注射用头孢哌酮钠　Cefoperazone Sodium for Injection ·················· 29

注射用头孢哌酮钠舒巴坦钠

Cefoperazone Sodium and Sulbactam Sodium for Injection ·················· 30
注射用头孢哌酮钠他唑巴坦钠

Cefoperazone Sodium and Tazobactam Sodium for Injection ··············· 32

注射用头孢曲松钠　Ceftriaxone Sodium for Injection ·················· 24

注射用头孢曲松钠他唑巴坦钠

Ceftriaxone Sodium and Tazobactam Sodium for Injection ··············· 26

注射用头孢他啶　Ceftazidime for Injection ·················· 27

注射用头孢西丁钠　Cefoxitin Sodium for Injection ·················· 35

注射用头孢唑林钠　Cefazolin Sodium for Injection ·················· 15

注射用乌司他丁　Ulinastatin for Injection ·················· 193

注射用五水头孢唑林钠　Cefazolin Sodium Pentahydrate for Injection ··············· 17

注射用纤溶酶　Fibrinogenase for Injection ·················· 202

注射用香菇多糖　Lentinan for Injection ·················· 230

注射用硝普钠　Sodium Nitroprusside for Injection ·················· 139

注射用小牛血去蛋白提取物

Deproteinized Calf Blood Extractives for Injection ··············· 268

注射用胸腺五肽　Thymopentin for Injection ·················· 228

注射用血塞通（冻干）　Zhusheyong Xuesaitong ·················· 311

注射用血栓通（冻干）　Zhusheyong Xueshuantong ·················· 310

注射用亚胺培南西司他丁钠　Imipenem and Cilastatin Sodium for Injection ······ 39

注射用盐酸吡柔比星　Pirarubicin Hydrochloride for Injection ·················· 79

注射用盐酸表柔比星　Epirubicin Hydrochloride for Injection ·················· 80

注射用盐酸川芎嗪　Ligustrazine Hydrochloride for Injection ·················· 136

注射用盐酸地尔硫䓬　Diltiazem Hydrochloride for Injection ·················· 122

注射用盐酸吉西他滨　Gemcitabine Hydrochloride for Injection ·················· 75

注射用盐酸纳洛酮　Naloxone Hydrochloride for Injection ·················· 296

注射用盐酸尼莫司汀　Nimustine Hydrochloride for Injection ·················· 69

注射用盐酸去甲万古霉素　Norvancomycin Hydrochloride for Injection ··············· 51

注射用盐酸瑞芬太尼　Remifentanil Hydrochloride for Injection ·················· 244

注射用盐酸头孢甲肟　Cefmenoxime Hydrochloride for Injection ·················· 22

注射用盐酸头孢替安　Cefotiam Hydrochloride for Injection ·················· 23

注射用盐酸万古霉素　Vancomycin Hydrochloride for Injection ·················· 50

注射用盐酸伊达比星　Idarubicin Hydrochloride for Injection ·················· 83

注射用异环磷酰胺　Ifosfamide for Injection ································· 68

注射用益气复脉　Zhusheyong Yiqifumai ································· 305

注射用英夫利西单抗　Infliximab for Injection ························· 233

注射用尤瑞克林　Urinary Kallidinogenase for Injection ············· 207

注射用右丙亚胺　Dexrazoxane for Injection ·························· 120

注射用脂溶性维生素（Ⅰ）　Fat – soluble Vitamin for Injection（Ⅰ）········ 286

注射用脂溶性维生素（Ⅱ）　Fat – soluble Vitamin for Injection（Ⅱ）········ 287

注射用紫杉醇（白蛋白结合型）

　Paclitaxel for Injection（Albumin Bound）······················· 86

注射用紫杉醇脂质体　Paclitaxel Liposome for Injection ············· 86

注射用左亚叶酸钙　Calcium Levofolinate for Injection ············· 117

紫杉醇注射液　Paclitaxel Injection ································· 84

左西孟旦注射液　Levosimendan Injection ·························· 157

唑来膦酸注射液　Zoledronic Acid Injection ······················ 116